1일
無
무
식

1일 無食

안드레아스 미할젠·주잔 키르슈너 브로운스 지음
프리드리히 카를 잔트만 엮음 박종대 옮김

사람의집

MIT ERNÄHRUNG HEILEN
by PROF. DR. ANDREAS MICHALSEN
UNTER MITARBEIT VON DR. SUZANN KIRSCHNER-BROUNS
HERAUSGEGEBEN VON FRIEDRICH-KARL SANDMANN

사람의집은 열린책들의 브랜드입니다.
시대의 가치는 변해도 사람의 가치는 변하지 않습니다.
사람의집은 우리가 집중해야 할 사람의 가치를 담습니다.

이 책은 실로 꿰매어 제본하는 정통적인 사철 방식으로 만들어졌습니다.
사철 방식으로 제본된 책은 오랫동안 보관해도 손상되지 않습니다.

들어가며

나는 10여 년 전부터 베를린 이마누엘 병원 자연 요법 센터장이자 샤리테 병원 임상 자연 요법과 교수로 근무하고 있다. 요즘 내게 영양은 병원뿐 아니라 집에서도 항상 첫 번째 순위를 차지한다. 물론 항상 그랬던 것은 아니다. 나는 어려서부터 자연 요법을 지향한 의사이던 아버지를 통해 건강한 섭식이 의학의 한 부분임을 배웠다. 그럼에도 레지던트 시절이나 집중 치료실의 야간 근무 시간, 그리고 소방 센터에서 일하거나 구급차로 바쁘게 이동하던 중에는 아무 생각 없이 패스트푸드와 단것을 많이 먹었다. 게다가 담배도 피웠다. 늘 시간이 촉박한 상태에서 배를 채우는 것이 우선이었기에 채소나 샐러드를 먹는일은 드물었다. 그 결과 나는 30대 초반에 건강 검진에서 고혈압과 고지혈증을 진단받았다. 당시 한 동료 의사는 내게 생활 방식을 바꿔야 한다고 경고했다. 나는 그 말을 진지하게 받아들였다. 심근 경색이나 뇌졸중 환자를 일상적으로 접하면서 건강하지 못한 영양과 생활 방식이 원인일 수 있고, 올바른 섭식으로 그런 질병을 예방할 수 있다는 사실을 알고 있었기 때문이다. 이후 나는 담배를 끊고 지중해식으로 먹기 시작했다. 그러고 6개월 뒤 혈압과 콜레스테롤, 중성지방 수치는 다시 정상으로 돌아왔다.

나는 내과에 근무하는 동안 올바른 영양을 임상 및 학술 연구의 중심에 두었고, 심혈관 질환 예방을 위한 생활 방식 프로그램을 개발했다. 그러다 최종적으로 전공을 자연 요법과로 바꾼 뒤, 영양 전환은 물론이고 치료 단식만으로도 건강에 무척 인상적인 결과를 얻을 수 있다는 사실을 확인하고 매번 놀라워했다. 나는 임상 실험을 통해 단식과 건강한 영양의 효과를 연구했고, 그게 건강에 효과적인 이유를 밝히고 싶었다. 2008년 미국 유명 대학들의 노인 및 항노화 연구자들은 그 어떤 약과 의료 조치도 건강한 삶과 장수를 약속하지 못하고, 오직 그럴 수 있는 건 단식 한 가지 방법밖에 없다고 발표했다. 나는 이 학자들을 비롯해 전 세계 단식 연구자들과 접촉했다. 이를 통해 동료들과의 유익한 의견 교환이 이루어졌고, 다음 문제에 관해 집중적인 학술 연구가 진행되었다. 단식이 생명을 연장하는 유일무이한 방법인 이유는 무엇일까?

건강한 영양에 대한 나의 지식 및 경험과 이 연구 결과를 접목시키자 놀라운 깨달음이 찾아왔다. 단식과 영양은 체내의 동일한 지점에서 작용하고, 동일한 메커니즘을 사용하고, 열쇠와 자물쇠처럼 기가 막히게 맞아떨어진다는 사실이다. 실제로 우리는 규칙적인 치료 단식과 간헐적 단식, 그리고 가공식품을 피하는 채식 위주의 영양 섭취로 대부분의 만성 질환을 예방하고 효과적으로 치료할 수 있었다. 단식과 식사는 이상적인 보완 장치다. 이런 인상적인 인식과 단식에 참여한 수천 명의 환자에게서 나타난 성공적인 치료 결과를 보면 우리가 우리 몸에 줄 수 있는 최고의 선물은 바로 규칙적인 단식과 건강한 영양의 조합이란 걸 알 수 있다.

그렇다면 답은 이미 정해졌다. 영양 섭취를 우리의 생물학적 프로그램, 즉 우리의 오랜 유전자 및 물질대사 프로그램과 다시 조화를 이루게 하는 것이다.

이 책의 목적은 분명하다. 여러분이 건강하게 삶의 질을 누리면서 사는 것을 넘어 더 오래 살려면 앞으로 어떻게 먹어야 하고, 어떻게 올바로 단식해야 하는지를 이해하기 쉽게 설명하는 것이다. 나는 건강 유지나 회복에 결정적인 역할을 하는 똑똑하고 건강한 섭식 방법을 여러분이 분명히 알았으면 한다. 그러기 위해 지금의 우리 몸을 구성하고 있는 뿌리, 즉 오래된 유전자로의 여행으로 여러분을 초대할 생각이다. 또한 수십 세대 전부터 자연스럽고 전통적인 방법의 섭식을 통해 세상의 다른 어떤 곳보다 건강하게 오래 사는 지역들을 소개할 것이다. 아울러 면역계의 아성인 장내 미생물 군집과 우리의 물질대사 체계를 설명하고, 그것이 우리의 건강에 얼마나 중요한지, 올바른 영양으로 그것을 어떻게 지원할 수 있는지를 보여 줄 예정이다. 더 나아가 주요 영양소 집단과 그것을 함유한 식품을 소개하고, 탄수화물과 지방, 단백질을 둘러싼 온갖 오해와 불인도 깊도 있게 따에서 모셨나.

본문 3부의 주제는 단식이다. 여기서는 단식과 관련한 중요한 정보와 다양한 단식 방법(치료 단식, 단식 모방 식단, 간헐적 단식)을 제공할 뿐 아니라 어떤 질병에 어떤 단식이 좋은지, 여러분은 어떤 단식 유형인지, 또한 단식 기간과 준비 단계, 보식 단계는 어떻게 설정해야 하는지를 실용적으로 설명한다. 마지막 4부에서는 건강한 섭식과 간단한 단식의 조합만으로도 탁월한 효과를 보이는 각종 빈번한 성인병에 대한 치료법과 종합적인 권장 사항을 제시할 것이다.

나는 영양 섭취가 건강에 무척 중요하다는 사실만 여러분에게 설득시키고자 하는 것이 아니라 자신의 건강을 능동적으로 돌볼 무기가 이미 여러분 손에 쥐어져 있다는 확신을 심어 주고 싶다. 그 무기는 바로 여러분 안에 있기 때문이다.

증상 치료에 역점을 두는 의학에 기대지 말고 여러분 스스로 자기 몸의 변화에 대한 원인을 따져 보아야 한다. 나이 들면서 생기는 만성 질환의 70퍼센트는 잘못된 영양 섭취에 원인이 있다. WHO의 세계 질병 부담(GBD) 연구가 내놓은 결과도 마찬가지다. 유전적 요인과 의학적 치료는 생각만큼 건강에 미치는 영향이 크지 않고, 대부분의 만성 질환에 결정적인 것은 오히려 영양과 생활 방식이라는 것이다. 이미 고대 그리스에서도 의학의 아버지 히포크라테스와 그 학파는 영양과 생활 방식을 통한 치유를 모든 치료의 중심에 놓았다. 많은 비용이 들고 약물 치료에 집중하는 오늘날의 의학도 그 관련성을 알고 있지만, 실질적인 관심은 보이지 않는다. 대신 고혈압에는 혈압 강하제를, 당뇨에는 항당뇨병제를, 염증에는 염증 억제제를, 고지혈증에는 지질 강하제를 처방하기 바쁘고, 심한 과체중도 위 절제술로 치료하는 일이 점점 늘어나고 있다.

반면에 영양과 단식으로 질병을 극복하고 예방하는 건 비용이 훨씬 적게 들 뿐 아니라 여러분의 건강에도 매우 효과적이다. 이제 단식은 우리의 삶에서 원래의 자리를 찾아야 한다. 단식 연구자들을 만나고 인도에서 섭식의 윤리적 차원을 깨달은 뒤로 나는 완전 채식을 결심했다. 건강상의 이유도 있지만, 다른 한편으론 그게 지구의 미래를 위해 유익한 일이라 믿기 때문이다.

영양은 많은 것을 품고 있다. 한편으론 육체적 삶의 토대이자 문화이자 즐거움이지만, 다른 한편으론 습관이자, 경우에 따라선 중독이다. 영양은 우리 몸 안에서 많은 작용을 일으킨다. 올바르게만 섭취한다면 가장 완벽한 의학인 동시에 삶의 즐거움이자, 건강하게 오래 살 수 있는 최선의 방책이다.

안드레아스 미할젠

차례

2부 더 잘 먹고 더 건강하게 살자

― 영양에 대한 새로운 인식

3부 간단하게 단식하고 더 오래 살자

─ 치료 단식, 단식 모방 식이법, 간헐적 단식

4부 영양과 단식으로 치료하라
─ 건강한 삶을 위한 나의 치료 프로그램

1부
진화, 장, 물질대사와 잘못된 영양 섭취의 길

1
자연의 건강한 리듬을 되찾자

1만여 년 전까지 우리 선조들은 정해진 거처 없이 이리저리 이동하며 수렵 채취 생활을 했다. 토끼나 들소를 사냥했고, 열매와 씨앗, 뿌리, 버섯을 채집했다. 이때 사냥보다 더 중요한 건 채집 활동이었다. 열매와 씨앗, 곤충은 매일 필요한 대부분의 칼로리를 제공했을 뿐 아니라 우리 몸에 비타민과 무기질도 선사했기 때문이다. 일용할 양식을 얻으려면 하루에 3~6시간의 노동이 필요했을 것으로 추정되는데, 비옥한 지역이라면 더 빨리 배를 채울 수 있었을 것이다.

불의 사용과 함께 인간은 많은 식물성 물질을 추가로 섭취하게 되었고, 그로써 식량 스펙트럼은 엄청나게 넓어졌다. 인류가 언제부터 불을 사용했는지, 그러니까 돌을 부딪쳐 불꽃을 일으킨 것이 언제부터인지는 과학적으로 명확하게 규명할 수 없지만, 호모 에렉투스 같은 원시 인류가 대략 백만 년 전부터 번개로 인한 자연의 불을 이용한 것은 어느 정도 분명해 보인다. 그렇다면 인류는 그때부터 이미 불을 다루었다. 식물의 가열을 통해 그 안에 함유된 섬유질을 녹였고, 게다가 독성 물질도 파괴했다. 따라서 대부분의 음식이 은근하게 가열하면 소화기 길 되는 상태로 바뀌고, 그게 건강에 좋다는 건 납득할 만하다. 오늘날까지도.

생식

영양 전문가와 자연 요법 학자들 사이에서는 생식이 과연 건강한지, 건강하다면 어느 정도의 양이 좋은지를 두고 갑론을박이 한창이다. 사실 음식을 가열하고, 씹고, 침과 섞는 것은 위장관의 부담을 상당 부분 덜어 준다. 특히 가열은 감염을 예방한다는 측면에서 진화론적으로도 큰 의미가 있다. 하지만 지금 현재 우리가 갖고 있는 최적의 저장 및 냉각 설비를 고려하면 여전히 모든 식품을 가열해야 하는지는 의문이다. 그런데 흥미로운 건 생식을 소화할 때는 조리된 음식과는 다른 장내 세균이 필요하다는 것이다(미생물 군집 참조). 내가 보기에 생식은 각자의 체질과 건강, 소화 능력에 따라 결정해야 할 문제로 보인다. 가령 질병으로 몸이 약할 때는 대개 소화관의 기능도 약해진다. 그럴 경우 위와 장에 부담을 주지 않으려면 생식 대신 반드시 쪄 먹거나 데워 먹어야 한다.

육류 섭취가 뇌 크기의 증가에 매우 중요했고, 그로써 인류가 다음 단계로 발전하는 데 결정적인 역할을 했다는 주장은 오랫동안 정설로 받아들여졌다. 아프리카에서 발견된 고고학 유물이 그런 관련성을 증명하는 것처럼 보였다. 초기 인류가 아프리카 원시림을 떠나 초원 지역으로 이동한 시기부터 뇌의 무게가 증가했다는 것이다. 전에는 주로 식물을 먹었다면 이젠 환경 변화에 따라 식단이 달라졌다. 사막토끼나 다른 동물이 〈식탁에〉 오른 것이다. 건조한 지역에는 열매를 맺는 나무와 관목이 없었기 때문이다. 이것이 잘못된 생각이라는 걸 깨닫기까지 한참이 걸렸다. 초기 인류가 이동한 지역은 오늘날엔 초원이나 사막 지대에 해당하지만, 당시엔 결코 메마르지 않았고 울창한 숲으로도 뒤덮여 있었다. 그렇다면 육류 섭취와 뇌 크기의 상관성 이론은 더 이상 전적으로 신뢰할 만한 것은 아니다. 어쨌든 설사 초기 인류가 이미 잡식성에 돌입했다고 해도 육류가 식탁에 오르는 일은 매우 드물었을 것이다.

당시의 영양 형태는 진화론적인 면에서 이상적으로 입증되었다. 영양은 주로 식물성으로 섭취했고, 무척 다양했다. 발굴된 유골을 분석한 결과, 석기 시대의 수렵 채취인들은 영양실조가 거의 없었고, 정착 생활을 했던 후손보다 키가 크고 건강 상태도 양호했다. 게다가 당시의 호모 사피엔스는 굉장히 유연했다. 살던 땅에 가뭄이 찾아오면 다른 곳으로 이동했고, 병충해로 평소에 먹던 것을 먹지 못하면 다른 것을 먹었다. 이런 이유에서 석기 시대는 어떻게 보면 인류 역사상 〈최초의 복지 사회〉였다. 놀랄 정도로 건강하게 잘 살았다는 말이다. 균형 잡힌 영양 외에 공동체 내에서의 스트레스도 크지 않았다. 최소한 번아웃에 이를 정도로 일하지는 않았다는 말이다. 게다가 하루 종일 맑은 공기 속에서 충분히 움직이며 살았다.

그렇다고 석기 시대의 삶이 많은 관점에서 어렵지 않았다는 뜻이 아니다. 의료적 처치는 말할 것도 없다. 그럼에도 나는 수렵 채취인의 식생활에 다시 한번 주목하고 싶다. 그들은 채식 위주로 다양하게 먹었다. 이는 오늘날에도 건강한 장수촌(2부 1장 참조)에서 관찰할 수 있는 전통적인 영양 형태와 일치한다.

여기서 또 한 가지 흥미로운 점은 음식물 섭취의 자연적인 리듬이다. 무엇을 언제 먹을지는 인간이 아닌 자연이 정했다. 석기 시대 인간들은 풍성하게 열매가 열린 관목을 발견하면 바로 배를 채웠고, 동물을 잡아도 즉시 먹었다. 냉장고가 아직 없었기 때문이다. 살던 땅에 먹을 것이 없어지면 다른 곳으로 이동했다. 몇날 며칠 전혀 먹지 못할 때도 많았다. 해가 떨어지면 어차피 먹는 행위는 끝났고, 어두워지면 잠을 잤다. 해가 뜬 뒤에도 시리얼 형태로 아침이 준비되어 있지 않았고, 다시 힘을 내어 먹을 것을 구하러 다녔다. 운이 나쁠 때는 양식을 찾는 길이 아주 멀고 험난했다. 곳곳에 먹을 것이 널린 여름은 사정이 나았겠지만, 척박한 겨울은 특히 힘들었을 것이다.

소화 기관을 쉬게 하자

음식물 섭취는 반복적으로 중단되었다. 오래 굶거나 짧게 굶는 차이만 있을 뿐이었다. 인류는 수만 년 넘게 이런 유연한 적응 능력과 리듬이라는 두 지점 사이에서 선택의 여지가 없었다. 그럼에도 우리 몸엔 이상이 나타나지 않았다. 아니, 오히려 그 반대였다. 오늘날 우리는 비교적 긴 시간 동안 아무것도 먹지 않으면 우리 몸의 세포가 휴식을 취하면서 자기 정화 메커니즘을 작동시킨다는 사실을 알고 있다.

끊임없는 이동에 지친 수렵 채취인들은 농부를 꿈꾸었고, 그와 함께 마침내 인류의 첫 정착 생활이 시작되었다. 토지와 경작, 가축 사육, 겨울용 식량 비축 창고, 그 밖에 필요한 모든 것을 갖춘 생활이었다. 이로써 인류는 규칙적인 생활 리듬으로 자연의 변덕과 예측 불가능성에 맞서 싸웠다. 〈뭐 먹을까?〉〈언제 먹을까?〉 같은 질문은 아직 던져지지 않았다. 다만 기근으로 고통 받고 아침부터 저녁까지 들판과 축사에서 등골 빠지게 일하느라 삶은 더 힘들어졌겠지만, 식사는 예전보다 좀 더 규칙적으로 할 수 있었다. 하지만 곡식 같은 유용 식물의 체계적인 재배로 음식의 다양성은 서서히 사라졌다. 동시에 육류와 유제품 같은 동물성 단백질 섭취는 증가했다. 여기서 잊지 말아야 할 것은 인간이 주변 환경에 점점 더 의존적으로 변해 갔다는 사실이다.

이 과정은 산업 혁명으로 우리의 삶과 식생활이 다시 한번 급격하게 변할 때까지 지속되었다. 산업 혁명은 모든 관점에서 극심한 변화를 일으켰다. 전기, 냉장고, 신속한 운반 가능성으로 인해 인간은 갑자기 거의 무제한으로 양식을 얻게 되었다. 오늘날 우리는 대부분 1년 내내 매일 24시간 동안 언제든 먹고, 일할 수 있다. 이는 언뜻 보기엔 변덕스럽고 예측 불가능한 자연에 대한 인간의 승리로 보이지만, 인체 생물학적 관점에서 보면 큰 문제를 낳았다. 그렇다면 이건 문제가 많은 수상쩍은 승리였다.

식품 산업에서의 현대적 발전은 우리 유전자와 세포를 별로 바꾸지 못했다. 아니, 기껏해야 부정적인 영향만 주었다. 우리 유전자에는 여전히 태곳적의 프로그램이 뿌리 깊이 박혀 있다. 먹을 게 있으면 먹고, 없으면 굶는 일이 반복되는 프로그램이다. 물론 드물기는 하지만, 비교적 오래되지 않은 유전적 변화와 적응이 이미 우리 몸속에 존재한다. 예를 들어 유럽인들의 몸속에서는 지난 1만 년 사이 우유를 소화하는 효소가 생성되었다. 가축을 처음 사육했을 때는 우유나 치즈를 먹고 복통을 일으키는 경우가 많았지만, 그사이 젖당(락토오스)을 분해하는 락타아제 효소가 대다수 유럽인의 몸속에 생김으로써 이제 더는 경련성 복통이 생기지 않는다.

물질대사에 부담을 주지 말자

이런 몇몇 예외만 제외하고 우리의 소화 기관과 물질대사 체계는 10만 전부터 거의 변하지 않았다. 그럴 필요가 없었다. 인간 유기체는 진화 과정에서 늘 똑똑했다. 굶주림의 시기든 과잉의 시기든 건강을 유지할 최선의 길을 끊임없이 찾아 왔다. 그 때문에 우리 몸은 오늘날까지도 먹을 것이 있을 때나 없을 때나 항상 탁월하게 대처한다.

그런데 현대에 들어 문제가 시작되었다. 지난 200년 사이에 이루어진 생활 습관의 광범한 변화와 함께 우리 몸은 극심한 부담에 시달리게 되었다. 현대의 운송 수단과 냉장 보관 시스템은 세계 곳곳에서 생산된 식품의 상시적인 섭취를 가능케했다. 그것도 1년 사시사철 쉬지 않고 말이다. 거기다 인공 첨가물과 과도한 설탕, 소금이 들어간 가공식품까지 사방에 널려 있다. 매일 고기를 먹을 수 있게 된 것은 인간의 현대적 성취이지만, 우리 몸에 내장된 태곳적의 물질대사 체계는 그것을 감당하지 못한다.

그런데 식품의 공급 과잉만이 문제가 아니라 음식을 먹는 시간적 간격도 문제다. 우리 사회에 더 이상 굶주림이 없는 건 다행스런 일이지만, 식욕이 없고 배가 고프지 않는데도 먹는 것은 몸에 부담이 된다. 오늘날 우리는 별 이유 없이 그저 먹을 게 있으니까 먹는다. 우리의 복지 사회엔 먹을 것이 곳곳에 널려 있다. 이쪽엔 오전 간식이, 저쪽엔 테이크아웃 커피가, 사무실 선반엔 캔디 유리병이 있다. 그러다 오후가 되면 구내식당에서 조각 케이크를 먹거나, 건강을 생각해서 과일 스무디를 마신다.

가공식품

식품 공장에서 간편 식품이라는 이름으로 생산되는 완전 조리 식품의 규모는 점점 증가하고 있다. 거기엔 냉동식품, 저장 식품, 인스턴트식품, 냉장 식품을 비롯해 냉장 보관이 필요 없는 조리 식품과 유기농 조리 식품도 포함된다. 최근에는 심지어 비건 식품도 완제품의 형태로 출시되고 있다. 이런 가공식품이 음식 준비에 들어가는 노동과 시간을 덜어 주는 건 분명하다. 대신 건강한 성분은 빠지고, 건강에 해로운 수많은 첨가물과 방향 물질, 향미 증진제, 과도한 지방과 설탕, 소금이 들어간다. 독일에서는 1950년대에 악명 높은 〈라비올리 통조림〉과 함께 최초의 조리 식품이 생산되었고, 2018년에는 가공식품의 시장 규모가 총 37억 4천 유로(약 5조 원)로 커졌다. 당연히 식품 산업계는 환호성을 지른다. 하지만 막아야 한다. 가공하지 않은 신선 식품이 건강에 좋다.

그런데 희한한 것은 먹을 수 있는 음식이 이렇게 많은데도 우리는 건강하지 않고, 편식까지 심하다. 탄수화물과 동물성 단백질, 건강에 나쁜 지방, 각종 첨가물만 너무 많이 섭취하고 있다는 말이다.

만성 질환의 급격한 증가

우리 모두는 지금 그 결과를 선명하게 보고 있다. 비만, 고혈압, 관절증, 당뇨, 동맥 경화, 신부전, 허리 통증처럼 영양과 결부된 만성 질환이 몇 년 전부터 심각한 수준으로 증가하고 있다.

선진국에서 빈번하게 나타나던 이런 만성 질환이 지금은 아시아와 아프리카에서도 점점 증가 추세를 보인다. 관상동맥 질환과 뇌졸중 같은 심혈관 질환을 비롯해 호흡기 질환, 암, 관절증, 류머티즘, 고혈압, 당뇨가 대표적이다. 로베르트 코흐 연구소에 따르면 독일 여성의 43퍼센트와 남성의 38퍼센트가 만

나이와 성별에 따라 적어도 한 가지 만성 질환을 앓는 사람의 비율

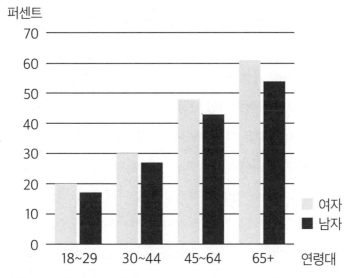

출처: www.rki.de/geda/2014

성 질환을 최소한 하나는 앓고 있고, 나이가 들수록 그 수는 늘어나고 있다. 65세부터는 성별과 관계없이 여러 가지 만성 질환이 동시에 나타난다(27페이지 도표).

그런데 영양으로 야기된 질환은 결코 생물학적 숙명이 아니라 우리의 변화된 생활 방식과 식습관이 만들어 낸 세계적 대유행병일 뿐이다.

만성 질환은 영양으로 치유하자

지난 200년 사이 의학의 역사는 의심할 바 없이 유례없는 성공을 거두었다. 오늘날에는 예방과 위생, 접종을 비롯해 감염과 부상의 효과적 처치를 통해 급성 질환과 중증 질환을 치료할 수 있게 되었다. 전 세계적으로 영아 사망률은 급격히 감소했고, 인간의 수명도 의료 기술의 발달과 함께 점점 길어지고 있다. 하지만 이런 현대 의학도 영양 과잉이 만들어 낸 만성 질환에 대처할 지속 가능한 계획은 없다. 기껏해야 수많은 제약 연구실에서 개발한 혁신적인 약품으로 만성 질환을 극복하려 할 뿐이다. 하지만 약은 기본적으로 건강한 영양이나 운동과는 달리 우리 몸과 완벽한 조화를 이루지 못한다. 물론 의학자와 약리학자들이 잘못된 영양 섭취로 너무 높아진 콜레스테롤을 현대적 약품으로 낮추는 방법을 찾아내기는 했다. 그러나 콜레스테롤 합성을 차단하는 스타틴 약품군이 우리 몸 안에서 콜레스테롤을 생산할 대안을 찾는 과정에서 여러 부작용이 생긴다.

그렇다면 모든 환자에게 그 약의 장점이 크니까 계속 먹으라고 말할 수는 없다.

이상적인 치료법은 따로 있다. 식생활 전환과 규칙적인 운동은 고콜레스테롤 혈증의 치료법으로서만이 아니라 예방책으로서도 확실한 효과가 있다.

만일 인간이 많이 먹어도 살이 찌지 않는 체질이라면 건강은 더 좋았을 테지만, 진화는 우리에게 다른 유전자를 부여했다. 진화에서 가장 중요한 것은 생존이었다. 다시 말해 원시 시대부터 자주 마주하던 척박한 환경에 성공적으로 적응하는 것이 지상 과제였다. 만일 겨울에 먹을 것이 부족하고, 대추야자 열매가 2년마다 열리는 것을 경험했다면 현명한 대응이 필요했다. 영양 섭취가 부족한 시기에 대비해서 몸속에 최대한 빨리 충분한 양의 지방을 비축하는 것이다. 이로써 섭취한 음식을 지방으로 전환하는 비율이 높은 생물체가 생존에 유리했다. 즉 갈비뼈에 살이 더 많은 호모 사피엔스가 배고픈 시기를 다른 생물체보다 더 잘 견뎌내어 번식의 승리자가 될 수 있었다. 이후 지방을 몸속에 충분히 비축하는 능력은 다음 세대에 계속 전달되었다. 하지만 오늘날의 선진국에선 기근이 거의 없어졌기 때문에 비축된 지방은 별 의미가 없고, 외적인 상황을 통해서도 거의 소모되지 않는다. 오히려 여러 합병증을 동반한 비만 현상만 두드러지고 있다.

만일 우리 몸이 자동차라면 차의 모델만 바꾸면 된다. 험난한 지형을 지프차로 달리며 매머드를 사냥하는 대신 안락한 도시형 자동차로 갈아타면 된다는 말이다. 하지만 수십만 년 전부터 진화가 우리 몸속에 장착해 놓은 물질대사 시스템을 바꾸는 것은 불가능하기에 해결책은 연료를 바꾸는 것뿐이다. 그것도 연료의 종류만이 아니라 연료의 양도 바꾸어야 한다. 오늘날 우리 몸에 필요한 만큼 말이다. 우리는 석기 시대처럼 하루에 6시간씩 돌아다니는 것이 아니라 8시간 동안 가만히 앉아 있을 때가 많다. 그렇다면 예전보다 더 적고 가볍고 건강하게 먹고, 가끔은 규칙적으로 아무것도 먹지 말아야 한다. 간단히 말해서 연료의 전환, 즉 식생활 전환만이 유일한 지혜로운 해법이다.

> 우리가 예전처럼 좀 더 건강하게 먹고 자주 굶는다면 건강을 유지하면서 장수할 가능성은 높아진다.

고대 그리스에서도 히포크라테스(기원전 460~370년)는 디아이타, 즉 섭식과 생활 방식을 모든 치료의 중심에 놓았다. 그가 비만 치료를 위해 신체 운동과 하루 한 끼의 포만한 식사, 즉 간헐적 단식을 권한 것은 퍽 흥미롭다.

2
역사 속에도 단식이 있었다

동양이건 서양이건 규칙적인 단식은 아주 오래전부터 전통으로 자리 잡았다. 모든 세계 종교에는 단식이 있다. 단식은 내성과 각성의 시간으로 자발적 포기를 통한 믿음과 복종의 표현이다. 게다가 단식 중에는 감각이 벼려지고, 몸은 명료하게 깨어 있는 희열 상태로 바뀐다. 사실 이 상태는 진화론적으로도 매우 중요하다. 감각이 깨어 있으면 풀 속에 숨은 버섯이나 덤불 뒤의 동물 냄새를 놓칠 리 없기 때문이다. 달리 표현하자면, 감각이 날카로워지면서 수렵과 채취의 성공 가능성이 한결 높아진다.

기독교에서는 사순절부터 부활절까지 일요일을 제외하고 40일 동안 금식을 한다. 예수는 광야에서 금식 기간이 끝났을 때 유혹을 받았지만 흔들리지 않는다. 악마가 예수에게 속삭인다. 「네가 신의 아들이거든 이 돌들에게 빵이 되라고 말해 보라.」 그러자 예수가 답한다. 「사람은 빵으로만 살지 않고 하나

님의 입에서 나오는 말씀으로 살지니라.(마태복음)」그리스 정교회에서는 여러 시기에 걸쳐 1년에 180~200일 동안 금식을 한다. 육식을 포기한 부분 금식이다. 유대교에서는 부림절과 유월절 축제가 시작되기 전 25시간 동안 금식을 하고, 속죄의 날에도 음식을 먹지 않는다. 이슬람의 예언자 무함마드도 금식을 했다. 그는 금식과 명상을 위해 규칙적으로 히라 산의 동굴에 칩거했다. 610년에 그가 첫 번째 계시를 받은 곳이자, 이슬람력으로 아홉 번째 달에 해당하는 라마단에 코란을 받은 곳이기도 하다. 그 때문에 오늘날 전 세계 16억 이슬람교도 중 많은 사람이 라마단에 금식을 하면서 일출에서 일몰까지 음식과 음료를 입에 대지 않는다. 힌두교의 구루 사두는 평생 고행을 했고, 불교에서는 가장 큰 축제인 부처님 오신 날에 많은 사람이 금식을 한다. 소승 불교에서는 간헐적 단식이 일반적이고, 늦은 오전부터 정오 사이에 하루 한 끼만 먹는다.

단식은 군사적 목적으로도 이용되었다. 고대 스파르타와 페르시아에서는 병사들을 단식으로 단련했다. 구약 성서에는 마카베오 유대 반란군이 시리아 왕 안티오코스 4세와의 전쟁에 나가기 전 3일 동안 굶는 내용이 묘사되어 있고, 독일 황제 오토 1세도 헝가리와의 결전을 앞두고 병사들에게 음식을 제공하지 않았다.

고대부터 현재까지의 단식 치료 효과

고대 그리스 저술가 플루타르코스(45~125년경)도 단식에 대한 소신이 확고했다. 그는 이렇게 권했다. 〈약 대신 차라리 단식을 하라.〉 비슷한 인용문들이 플라톤과 아리스토텔레스의 저서를 통해서도 전해져 내려온다. 원칙적으로 단식이 종교적 전통 및 철학적 맥락에서도 권장되고 긍정적으로 언급된 것은 이상한 일이 아니다. 앞서 말했듯이 음식의 포기는 내적 성찰과 주의력, 감각을 일깨워 주기 때문이다.

후대의 문학가들도 자기만의 방식으로 단식에 대한 생각을 피력했다. 마크 트웨인은 이렇게 썼다. 〈환자에게 실제로 큰 효과가 있는 건 명약이나 의사가 아니라 약간의 배고픔이다.〉 또 다른 미국 작가 업튼 싱클레어에게 단식은 개인적인 구원이었다. 그는 단식에 대한 자신의 긍정적인 경험을 한 권의 책으로 펴내기도 했다. 시카고 도살장의 끔찍한 상태를 폭로한 소설 『정글』을 다년간 취재하고 집필하느라 그의 건강 상태는 몹시 좋지 않았다. 그런데 의학적 치료로는 호전되지 않던 몸 상태가 장기간의 단식 요법으로 효과를 보았다. 그는 1911년 자신의 단식 경험을 『단식 치료 *The Fasting Cure*』라는 책으로 발표했고, 아흔의 나이로 세상을 떠날 때까지 단식의 열렬한 지지자가 되었다. 그 시절에는 단식의 선구자로서 많은 환자를 치료하고, 인상적인 성공 사례를 보고한 단식 의사들이 더러 있었다. 미국으로 이주한 영국 의사 헨리 S. 터너(1831~1918)

는 1877년에 첫 단식을 시작했고(40일 단식), 거의 비슷한 시기에 미국 의사 에드워드 H. 듀이(1837~1904)는 자신의 단식 치유 성공 사례를 보고했다.

단식 효과는 현대적인 연구와 분자생물학을 통해 과학적으로 증명되었다. 나는 다음 장들에서 만성 질환에서 확인된 단식과 칼로리 제한의 인상적인 효과를 소개할 생각이다. 그 효과는 치료와 예방 모두에 해당된다. 그사이 이 분야의 연구로 단식의 인기가 다시 높아졌다. 2017년 포르사 연구소의 설문 조사에 따르면 단식은 독일에서도 점점 인기가 높아지고 있고, 사순절 재의 수요일부터 단식하는 사람이 5년 사이에 15퍼센트에서 59퍼센트로 증가했다고 한다.

서던 캘리포니아 대학교 노인 의학 전문가 발터 롱고는 단식 연구 덕분에 2018년 『타임』지가 선정한 가장 영향력 있는 건강 분야 인물 50인에 올랐다. 그의 단식 연구는 획기적이다. 그런 점에서 그사이 우리와도 몇몇 학술 프로젝트를 함께할 수 있게 된 것은 정말 반가운 일이다.

단식이 건강에 좋은지에 대해선 더 이상 논쟁거리가 아니다. 그건 이미 오래전에 충분히 입증되었다. 그렇다면 이제 문제는 어떻게 단식하느냐이다. 여러분은 단식을 다룬 방대한 장에서 단식으로 병을 어떻게 치료하고 예방할 수 있는지, 또 그 성공 가능성은 얼마나 되는지 알게 될 것이다.

물론 나는 누구에게도 억지로 굶으라고 얘기하지는 않는

다. 다만 우리 모두는 건강상의 이유에서 자발적으로 배고픔을 규칙적으로 느끼는 것이 좋다.

우리의 현재 식습관은 그야말로 정도에서 한참 벗어나 있다. 연구에 따르면 대부분의 사람은 하루에 10회까지 뭔가를 먹는다. 제대로 된 공복감을 느끼는 사람은 거의 없다. 칼로리 섭취는 식사 때만이 아니라 그 중간에도 틈틈이, 그러니까 하루 종일 지속적으로 이루어진다.

단순히 양만 문제가 아니다. 인간은 단맛을 좋아한다. 몇백 년 전에만 해도 달달한 식품으로는 잘 익은 과일이나 드물게 꿀을 탄 음식만 있었다면 지금은 설탕을 잔뜩 넣은 가공식품이 지천에 깔려 있다. 설탕이 들어가지 않은 식품은 거의 없다.

그 때문에 육류 외에 우리의 전통적인 건강한 영양 섭취를 방해하는 것은 무엇보다 설탕이다. 〈크레타 식이 요법〉은 건강한 지중해 식단의 원형이었다. 그런데 2017년 크레타를 방문했을 때 나는 그곳에도 이제 전통적인 통곡물 빵은 거의 없고, 대신 단맛을 가미한 흰 빵과 과자류만 넘쳐나는 것을 보고 실망을 금치 못했다. 그렇다면 오늘날 그리스에서 과체중과 심근경색 비율이 다른 유럽 국가들보다 높은 것은 이상하지 않다. 가장 건강한 영양 섭취의 〈발명자〉들이 그사이 비만하고 병든 사람이 된 것은 지중해의 모순이다.

신선한 과일과 채소, 다양한 양념이 지금처럼 넘쳤던 적은 없었다. 그것도 1년 내내 말이다. 전 세계적인 장거리 식품 운송 때문에 우리는 더 이상 자기 지역에서 나는 제철 식품을 먹지 못한다. 이는 우리의 장, 그러니까 미생물 군집에 좋지 않고, 우리의 유전자에도 좋지 않은 영향을 끼치는 것으로 보인다.

한겨울의 슈퍼마켓에 딸기와 토마토, 멜론이 나와 있는 것이 우리의 본능에 얼마나 부자연스럽게 느껴지는지는 차지하더라도 수입 농산물이 정말 맛있는 경우는 드물고, 게다가 상품이 〈덜 익은 초록색〉 상태로 컨테이너에 실림으로써 자연스런 숙성 과정이 중단되는 점을 고려하면 사실 그에 함유된 비타민과 다른 영양소도 의심스럽다.

나의 조언 원칙적으로 수입 채소나 과일이 어떤 계절과 어떤 음식에 적합한지 따져 물어야 한다. 적합하지 않다는 판단이 선다면 수입산을 포기하는 게 낫다.

진화의 똑똑한 보호 메커니즘

임신 중의 입덧은 진화 과정에서 태아를 독으로부터 보호하기 위해 만들어진 메커니즘이다. 임신부는 자극적인 냄새와 쓴맛, 동물성 제품에 신속하게 반응하고, 그를 통해 태아에게 맞는 건강한 음식을 선택한다. 또는 태아에 잠재적으로 해로울 수 있는 음식을 〈자발적으로〉 포기하기도 한다.

이로써 많은 임신부가 육류와 생선, 계란에 거부감을 보이는 이유가 설명된다. 예부터 동물성 식품은 기생충의 근원이었기 때문이다. 세계 곳곳의 전통 마을 스물일곱 곳을 조사한 결과 스무 곳에서는 임신 중 메스꺼움이 나타났지만, 일곱 곳에서는 나타나지 않았다. 후자의 주민들은 주로 채식을 했는데, 그중에서도 특히 옥수수를 많이 먹었다. 그렇다면 임신하지 않은 사람에게서 나타나는 메스꺼움 증세도 진화의 보호 메커니즘으로 볼 수 있다.

그런데 이 보호 메커니즘은 설탕이나 소금 같은 식품 첨가물을 통해 방해 받을 때가 많다. 식품에 이런 〈방해꾼〉이 없었다면 현대의 많은 질병이 줄어들었을지 모른다. 하지만 설탕이 들어가지 않은 레모네이드를 마시려는 사람은 없고, 단맛이 빠진 과자류나 향미 증진제를 넣지 않은 식품을 찾는 사람도 없을 것이다.

흥미롭게도 거의 모든 열매는 태생적으로 독이 없다. 열매는 대체로 아름다운 빛깔로 반짝거리는데, 그래야 동물과 사람이 따 먹고 씨앗이 세상에 퍼질 수 있기 때문이다. 따라서 식물의 열매는 대부분 독이 없다. 다만 자연적인 방어 물질로 무장한 껍질에 독성이 있을 때가 많다. 그래서 우리는 열매를 제외하고 식물의 나머지 부분은 잘 안 먹거나 소화가 잘 되도록 특별히 조리해서 먹는다. 이렇듯 모든 것이 자연의 지혜로운 질서에 따라 설계되어 있다.

정리

▶ 10만 년에 가깝게 이어진 호모 사피엔스의 역사에서 영양분 섭취와 굶주림은 번갈아 반복되어 왔다. 이때 다양한 식물을 먹는 것은 오랫동안 영양의 기본이었다.

▶ 대략 1만 2천 년 전부터 농경과 사육, 저장 문화의 발달로 규칙적이지만 편중된 영양 섭취가 시작되었다. 그러다 오늘날에 이르러 영양은 많은 양의 동물성 단백질로 이루어져 있다.

▶ 특히 지난 세기 중반부터 선진국 주민들은 식품을 마음껏 즐길 수 있게 되었다. 설탕과 소금 같은 첨가물이 잔뜩 들어간 새로운 식품은 24시간 언제든 먹을 수 있는 가능성과 함께 우리의 식습관을 획기적으로 바꾸어 놓았다.

▶ 그로써 비만과 만성 질환은 심각할 정도로 증가하고 있다. 사실 이건 이상한 일이 아니다. 전체적으로 볼 때 우리의 유전자와 물질대사는 10만 년 전과 거의 변하지 않았다. 따라서 수만 년 동안 식사 휴지기와 다채로운 채식 위주의 식사에 길들여져 있던 우리 몸에 오늘날의 영양 섭취는 독이나 다름없다.

3
영양소가 세포에 이르는 과정,
장과 간 그리고 미생물 군집

우리 몸의 기관과 세포는 산소와 에너지가 규칙적으로 공급되어야만 생존할 수 있다. 우리가 숨을 쉬고 음식을 먹는 것도 그 때문이다.

음식물이 몸에 유용하게 쓰이려면 일단 작은 성분, 즉 영양소로 분해되어야 한다. 이처럼 음식물을 탄수화물과 지방, 단백질로 잘게 나누고 분해하는 과정이 소화다. 이런 식의 물질대사 과정을 거친 영양소는 장에서 혈액으로 보내지고, 세포로 운반된다. 영양소는 효소의 도움으로 세포 발전소에 해당하는 미토콘드리아에서 화학 작용을 통해 에너지로 전환되고, 이 에너지는 몸에서 일어나는 수많은 과정에 사용된다.

의외의 말처럼 들릴 수도 있지만, 소화는 위에서 시작되는 것이 아니라 부엌에서부터 시작된다. 데치거나 굽거나 끓이는 것은 소화의 첫 단계다. 외부 위탁의 형태로 말이다. 감자와 브로콜리, 당근을 잘게 자르고 가열하면 야채의 세포벽이 무너지

고 무기질이 배출되는데, 이는 위장관의 소화 과정에 도움을
준다.

　게다가 참으로 실용적인 것이, 우리는 먹음직스런 음식을
보는 것만으로도 식욕이 일고, 올리브유로 양파나 마늘을 볶는
냄새만 맡아도 입에 침이 고인다. 우리의 머리에서 진행되는
이 단계에서는 먹는 것을 생각하거나 음식 냄새만 맡아도 뇌에
서 적절한 신호가 방출된다. 그러면 침 생산이 시작되고, 신경
전달 물질이 소화와 관계된 여러 기관들로 부리나케 달려간다.

　음식물이 입 안에서 잘게 부서지고 첫 번째 소화 효소인 타
액 아밀라아제와 섞이면서 본격적인 소화가 시작된다. 탄수화
물은 입 안에서 이미 20~30퍼센트 정도 분해된다. 이 과정이
꼼꼼하게 이루어질수록 나중에 장이 할 일은 줄어든다. 따라서
음식물을 입 안에서 천천히 오래 씹는 것은 무척 중요하다.

음식물의 몸속 여행

침과 잘 섞인 음식물은 이제 몸속을 지나는 긴 여행을 시작한
다. 그전에 우리 뇌에서는 몸속 깊숙한 곳의 소화 기관들에 이
미 신호와 호르몬을 보내 놓았다. 걸쭉한 죽의 형태로 변한 음
식물은 식도를 거쳐 벌써 애타게 기다리고 있는 위로 이동한다.

　음식물에 딸려 들어온 병원균은 공복 상태에서 pH 농도
1.5~2에 이르는 강한 위산에 의해 대부분 죽는다. 다만 위산
은 양날의 검이다. 한편으로는 세균으로부터 몸을 보호하지만,

다른 한편으로는 상당히 공격적이어서 위 밖으로 나가면 다른 기관에 쉽게 해를 입힐 수 있다. 그래서 위와 식도 사이의 괄약근은 매우 중요하다. 강한 산성의 위액이 역류해 식도를 부식시키는 것을 막아 주기 때문이다. 이 메커니즘에 이상이 생기면 속 쓰림 현상이 나타난다. 이 상태가 만성화되어 속 쓰림과 가슴 압박감, 구역질 같은 통증을 유발하는 것을 역류성 식도염이라고 한다. 이것은 소화 기관에서 발생하는 가장 빈번한 질환으로서 독일인의 약 10퍼센트[1]가 앓고 있다.

위산, 효소, 위 운동은 음식물의 대부분을 매우 효과적으로 분해한다. 이 과정을 위 소화 단계라고 한다. 위벽은 음식물 양에 따라 탄력적으로 늘어나고, 음식 첨가물에 따라, 특히 단백질과 향신료의 종류에 따라 파동의 크기가 달라진다. 물결 형태로 수축하는 위의 연동 운동을 통해 음식물은 산과 효소와 뒤섞인다.

위는 공복 상태에서도 움직인다. 즉, 죽 상태의 음식물이 소장으로 내려가면 위는 잠시 쉬었다가 곧 다시 수축하기 시작한다. 이 수축 운동은 파도처럼 힘차게 전체 소화관으로 이어지는데, 이 운동의 결과로서 공기가 위의 출구 쪽으로 눌리게 되면 무언가 소리가 난다. 배에서 나는 꾸르륵 소리가 그것이다. 소화 기능이 없는 이런 식의 위 수축을 의학에서는 청소 물

---

1 2019년 기준 통계청 자료에 따르면 한국인의 약 8퍼센트가 역류성 식도염을 진단받았다. —편집자주.

결 반사, 또는 히우스키퍼 반사housekeeper reflex라고 한다.

위는 전체 소화 과정을 조종한다. 음식물을 입에서 제대로 씹지 않고 넘기거나 무척 기름진 음식을 먹으면 위의 소화 과정에 제동이 걸린다. 그로써 위는 너니세 소화하기 때문에 깅과 췌장 소화액(이자액), 담즙은 일단 기다려야 한다. 위에서 탄수화물이 소화되기까지는 대략 2시간이 걸리고, 고기와 지방은 최대 6시간이 걸린다.

물질대사의 중심지, 장과 간

위에서 1차로 소화된 음식물 죽은 소장으로 이동하고, 그로써 장의 소화 단계가 시작된다. 길이가 5~6미터에 이르는 소장은 십이지장, 공장,[2] 회장[3]으로 이루어져 있다. 췌장과 담낭에서 분비된 소화액은 십이지장으로 들어가 위산을 중화하고 단백질, 당, 지방을 분해한다. 잘게 부서질 만큼 부서진 영양분은 장 점막을 거쳐 림프계와 혈관계로 흡수된다. 소장 점막은 점막돌기와 장샘,[4] 미세 융모를 다 합치면 표면적이 무려 400제곱미터에 이르는데, 그로써 양분을 흡수할 최적의 공간을 확보한다. 이런 최고의 장비를 무장한 소장에서 소화의 주요 과정이 진행된다.

영양소를 가득 담은 혈액은 곧장 간으로 흘러간다. 간은 물

---

2 샘창자에서 돌창자로 이어지는 소장의 일부.
3 공장에서 이어진 소장의 마지막 부분.
4 고등 척추동물의 소장 및 대장에 있는, 창자액을 분비하는 선(腺).

질대사의 핵심 환적장(換積場)인 동시에 당 저장소이다. 저장된 당은 글리코겐이라고 하는데, 일정량의 글리코겐은 12~24시간 동안 예비 에너지를 공급한다. 이 예비 에너지는 단식 물질대사에서 중요한 의미가 있다. 글리코겐이 모두 소비되어야만 비로소 간이 지방을 분해하라는 신호를 보내기 때문이다.

간의 또 다른 임무는 콜레스테롤 합성, 지방 합성, 단백질 생산, 혈액 정화이다. 체내 물질(호르몬, 적혈구)과 체외 물질(알코올, 약품 등)은 간에서 분해되어 배출을 준비한다. 이렇게 모든 유해 물질에서 정화된 혈액은 심장으로 흘러가고, 마침내 세포와 근육, 기관, 결합 조직에 이른다.

단백질과 탄수화물은 소장 혈관으로 흡수되는 반면에 지방의 물질대사는 좀 복잡하다. 음식물 지방은 용해되지 않기에 일단 운반 가능한 상태로 만들어야 한다. 그것은 부분적으로 입과 위에서 벌써 시작된다. 소장에서 음식물 지방은 특수 효소(리파아제)를 통해 자잘한 유리 지방산, 글리세린, 모노글리세라이드, 디글리세라이드로 분해되고, 이것들은 소장 세포에 흡수된다. 단사슬 지방산과 중사슬 지방산은 간문맥[5]을 통해 간으로 들어가고, 장사슬 지방산은 림프를 통해 정맥 순환계로 들어갔다가 나중에야 간에 이른다.

물도 마찬가지로 소장 점막으로 흡수된다. 게다가 어떤 물질이 몸에 절실하고, 어떤 물질이 배출되거나 배출되어야 하는

5 간과 장에 퍼져 있는 정맥.

지도 장 점막에서 분류된다.

음식 찌꺼기는 이제 소장에서 약 1~1.5미터 길이의 대장으로 흘러간다. 해부학적으로 대장은 소장을 둘러싼, 아래쪽이 뚫려 있는 액자처럼 보인다. 대장과 소장 사이에도 식도의 위처럼 괄약근이 있어서 음식물 찌꺼기가 대장에서 소장으로 역류하는 것을 막는다. 회맹판이라고 하는 이 괄약근에 염증이 생기면 장내 가스와 통증, 압박감이 생길 수 있다.

대장에서는 최종 찌꺼기가 재처리되고, 칼슘 같은 무기물은 흡수되고, 다시 한번 액체가 걸러진다. 설사가 묽은 것도 장염으로 대장 기능에 이상이 생겨 물을 충분히 흡수하지 못해서다. 정상적인 경우 되직한 변은 점액으로 덮여 있는데, 그래야 미끌미끌해져서 비늘처럼 벗겨지는 장 세포와 함께 배출된다. 며칠간의 단식 뒤에도 대변이 규칙적으로 나오는 것은 이런 점액과 장 세포 때문이다.

새로 발견된 기관, 미생물 군집

미생물 군집(미생물총, 장내 세균)은 대장에 있다. 약 100조의 세균과 미생물로 이루어진 이 군집은 그사이 독립적인 기관으로 인정받았는데, 무게는 약 1.5~2킬로그램에 달한다.

오랫동안 우리는 대변 샘플에서 추출한 몇몇 병원균과 세균만 실험실에서 증명하고 배양할 수 있었다. 그러다 새로운 분석 방법이 나오면서 인간의 피부와 체내에 있는 모든 병원균을 조사하는 것이 가능해졌다. 여기에 사용된 것이 유전자 해독 방법이다. 2012년 처음으로 인간의 모든 병원균이 유전적으로 해독되었고, 100조의 병원균 중 99퍼센트가 약 1천 개의 세균 종으로 밝혀졌다. 그렇다면 병원균은 대부분 세균이다. 모든 체내 병원균의 유전자를 미생물 군집이라고 부르는 것도 그 때문이다. 이들은 거의 대부분 장에서만 살아간다. 미생물 군집이라는 말은 오늘날 장내 세균총의 동의어로 쓰인다..

현재 미생물 군집에 관한 연구는 전 세계적으로 활발하게 진행되고 있다. 이것은 정말 많은 사람의 관심을 받는 뜨거운 연구 주제로서 거짓말 하나 보태지 않고 건강과 질병의 근원에 대한 이해에 혁명을 일으켰다.

사실 장 질환이 미생물 군집과 관련이 있다는 건 그리 놀랍지 않다. 그런데 류머티즘, 뇌졸중, 파킨슨병, 우울증까지 이 군집에 영향을 받는다는 건 쉽게 믿기지 않는다. 지금껏 밝혀진 바에 따르면 미생물 군집은 거의 모든 질병의 생성과 예방에 관여하는 것처럼 보인다. 이 군집은 우리 면역계에 결정적인 역할을 하고, 〈복부 뇌〉로서 우리의 심리에도 예상보다 훨씬 큰 영향을 미친다.

우리 몸속에 함께 살아가는 이 미생물과 우리의 관계는 매우 단순하다. 이들은 먹이와 집을 공짜로 얻는 대신 우리가 음식물에서 유익한 것을 얻을 수 있도록 도와준다. 장 세균은 당분자를 분해하고, 장을 위해 건강한 단사슬 지방산을 생산하고, 심지어 몇몇 비타민과 아미노산까지 만들어 낸다. 여기서 만들어진 아미노산으로 중요한 단백질이 합성된다. 더 나아가 우리 장의 이 작은 조력자들은 담즙산 분해 과정에서 발생하는 독성 물질을 제거하고, 설사 병원균과 다른 유해 병원균으로부터 우리 몸을 보호하려고 장내 pH 농도를 산성으로 유지해 주기도 한다. 하지만 무엇보다 중요한 것은 미생물 군집이 우리의 면역계에 결정적인 영향을 끼친다는 사실이다.

미생물 군집이 거의 없는 신생아는 산도를 지날 때 엄마의 질에서 처음으로 소수의 병원균을 얻는다. 나중에는 젖을 먹을 때 엄마의 가슴 피부에 있던 세균이 아이의 입에 들어가는 것을 시작으로 시간이 가면서 점점 더 많은 주변의 미생물이 아이의 몸속으로 유입된다. 두 살쯤 되면 미생물 군집은 어른과 비슷해진다. 하지만 그 상태로 계속 유지되는 것은 아니다. 미생물 군집은 우리가 고령에 이를 때까지 환경과 기후, 거주지, 영양, 약품 같은 조건을 통해 계속 변하고 적응하는 역동적인 집단이다. 오늘날엔 우리 몸에 유익한 세균 종과 그렇지 않은 세균 종의 분류가 가능해졌다. 그밖에 건강한 미생물 군집은 일종의 진공청소기 같은 역할을 한다. 우리 몸이 손상을 입지 않도록 나쁜 병원균을 죽이거나 억제한다는 말이다.

미생물 군집은 우리가 살아가는 동안에도 바뀌지만 개인적으로도 다르다. 심지어 모든 유전자가 완벽하게 동일한 일란성쌍둥이도 미생물 군집에서는 차이를 보인다. 그런데 직장(直

腸)에 사는 세균 종의 상당수가 대부분의 사람들에게서 일치하는 것은 퍽 흥미롭다. 인간의 유전적 공통 기원에 대한 증거로 보인다. 그밖에 아마존 지역의 원주민과 다른 원시 부족의 미생물 군집은 서구인에 비해 좋은 세균 종이 두 배나 많다. 이게 유전적 영향인지, 아니면 나중에 영양 관련 장의 장수촌 마을에서 언급하겠지만 그 원인이 미생물 군집에 친화적인 전통 식생활에 있는지는 밝혀야 할 과제다.

아무튼 종의 다양성은 건강한 생태계의 전제 조건이다. 동물, 식물, 곤충, 미생물이 함께 살아갈 경우 이들은 서로 보완하고 서로에게서 이익을 얻는다. 한쪽이 다른 쪽의 쓰레기나 배설물로 살아가거나, 아니면 다른 쪽이 그렇게 한다. 이것이 공생이다. 미생물 군집과 인간의 관계도 마찬가지다. 양쪽 모두에게 도움이 되는 윈윈게임이다. 미생물 군집 종이 다양할수록 우리의 건강은 좀 더 안정적으로 유지되고, 질병으로부터 좀 더 안전해진다. 달리 표현하자면 우리가 건강하게 먹을수록 미생물은 종류가 풍부해지고, 우리를 위해 더 많은 일을 할 수 있다. 분명한 건 조화로운 미생물 군집이 없으면 우리 몸이 제대로 돌아가지 않는다는 사실이다. 여기서도 건강한 식생활은 알파와 오메가이다. 세균에겐 올바른 먹이가 필요하기 때문이다. 건강한 식생활은 좋은 세균들의 번식을 촉진한다. 그 때문에 나는 거듭해서 통곡물 제품과 신선한 채소, 그리고 식이 섬유가 풍부한 프리바이오틱스(장내 유익 세균들의 먹이)를 권한다.

항생제와 제산제 같은 많은 약품과 식품 첨가물, 인공 감미료, 알코올은 미생물 군집의 균형을 방해할 수 있다. 당뇨 치료제 메트포르민 같은 약품도 긍정적인 영향을 끼치기는 하지만 미생물 군집에 가장 좋은 먹이는 약품이 아닌 식이 섬유다.

미생물 군집에 좋은 음식

▶ 가공하지 않은 식품, 통곡물 제품, 현미, 통곡물 파스타

▶ 통호밀 가루, 통밀 가루, 스펠트밀, 그륀케른,[6] 귀리로 만든 빵

▶ 식이 섬유가 많은 채소: 브로콜리, 돼지감자, 시금치, 양배추, 아스파라거스, 우엉, 아티초크, 사보이양배추, 회향, 고구마, 루타바가, 비트, 호박, 마늘 등

▶ 감자는 삶은 다음 식혀서 먹거나, 다시 데워 먹을 때 장에 좋다. 미생물 군집에 좋은 〈저항성〉 녹말이 생기기 때문이다.

▶ 완두콩, 병아리콩, 콩, 대두, 렌즈콩 같은 콩과 식물

▶ 소금은 적게 사용

▶ 블루베리, 까치밥나무 열매, 블랙베리 같은 베리류, 체리, 파인애플, 금귤, 아보카도, 감귤류

▶ 자우어크라우트,[7] 김치, 요구르트, 케피르,[8] 콤부차,[9] 템페,[10]

---

6 Grünkern. 스펠트밀을 설익은 채로 수확해서 말린 다음 껍질을 벗긴 밀.
7 Sauerkraut. 양배추를 소금에 절여 발효시킨 음식.
8 Kefir. 캅카스 지역에서 염소, 양, 소의 젖을 발효시켜 만든 발효유.
9 Kombucha. 설탕을 넣은 녹차나 홍차에 유익균을 넣어 발효시킨 음료.
10 Tempeh. 콩을 발효시켜 만든 인도네시아 음식.

된장, 두부처럼 프로바이오틱스(유익균)가 많이 함유된 발효 식품

▶ 오메가3 지방산(식물성, 특히 아마씨, 푸른잎채소, 호두)

▶ 아몬드, 호두, 개암, 피스타치오, 깨

하버드 대학의 연구에 따르면 영양 전환은 미생물 군집의 구성에 상당히 빠르게 영향을 끼친다. 영양을 육식 위주에서 채식으로 바꾸면 미생물 군집의 구성은 24시간 뒤에 바로 바뀐다. 짧은 사슬 지방산을 생산하고 염증을 억제하는 세균 종이 증가한다는 말이다. 그 밖의 다른 연구들도 단식이 장내 미생물 군집의 다양성을 높이고, 그로써 건강에 긍정적인 작용을 한다는 사실을 밝혀냈다.

미생물 군집 연구가 밝혀낸 놀라운 사실들

한 실험에서 안 좋은 먹이로 장내 세균의 다양성이 줄어든 쥐의 경우 새끼들까지 과체중을 비롯해 다른 건강상의 문제가 생긴다는 사실이 밝혀졌을 때 다들 상당한 충격을 받았다. 그러니까 건강하지 못한 영양 섭취는 우리 자신뿐 아니라 우리 아이들까지 해칠 수 있다.

미생물 군집 연구는 영양학의 철칙도 무너뜨렸다. 과거에는 과체중의 원인을 단순한 공식으로 설명했다. 문제는 칼로리에 있고, 소모하는 것보다 더 많은 칼로리를 섭취하면 뚱뚱해

진다는 것이다. 여기서 미생물 군집의 중요성은 오랫동안 도외시되었다. 하지만 그사이 과체중인 사람은 미생물 군집이 다르다는 사실이 밝혀졌다. 다시 말해 날씬한 사람보다 장내 세균이 음식물을 더 잘 처리하고, 음식물에서 더 많은 칼로리를 빨아들여 지방으로 저장한다는 것이다. 장내 세균의 다양성이 적은 고도 비만 환자들은 칼로리 제한 식이법에서도 확연히 더 나쁜 결과를 보였다.

이스라엘의 바이츠만 연구소는 미생물 군집에 자기만의 고유한 바이오리듬까지 있다는 사실을 증명했다. 군집의 낮과 밤 리듬은 음식물 섭취 시점에 따라 결정된다. 그렇다면 주야간 교대 근무나 시차증으로 인한 불규칙한 식사는 우리 자신뿐 아니라 우리의 미세한 동거자들까지 혼란에 빠뜨린다. 이는 체중에 좋지 않다. 이에 대한 대처법으로는 간헐적 단식, 즉 일정 시간의 단식이 좋다. 나는 간헐적 단식이 체중에 미치는 긍정적인 영향이 부분적으로 미생물 군집의 바이오리듬 안정화에서 비롯된다고 생각한다.

게다가 미생물 군집은 특정 음식을 소화하지 못하는 음식물 불내증(不耐症)에도 효과가 있다. 예를 들어 젖당 불내증이나 과당 불내증처럼 소장이 영양소를 충분히 소화하지 못하면 완전히 소화되지 않은 당은 대장까지 내려간다. 그러면 대장에서는 부패균으로 인해 복부 경련과 장내 가스, 설사가 생긴다. 장염에서도 동일한 증상이 동일한 과정으로 생길 수 있다.

장내 세균의 생태 균형에 심각한 이상이 생겼을 때 사실 장염으로 인한 고통보다 더 나쁜 것은 체내 면역계에 미치는 좋지 않은 영향이다. 오늘날에는 류머티즘성 관절염, 강직성 척추염, 파킨슨병, 다발성 경화증, 다른 만성 질환이 균형을 잃은 장내 미생물 군집에서 유발되었을 것으로 추정한다. 특정 세균 종의 투입으로 질병을 치료하고 예방할 수 있는 방법을 찾아내려면 아직 한참이 걸릴 듯하다. 물론 지금도 약국에서 몇 가지 장내 생유익균(프로바이오틱스)을 판매한다. 이것들은 특정 병에 어느 정도 효과가 있기는 하지만, 대부분 미미한 효과에 그치고 지속적이지도 않다. 건강한 사람의 대변을 환자의 장으로 옮기는 대변 이식도 비슷한 상황이다. 대변 이식은 중증 급성 장염이나 만성 염증성 장 질환에만 사용된다.

따라서 당분간은 미생물 군집의 균형 잡힌 다양성을 지원하는 최선의 방책으로 단식과 영양에 집중할 수밖에 없다.

우리의 에너지는 어디서 올까

우리 몸의 에너지원은 지방, 단백질, 탄수화물이다. 우리에겐 에너지 저장고로서 단기 배터리와 예비 저장고가 있다. 간에 저장된 글리코겐은 단기 배터리이고, 체지방은 장기 비축물이다. 단백질은 우리 몸에 저장되지 않는다. 그게 단백질을 너무 많이 섭취할 필요가 없는 이유이기도 하다. 단백질은 힘든 시기에 대비해 저장고에 쌓이는 것이 아니라 오히려 나쁜 생장과 염증을 열심히 만들어 낸다.

캐나다 신장 전문의 제이슨 펑은 우리 몸의 저장고를 가정의 냉장고에 비유한다. 글리코겐은 부엌 냉장고에 해당하고, 비축된 지방은 지하실 냉동고와 비슷하다. 글리코겐은 언제든 손에 닿는 거리에 있는 냉장고처럼 빨리 사용할 수 있다. 반면에 비축된 지방을 가져오려면 지하실까지 먼 걸음을 해야 한다. 우리는 보통 냉장고에 아무것도 없을 때만 그런 수고를 한다. 이 원칙을 알면 복부 지방을 빼기가 왜 그렇게 어려운지 이해할 수 있다.

열쇠를 가진 호르몬, 인슐린

인슐린 호르몬은 탄수화물 대사와 지방 대사에서 중요한 역할을 한다. 지방을 분해하려면 두 가지 전제 조건이 충족되어야 한다. 간에 있는 글리코겐의 대부분이 연소되어야 하고, 저장된 지방을 꺼내 쓰려면 혈중 인슐린 수치가 충분히 낮아야 한다. 간에 글리코겐이 줄면 몸은 배고프다는 신호를 보낸다. 이때 음식을 먹으면 당은 다시 글리코겐의 형태로 간에 저장된다. 따라서 또다시 지방은 연소되지 않는다. 반대로 인슐린 수치가 높으면 너무 많은 탄수화물이 지방으로 전환되어 저장된다.

췌장 세포에서 생산된 인슐린은 식사와 동시에 혈액 속으로 분비된다. 음식물 대사 과정을 거친 당은 어떤 식으로든 세포에 이르러야 하는데, 이때 인슐린이 중요한 역할을 한다. 인슐린이 세포의 문을 여는 것이다. 이 열쇠가 없으면 당은 세포에 들어가지 못한다.

우리가 지속적으로 너무 많이 먹고, 너무 달게 먹고, 너무 많은 동물성 단백질을 먹으면 췌장은 세포의 문을 열기 위해 더 많은 인슐린을 분비한다. 하지만 세포는 이미 포만 상태다. 그렇다면 어떻게 할까? 세포는 더 이상의 당과 에너지가 필요하지 않기에 보호 조치를 취한다. 세포벽의 인슐린 수용체를 차단하는 것이다. 이것을 인슐린 저항성이라고 한다.

이어 혈당 수치가 높아진다. 인슐린이 혈액 속의 당을 분해하지 못하기 때문이다. 그런데도 췌장은 상황을 오판하고 계속 열심히 더 많은 인슐린을 분비한다. 그와 함께 당뇨병이 시작되고, 인슐린 수치는 줄곧 높아진다. 언젠가는 췌장도 백기를 들고 녹초가 된다. 이 순간부터 당뇨병은 치료하기가 무척 어려워진다.

과체중과 당뇨는 함께 나타난다. 인슐린 수치가 높으면 지방 분해에 제동이 걸린다. 세포들은 당, 즉 에너지가 충분히 유통되고 있다고 생각하기 때문이다. 냉장고와 냉동고 비유를 다시 떠올려 보라. 냉장고가 가득 차 있다고 생각하면 비축된 지방에 손을 댈 필요가 없다. 그 때문에 당뇨가 어느 정도 진행된 경우 식이 요법으로 체중을 지속적으로 감량하기란 굉장히 어렵다. 이로써 과체중과 높은 인슐린 수치, 당뇨의 악순환이 일어난다.

게다가 시중의 통상적인 다이어트는 상황을 더 악화시킨
다. 체중 감량을 위한 다이어트에서는 글리코겐 저장고가 일단
비워지기는 하지만, 만성적으로 높은 인슐린 수치 때문에 우리
몸은 지방을 전혀 분해하지 못하거나, 아주 간신히 분해한다.
이제 몸은 에너지가 부족하다고 여겨질 때 하던 방식대로 행동
한다. 에너지를 덜 연소시키려고 기초 대사를 느리게 진행하는
것이다. 그러면 체중은 다시 증가하고, 요요 효과가 나타난다.
이 때문에 나는 전통적인 다이어트를 단호히 거부한다.

제1형 당뇨병에서는 정반대 현상이 일어난다. 젊은 환자가
많은 제1형 당뇨병에서는 저체중이 많다. 이들의 췌장은 인슐
린을 생산하지 못하는데, 인슐린 없이는 피하지방도 생기지 않
는다.

우리의 물질대사는 인슐린 외에 다른 많은 조절 분자와 순환
에 의해 이루어진다. 영양을 다룬 2부에서는 IGF-1과 mTOR가
자주 언급될 것이다. mTOR 단백질과 펩티드 호르몬 IGF-1은
성장 인자로서 세포 성장에 결정적인 역할을 하는데, 우리가
단 음식과 단백질을 너무 많이 먹으면 활동성이 떨어진다.
AMP-활성 단백질 인산화효소(AMPK) 같은 다른 분자들은
세포에서 에너지 센서 기능을 한다. 자동차의 연료 계기판과
비슷하다. 이 분자들은 콜레스테롤 생산과 같은 물질대사 과정
을 조절한다.

단식은 〈감속 브레이크〉로서 인슐린 수치를 조절할 수 있다

인슐린은 지방 세포에 문을 꼭 닫고 있으라는 신호를 보낸다. 높은 혈당으로 인해 신속하게 사용할 수 있는 에너지가 충분하다고 생각하기 때문이다. 이로써 몸에서는 지방 분해가 일어나지 않는다. 이런 상황에서 악순환을 끊는 이상적인 방법은 단식이다. 그렇다면 당뇨병에 걸렸다고 바로 약물을 투여하거나, 조기에 인슐린으로 치료할 필요는 없다. 이와 관련해서 뒤셀도르프의 당뇨병 전문가 슈테판 마르틴은 〈인슐린 장사〉라는 말까지 입에 올린다. 인슐린 치료가 의사와 의료 보험사에 경제적으로 유리하기에 애초에 영양 섭취와 단식으로 당뇨를 치료할 생각을 하지 않는다는 것이다. 인슐린은 의료 예산으로 책정되어 있지 않아서 보험사들은 인슐린 치료 시 환자 1인당 2,000유로까지 추가로 돈을 받는다.

이 모든 조절과 순환의 기본 원칙은 놀라울 정도로 단순하다. 우리가 단 음식과 동물성 단백질을 너무 많이 먹으면 몸에서는 경고를 보낸다. 〈조심해, 넘치는 것을 제거해!〉 에너지 과잉 상태를 제거하는 것은 지방 분해와 염증, 세포 성장을 통해 이루어진다. 그런데 세포의 과도한 성장은 암 위험의 상승을 의미한다. 암세포의 본질은 브레이크 없는 성장을 뜻하기 때문이다. 그 때문에라도 나는 지속적으로 치료 단식과 간헐적 단식을 주장한다.

2부
더 잘 먹고 더 건강하게 살자

— 영양에 대한 새로운 인식

1
장수촌의 비밀은 영양이었다

지난 수년간의 과학적 영양 권고를 비롯해 건강한 섭식으로 여겨져 오던 모든 〈유행 식이법〉은 실패로 끝났다. 그 권고 중 어느 하나도 건강의 근본적인 개선이나 식습관과 생활 방식의 변화를 이끌어 내지 못했다. 아니 정반대다. 이것의 심각성은 1950~2017년까지 전 세계 195개국의 건강 상태와 사망률을 분석한 2018년도 〈세계 질병 부담〉 연구에서 뚜렷이 드러난다. 독일인의 건강은 서유럽에서 최하위이고 수명도 가장 짧았다. 이는 과체중과 만성 질환 증가, 잘못된 영양, 운동 부족, 흡연, 음주에 원인이 있었다.

솔직히 지난 10년간의 식이 유행을 살펴보면 상당히 혼란스럽다. 한때는 탄수화물을 적게 먹고 지방을 많이 먹는 저탄고지 식이법이 유행하더니 다음엔 저지방 식이법이 인기였고, 또 그다음엔 육류를 많이 먹고 유제품과 곡물, 빵, 설탕, 술은 일절 먹지 않는 〈석기 시대 식단(팔레오 식이법)〉이 주목을 끌었다. 또한 설탕 대신 과당을 먹는 것에 대한 설전도 뜨거웠다. 거기다 〈테이크아웃 커피〉나 패스트푸드처럼 우리의 영양 습관에 영향을 주고 지금까지의 모든 권고를 케케묵은 것으로 만드는 시대적 유행까지 곁들여졌다.

나는 많은 질병에 효과가 있는 건강하고 똑똑한 영양에 대한 생각을 여러분에게 심어 주기 위해 최신 연구 중에서 몇 가지 중요한 결과와 가장 건강한 섭식 방법을 소개하면서 내가 수십 년간의 임상 경험으로 얻은 인식과 연결시키고자 한다. 이때 핵심은 영양이 우리의 건강을 위해 정말 놀라운 일을 할 수 있다는 것이다. 내 인식이 실감나도록 나는 여러분을 세계에서 〈가장 건강한 지역〉으로 초대하고자 한다.

이탈리아 의사이자 노년 연구자 지아니 페스와 벨기에 천체 물리학자이자 인구 통계학자 미셸 풀랭은 영양과 건강 문제를 다른 측면에서 접근해 보겠다는 영리한 생각을 했다. 그러니까 실험실에 앉아 수명을 늘려 준다는 식이법으로 쥐들을 먹인 다음 결과를 기다리는 대신 인구 통계학적 조사를 바탕으로 지구상에서 가장 건강하고 장수하는 사람들이 모여 사는 지역을 찾아낸 것이다. 두 사람은 그곳들을 지도 위에 파란색으로 표시했는데, 블루 존Blue Zones이라는 이름이 붙은 것도 그 때문이다. 그 소식을 들은 미국 과학 저널리스트 댄 뷰트너는 메릴랜드 주의 미국 국립 노화 연구소와 협동해 블루 존 구상을 확장했다. 그는 지아니 페스와 미셸 풀랭과 함께 백세인이 가장 많은 여섯 개 장수촌을 직접 찾아 나섰다. 목적은 분명했다. 블루 존의 사람들은 왜 그렇게 오래 사는지, 이들은 어떻게 생활하는지, 또 금연과 적극적인 가정생활, 사회 참여, 활발한 신체 활동 외에 영양은 어떤 역할을 하는지 밝혀내는 일이었다. 그 결과 영양은 건강한 삶과 장수에 결정적인 요인으로 확인되었다. 그것도 전통적인 섭식이 무척 중요했다. 여기서 전통적인 섭식이란 해당 지역에서 수백 년에 걸쳐 일반적으로 먹어 왔던 것을 의미한다. 이제 독일에서도 언제든 마늘과 아보카도, 쌀, 두부, 생강을 먹고, 훌륭한 녹차를 마실 수 있게 된 것은 당연히 환영할 일이다. 최소한 이 점에서는 세계화의 혜택을 누리고 있다는 말이다. 하지만 우리의 영양 방식과 관련해서는 세계적 산업화는 전체적으로 장점보다 단점이 더 많다. 그렇지 않고서는 블루 존의 전통적인 영양이 왜 건강과 장수에 그렇게 좋은지 설명이 되지 않는다. 자, 이제 사람들이 정말 오래 사는 지역으로 직접 가 보자.

일본 오키나와 섬

오키나와는 〈불멸의 섬〉이라 불린다. 통계적으로 백세인이 다른 어떤 지역보다 많기 때문이다. 이유는 어디 있을까? 이 사람들의 특별한 점은 무엇일까? 오키나와는 도쿄에서 1,500킬로미터 떨어진 동중국해에 있다. 이 섬에 사는 사람들은 제2차 세계 대전 중에 큰 고통을 겪었지만, 130만 인구에서 백세인이 900명이 넘는다. 그중 대부분은 독립적으로 살고, 신체적으로 여전히 매우 활발하다. 그게 아마 그들에게 〈은퇴〉라는 말이 없는 이유일 듯하다.

시골에 사는 거의 모든 가정은 직접 농사를 지어 먹고, 그 밖의 다른 식품은 대형 마트가 아닌 전통 시장에서 구입한다. 수입산이 아닌 지역에서 난 것을 먹는다는 말이다. 지난 수십 년 동안 오키나와의 주식은 고구마였다. 아침에는 야채를 넣고 끓인 된장국을 먹고, 점심과 저녁에는 해조류, 두부, 낫토(대두 발효 식품), 그리고 양파와 후추, 강황 가루로 양념한 밥을 먹는다. 게다가 유럽인들에게는 적응이 필요한 두 가지 식품인 여주와 불가리스 쑥이 식탁에 자주 오른다. 녹차는 하루 종일 틈날 때마다 마신다. 생선 형태로 섭취하는 동물성 단백질은 식탁에 드물게 오르고, 육류는 주로 돼지고기로 명절 같은 특별한 날에만 먹는다.

오키나와 섬의 식습관에서 눈에 띄는 것은 〈하라 하치 부(腹八分)〉라는 유교의 가르침이다. 배가 80퍼센트 찰 때까지만 먹는다는 뜻이다. 이보다 더 간단한 식이 요법은 없어 보인다. 그렇다면 오키나와 음식 문화의 철칙은 칼로리 제한, 즉 소식(小食)이다.

안타깝게도 얼마 전부터 오키나와에서도 백세인이 사라지고 있다. 이는 패스트푸드를 비롯해 생활 습관의 서구화와 관련이 있다. 이로써 60대에서 10퍼센트로 매우 낮았던 지방 섭취량이 오늘날엔 서구 수준인 30퍼센트로 높아졌다. 그 결과 20~69세 사이의 섬 주민 가운데 둘 중 하나가 이미 과체중이다.

과거에 지방 섭취량이 낮았던 이유는 고구마와 관련이 있다. 그러니까 이 지역의 장수 비결은 고구마로 보인다. 연구 결과가 그렇다. 혈관 흐름에 대한 고구마의 탁월한 효과가 증명되었으니까 말이다. 그 때문에 나는 얼마 전부터 독일 사람들도 고구마를 많이 먹는 것을 무척 반갑게 생각한다. 하지만 안타깝게도 일본인 중에는 고구마에 싫증을 내는 사람이 많다. 고구마는 전쟁 시기의 주식이었고, 그 때문에 기억이 좋지 않다.

여러분도 고구마를 한번 먹어 보라! 굵은 고구마를 얇게 썰어 소금과 후춧가루로 살짝 간한 다음 오븐에 넣고 200도 온도에서 15분 간 돌리면 아주 근사한 맛이 난다.

오키나와의 식탁에는 해조류도 풍성하게 올라온다. 오메가6-3 지방산에 대한 논쟁은 여전히 진행 중이지만, 나는 해조류를 장수의 또 다른 주요 요인으로 꼽는다. 해조류는 불포화 오메가6-3 지방산의 함량이 높을 뿐 아니라 파이토케미컬 같은 유익한 식물성 화학 물질이 들어 있기 때문이다.

건강한 삶과 장수를 위한 세 번째 비결은 아시아에서 특히 자주 먹는 쑥갓, 타차이(배추의 일종), 청경채, 얼갈이배추, 또는 노자와나(일본 갓) 같은 푸른잎채소다. 이 채소들은 질산염 함량이 높아 혈관과 물질대사에 좋다. 그런 점에서 슈퍼 푸드라고 할 수 있다.

경제 협력 개발 기구(OECD)의 최신 연구에 따르면 일본은 전체적으로 평균 수명이 가장 높은 나라다(83.9세). 100세 이상의 인구도 계속 증가하고 있다. 현재 일본의 100세 이상 인구는 7만 명으로 세계에서 압도적으로 많다. 비교하자면 독일은 현재 16,500명이다.

일본 음식의 건강 효과는 독일에서 나는 시금치, 루콜라, 근대, 비트 같은 푸른잎채소로도 얻을 수 있다. 질산염 함량이 높은 식품이 혈관과 심장을 보호하기 때문이다. 그런 점에서 회향 씨도 혈관을 유연하게 만들어 혈관 경화를 막는다.

회향 씨

대부분의 인도 레스토랑에서는 식사 후 설탕이 가미된 알록달록한 회향 씨를 씹어 입 안을 상쾌하게 한다. 설탕만 빼면 탁월한 아이디어다. 회향 씨는 채소와 함께 굽거나 밥을 할 때 넣어도 된다. 그 속의 에센셜 오일 같은 성분은 소량이지만 효과는 강력하다.

그리스 이카리아 섬과 이탈리아 사르데냐 섬의 누오로 지방

아시아뿐 아니라 유럽에도 건강하게 장수하는 지역이 있다. 에게 해의 이카리아 섬과 지중해의 사르데냐 섬이 그렇다. 부분적으로 매우 삭막한 이카리아에는 대략 8,500명이 사는데, 90세 이상이 유럽 평균보다 10배나 많다. 이곳 주민들도 각종 콩과 식물, 야채, 허브, 올리브를 많이 먹는다. 하루에 섭취하는 채소량은 224그램인데, 독일보다 두 배나 많다.

사르데냐 섬의 백세인들은 대부분 바르바지아 산악 지대의 작은 마을에 산다. 이곳 사람들은 채소와 과일을 많이 섭취하고, 그 밖에 염소젖과 양젖, 치즈도 충분히 먹는다. 이곳 산악 지대에선 남자와 여자의 수명이 비슷한 점도 흥미롭다. 아니, 놀랍다. 전 세계 어디서건 여자가 남자보다 2~5년은 더 사는 게 일반적이기 때문이다. 물론 수도사와 수녀는 예외다. 수도원 공동체의 남자들은 스트레스를 덜 받고, 더 건강하게 먹기 때문이다.

사르데냐 섬 주민들의 일상적인 육체노동과 활동도 장수에 긍정적이다. 게다가 시에스타라 불리는 오후의 단잠도 장수에 도움이 되는 것이 증명되었다. 오수로 한낮의 무더위를 피할 수 있을 뿐 아니라 휴식으로 스트레스를 떨칠 수 있기 때문이다.

이탈리아와 그리스는 지중해식 식단으로 유명한 지중해 특유의 영양식이 있다. 나는 지중해식 영양을 매우 중요하게 생각하기에 좀 더 상세히 다루겠다.

지중해식 영양

지중해식 식이법은 어떻게 이해해야 할까? 모로코, 터키, 그리스, 이탈리아, 포르투갈, 크로아티아처럼 지중해 연안 국가들의 전통 식단을 말하는 것일까? 이들 지역을 여행한 사람이라면 나라에 따라 음식 문화가 천차만별이라는 사실을 안다. 사실 지중해식 식이법의 성공은 지중해의 긍정적인 이미지와 아름다운 휴가에 대한 기억과도 관련이 있는 게 분명하다. 게다가 어감도 예를 들어 북독일식 식이법보다 한결 근사하다. 그런데 전통적인 지중해식 영양은 안타깝게도 오늘날 관광객이 많이 찾는 지역에서 제공되는 음식과는 별 상관이 없다. 수블라키,[1] 기로스, 세라노 햄, 모차렐라 치즈, 레드와인은 결코 지중해식 음식이 아니다. 지중해식 식단은 무엇보다 풍부한 채소와 샐러드, 과일, 견과류, 콩류, 향신료, 복합 탄수화물, 건강한 기름으로 이루어져 있다.

세계의 모든 전통 식이법 중에서 가장 유명한 지중해식 식단은 그사이 유네스코 세계 문화유산에 등재되었다. 사실 이건 약간 이상하게 들리기도 한다. 세계 문화유산이라고 하면 보통 쾰른 대성당이나 아크로폴리스를 떠올리지, 건강한 음식을 떠올리지는 않으니까 말이다. 어쨌든 이탈리아를 비롯해 지중해

---

1 고기와 채소를 꼬치에 끼워 구워 먹는 그리스식 꼬치 요리.

연안 국가들이 지중해식 음식을 세계 문화유산으로 지정해 달라고 청원했고, 2013년에 받아들여졌다.

지중해식 식이법이 매우 건강하다는 점에서는 보기 드물게 영양학자나 인구 통계학자들의 의견이 일치한다. 지중해 연안 지역을 여행한 사람이라면 그곳의 다양한 음식 문화를 안다. 나도 선명하게 기억나는 장면이 있다. 지중해식 음식을 처음 만난 건 열아홉 살 때였다. 당시 나는 여자 친구와 함께 긴 기차 여행 끝에 여름철의 스페인 북부에 도착했다. 여행객이 많지 않은 곳이었음에도 변두리 작은 펜션에 간신히 방을 구했다. 좀 더 큰 호텔은 모두 만원이었다. 펜션 식당에서는 나이든 스페인 신사 숙녀들이 저녁을 먹고 있었다. 메뉴판에는 단 한 가지 요리밖에 없었다. 집밥이라는 이름으로 말이다. 나는 잔뜩 기대에 부풀었다. 당시 내가 상상하던 지중해식 스페인 요리는 군침 도는 참치와 만체고 치즈,[2] 파에야[3]였다. 그러나 놀랍게도 그런 건 전혀 없었다. 대신 다음 네 가지 음식이 차례로 나왔다. 야채 스프에 이어 샐러드가 나왔고, 다음은 가지와 호박, 아티초크, 흰콩, 아스파라거스, 파프리카, 시금치에 양파와 마늘을 듬뿍 넣고 만든 야채 볶음이었다. 마지막에는 피스타치오, 꿀, 아몬드가 들어간 달콤한 디저트가 나왔다. 주메뉴가 나

2 라만차 지방에서 양젖을 가열하고 압착해서 숙성시킨 치즈.
3 프라이팬에 올리브유를 두르고 야채와 쌀, 고기, 해산물을 넣어 볶은 스페인 전통 요리.

올 때는 갓 구운 빵과 올리브가 제공되었다. 당시 나는 그 〈보잘것없는〉 음식에 무척 실망했다. 하지만 지금은 그때 먹은 것이 건강에 무척 좋은 진짜 전통 지중해식 음식이라는 걸 안다.

지중해식 식단의 핵심은 무엇보다 채소, 샐러드, 과일, 견과류, 콩류, 향신료, 복합 탄수화물, 그리고 건강한 기름이다.

지중해식 영양의 탁월한 효과를 밝혀낸 앤설 키스

지중해식 영양의 건강 증진 효과에 특히 주목한 사람이 있다. 미국 생리학자 앤설 벤저민 키스이다. 그의 연구 논문들은 오랫동안 오해를 받았고, 심지어 가끔은 무시당하기도 했다. 그러다 한참이 지나 『타임』지가 키스에게 〈미스터 콜레스테롤〉이라는 이름을 붙여 주었다. 그의 연구가 콜레스테롤 수치에 집중된 것이 아니었음에도 말이다. 연구를 시작할 때 그의 관심은 완전히 다른 데 있었다.

생물학자이자 생리학자였던 키스는 제2차 세계 대전 당시 인간이 극한의 조건에서 어떻게 반응하는지를 조사했고, 식이 지방의 생리적 작용과 굶주림에 대해 연구했다. 또한 인간이 극한의 추위나 수천 미터 높이의 산악 지대에서 어떻게 생존할 수 있는지도 밝히고 싶었다. 전쟁 중의 군인을 돌보아야 하는 미 국방부로서는 당연히 키스의 연구에 주목했다. 그는 자신의 연구를 토대로 유명한 전투 식량 〈K-레이션〉을 개발했다. 방수가 되는 K-박스 안에는 치즈와 초콜릿, 비스킷, 레몬 가루로 이루어진 총 3,200칼로리의 식품 및 껌, 담배가 들어 있었다. 껌과 담배는 군인들의 사기 진작 용도였다.

키스를 정말 유명하게 만들어 준 것은 지속적인 굶주림 상태에 대한 연구인 〈미네소타 기아 실험〉이었다. 그는 건강한 남자들의 자발적 참여를 독려하려고 호기심을 불러일으키는 포스터를 내걸었다. 〈우리 군인들을 더 잘 먹일 수 있도록 굶지 않겠습니까?〉 실험에 최종 선발된 32명의 참가자는 대부분 기독교적 평화주의자였다. 이런 실험에는 참여자의 내적 신념이 무척 중요하게 작용하는 듯하다.

아무튼 참가자들은 몇 달 동안 1,000칼로리만 먹었고, 이렇게 부족한 영양 공급 상태에서도 매일 20~30킬로미터씩 행군을 했다. 키스는 이 극단적 실험으로 굶주림이 우리의 몸과 심리에 미치는 매우 부정적인 영향을 증명했을 뿐 아니라 그런 굶주림의 시간 이후 장기 손상을 막으려면 먹는 양을 조금씩 조심스럽게 늘려 가는 것이 무척 중요하다는 사실도 밝혀냈다. 그의 연구 결과는 훗날 치료 단식의 위험에 대한 증거로 빈번하게 동원되지만, 사실 치료 단식과는 아무 상관이 없다. 굶주림의 부정적 영향에 대한 가장 효과적인 방책을 찾는 것이 목표였으니까.

1945년 이후 키스는 유럽 주민들의 건강에 대한 자료를 입수했다. 그런데 몇몇 나라에서는 전후의 영양 결핍이 심장 질환 발병률의 현저한 저하로 이어진 반면에 사회가 점점 풍요로워지면서 오히려 뇌졸중과 심근 경색이 급격히 증가한 것을 확인했다. 게다가 남부 이탈리아에서는 심근 경색으로 인한 사망률이 극히 낮았다.

곧바로 이탈리아로 떠난 키스는 현지인들을 상대로 혈중 지방 수치를 측정하려고 나폴리에 실험실을 지었다. 이어 음식에 포함된 동물성 지방과 혈중 콜레스테롤, 심근 경색 사이의 연관성을 연구하고자 했다. 이로써 1958년 〈7개국 연구〉라는 이름으로 유명해진 최초의 체계적인 국제 연구가 시작되었다. 키스는 빠듯한 예산에도 불구하고 연구 대상으로 선정한 일본, 핀란드, 그리스, 미국 등 7개 나라의 주민 1만 2천 명을 면밀하게 조사했다. 실험실 검사 수치와 심전도 수치가 측정되었고, 생활 습관에 대한 문진표도 작성되었다. 그런 다음 5년과 10년 뒤에 앓은 질병을 기록했다.

결과는 놀라웠다. 크레타 섬 주민은 심근 경색과 심장마비가 0.1퍼센트, 일본은 1퍼센트에 그친 반면에 미국은 5.7퍼센트, 핀란드는 9.5퍼센트로 확연히 높았다. 혈중 콜레스테롤 수치도 높은 비율이 핀란드인은 77퍼센트였지만 일본인은 3퍼센트에 불과했다. 사실 이건 이상한 일이 아니다. 나라별로 영양 섭취 방식이 극단적으로 갈렸기 때문이다.

모든 지방이 해로운 건 아니라는 사실을 처음 깨달은 사람도 키스다. 크레타 섬에서는 전통적으로 올리브유가 많이 사용되는데, 그렇다면 일단 저지방 영양식이라고 할 수는 없다. 그럼에도 동물성 지방을 무척 많이 먹는 다른 지역과 비교하면 심근 경색 비율이 매우 낮다. 올리브유가 혈관에 작용하는 탁월한 보호 메커니즘을 인식하고, 지방의 작용을 세분화한 것은 키스의 업적이다. 또한 지중해식 영양을 전체적으로 건강한 식이법으로 분류한 사람도 그가 최초다. 키스는 여기서 한걸음 더 나아가 크레타 섬과 남부 이탈리아의 건강 비밀이 채소와 샐러드, 과일, 복합 탄수화물의 풍족한 섭취에 있다고 결론 내렸다.

이 연구 결과는 키스의 개인적인 삶에도 영향을 끼쳤다. 그는 자신이 추천한 식이법을 스스로 철저히 지켰고, 그러다 자신이 새로운 고향으로 선택한 나폴리에서 101세의 일기로 세상을 떠났다. 살아생전에는 그의 연구를 향해 자주 비판이 쏟아지고, 그의 〈식이법과 심장의 연관성 가설〉에 대해 반복해서 의구심이 일었지만, 오늘날에는 누구도 감히 그러지 못한다.

방대한 임상 연구에서 나온 모든 결과의 의학적 증명력은 명백하다. 식단을 지중해식 영양으로 바꾸면 심근 경색과 뇌졸중은 줄고, 당뇨와 고혈압은 드물어지고, 류머티즘으로 인한 통증은 개선되고, 치매 전 단계는 호전된다.

지중해식 식이법은 유방암과 대장암에도 예방 효과가 있는 것으로 보인다.

지중해식만큼 뚜렷하고 폭넓게 건강 증진 효과를 보이는 영양 섭취 형태는 드물다. 지중해식 식이법은 전통적인 식물성 위주의 섭식으로서 의심할 바 없이 가장 건강한 영양 형태 중 하나다.

지중해식 영양의 실천

2016년 영국의 저명한 국제 학술지『바이오메드 센트럴 의학 *BioMed Central Medicine*』에 스페인과 그리스, 프랑스, 미국, 영국의 대표적인 지중해식 영양 연구자와 심장학자들의 인터뷰가 실렸다. 그에 따르면 지중해식 식단에서는 다음 열 가지가 충족되어야 한다.

아래의 식품은 충분히 먹어야 한다.

▶ 식용유로 쓰는 올리브유(하루에 최소한 4작은술)
▶ 호두와 아몬드(일주일에 적어도 세 번, 매일 30그램이 가장 좋다. 대충 한 움큼의 양이다)
▶ 신선한 과일(매일 세 번이 가장 좋다. 베리류와 포도)
▶ 신선한 채소(매일 두세 번이 가장 좋다)
▶ 콩과 식물(일주일에 여러 번, 매일 먹는 게 가장 좋다)
▶ 향신료, 양파, 마늘(틈나는 대로)
▶ 식이 섬유가 풍부한 통곡물(빵, 파스타, 쌀)

아주 조금만 먹거나 아예 입에 대지 말아야 할 식품은 다음과
같다.

▶ 단 것, 설탕이 들어간 음료
▶ 육류, 햄
▶ 유제품

지중해식 영양에서의 우유

유제품을 먹어야 한다면 대량 생산된 가공식품이 아닌 양젖 치
즈나 염소젖 치즈를 먹는 게 좋다. 구체적으로는 남부 유럽 사
람들처럼 먹어야 한다. 페타 치즈, 페코리노 치즈, 파르마산 치
즈는 두껍게 잘라서 빵에 올려 먹지 말고, 그냥 살짝 맛을 살리
는 정도로만 먹는다. 케피르나 아이란4 같은 발효 음료와 요구
르트는 지중해 연안 사람들이 규칙적으로 섭취하는데, 이 식품
들엔 건강한 유익균이 함유되어 있다. 다만 섭취하는 유제품의
총량은 전체적으로 매우 적다.

지중해식 영양에서의 생선

나는 건강상의 이유에서건 환경적인 이유에서건 생선 섭취에
동의하지 않는다. 물론 해안 지대에서는 다른 어떤 음식보다
지중해식 영양을 대표하는 것은 생선이다. 하지만 해안 지대를
벗어나면 사정은 달라진다. 생선이 반드시 식단에 오르지는 않

4 요구르트에 물을 섞어 희석시킨 터키 전통 음료.

는다. 일대일로 단순 비교하자면 육류보다는 생선이 낫다. 말하자면 생선은 작은 악이다. 지중해식의 장점을 논할 때는 생선 하나에 대한 평가보다는 그 지역 음식 전체를 종합적으로 따져야 한다. 그런 점에서 보면 블루 존에서 생선은 별 역할을 하지 않는다. 지중해식 영양의 특징은 무엇보다 풍부한 채소와 식물성 기름이지, 생선 섭취가 아니다.

지중해식 영양에서의 지방

아테네 의과대학 교수이자 그리스 건강 재단 이사장 안토니아 트리초폴로는 지중해식 영양에 대한 대규모 주민 연구를 실시했다. 그녀는 지중해식 영양을 채식에 바탕을 두고 있기는 하지만 의외로 지방 섭취가 적지 않은 비건 식이법이라 불렀다. 그러면서 올리브유가 원래는 과일즙이라는 점도 지적했다. 당연히 그렇게 볼 수 있다. 또한 과일로서의 올리브가 과연 더 건강한지에 대한 의심을 품을 수도 있다. 솔직히 답하자면 지금까지 이 질문에 대한 연구는 아직 이루어지지 않았다. 다만 과일로서의 올리브도 우리 몸에 좋은 건 분명하다.

올리브유는 가열해선 안 되고, 그래서 굽거나 볶는 요리에는 적합하지 않다는 말을 자주 듣는다. 하지만 그렇지 않다. 아니 오히려 반대다. 최근 연구에 따르면 올리브유는 고온에서도 화학적 구성이 안정적이기 때문에 오래 가열해도 건강에 해로운 물질은 생성되지 않는다.

이와 관련한 이야기는 나중에 좀 더 자세히 하겠지만, 한 가지는 미리 언급하고 싶다. 키스는 콜레스테롤 문제와 관련해서 조금 착각했다. 지중해식 영양은 콜레스테롤 수치를 낮추지는 않지만 심근 경색과 뇌졸중을 예방한다. 최신 자료에 따르면 동물성 제품의 나쁜 지방 대신 건강한 기름과 견과류의 좋은 지방은 많이 먹을수록 콜레스테롤 수치와는 무관하게 심장이 더 건강해지는 것으로 확인되었다.

지중해식 영양에서의 알코올

어느 따뜻한 여름날 저녁, 바닷가 테라스에 빵 한 조각과 올리브유, 천일염, 피멘토스5가 있다면 뭐가 더 필요할까? 혹시 레드와인 한 잔? 그렇다. 남쪽 지방에서는 포도주가 식사에 빠지는 법이 없다. 하지만 대다수 사람이 오해하고 있듯이 양은 결코 많지 않다. 식사 자리의 흥겨운 분위기는 좋은 사람들과 함께 있기 때문이지 알코올 때문이 아니다. 블루 존의 영양식에서 알코올이 하는 역할은 없다.

오늘날 많은 학자와 의사들은 포도주를 비롯해 모든 알코올 섭취를 원칙적으로 배제하라고 권한다. 나 역시 동의한다. 오랫동안 레드와인 한 잔은 건강에 좋다고 여겨져 왔지만, 2018년부터는 그런 견해조차 설 자리가 없다. 지금까지 알코올과 관련한 연구는 대부분 심혈관 질환과 관련이 있었다. 하

5 맵지 않고 달달한 스페인 꽈리고추.

지만 최신 조사에 따르면 적은 양의 알코올도 지금껏 우리가 생각했던 것보다 전체적으로 건강에 더 좋지 않다는 사실이 밝혀졌다. 적당량의 규칙적인 음주가 심혈관 질환에 약간의 장점이 있는 건 맞지만, 알코올이 암 발병을 촉진한다는 점을 간과해서는 안 된다.

식사할 때 포도주를 포기하고 싶지 않은 사람이 있다면 지중해식 전통을 생각해야 한다. 포도주는 〈자기 목적〉이 아니라 식사를 위해서 마시는 것이다. 또 한 가지 중요한 사실이 있다. 알코올은 식이 지방의 대사를 촉진시켜 복부에 쌓이게 한다. 속된 말로 〈똥배〉가 나온다는 말이다.

〈지중해-아시아식〉 영양 형태

지중해식 영양이 건강에 좋다고 해서 다른 영양 형태들은 그렇지 않다는 뜻이 아니다. 아시아 음식의 건강 증진 효과를 입증하는 과학적 증거는 점점 쌓여 가고 있다. 일부 영양학자는 벌써 지중해-아시아식 식이법을 이상적인 영양 형태로 소개하고 있다.

일본식 영양을 주요 네 단계로 나눈 팽이 모양의 도표가 있다. 그에 따르면 영양의 토대를 이루는 1단계는 곡물과 국수, 밥 같은 탄수화물이고, 2단계는 각종 채소 요리다. 3단계는 생선과 달걀, 콩, 육류이고, 4단계는 유제품과 과일이다. 이건 즐겨 먹는 순인데, 흥미롭게도 4단계의 과일은 식탁에 오르는 일이 무척 드물다. 2016년 유명 의학 전문지 『영국 의학 저널 *British Medical Journal*』에 발표된 한 연구는 이런 식의 영양과 수명, 심혈관 질환 사이에 연관성이 있음을 밝혀냈다. 다시 말해 일본식 전통 식단으로 먹을수록 더 건강하고 오래 산다는 것이다.

영국 생화학자 콜린 챔벨은 중국 정부의 위탁으로 중앙아시아 주민들의 건강을 조사하는 〈중국 연구〉 프로젝트를 추진했다. 중국의 시골 사람들은 곡물과 채소를 주로 먹었고, 육류와 생선은 자주 먹지 않았다. 그 때문에 동물성 단백질의 섭취는 10퍼센트에 지나지 않았다. 게다가 음식물의 지방 함량은 낮고 식이 섬유 함량은 높았다. 중앙아시아 130개 마을 주민들은 과체중, 고혈압, 고콜레스테롤, 심혈관 질환이 드물었고, 유방암이나 대장암은 물론 다발성 경화증이나 제1형 당뇨병 같은 자가 면역 질환 비율도 무척 낮았다. 중국 남자들에 비해 미국 남자들은 심근 경색으로 인한 사망 비율이 16배나 높았다.

캘리포니아와 코스타리카로의 블루 존

세상에서 가장 건강한 지역으로 떠나는 세계 여행은 이제 일본에서 유럽을 거쳐 미국 로스앤젤레스 근처의 로마 린다로 이어진다. 그런데 장수의 주인공은 이 도시의 전체 주민이 아니라 제7일안식일교회의 교인들이다. 개신교에서 독립한 이 종파는 인간의 몸을 신의 집으로 여긴다. 그렇다 보니 대부분 채식주의자이거나 비건인 이들의 영양 방식은 종교에 뿌리를 두고 있다. 이들은 건강한 생활 방식을 매우 중요시한다. 술, 담배, 육류를 금하고, 견과류와 채소, 콩과 식물, 과일을 주로 먹는다. 물론 일부는 생선을 먹고, 육류를 먹는 사람도 드물지만 가끔 있다. 이 종교 공동체는 로마 린다 대학의 연구자들에게는 이상적인 연구 대상이었다. 많은 사람이 통일적으로 음식을 먹는데다 공통의 종교 덕분에 일상적인 생활 방식에서 별 차이가 없었기 때문이다. 그렇다 보니 이런 연구들이 일반적으로 극복해야 할 자료 위조의 위험은 극히 적었다. 안식일교회 교인들에 대한 건강 연구는 20년 전부터 시작되었다. 각각 6만 명과 9만 7천 명의 참가자를 대상으로 실시된 광범한 장기 연구였다. 그 결과 가장 인상적인 것은 안식일교회 교인들이 미국인 평균보다 10년가량 더 오래 산다는 점이었다. 이 연구에 〈10년 더 살기〉라는 제목이 붙은 것도 그 때문이다. 어쨌든 장수 비결은 다섯 가지였다. 금연, 채식, 견과류, 규칙적인 운동, 활발한 사회적 교류였다.

이 연구에는 채식의 좋은 기능 외에 또 다른 흥미로운 결과가 있었다. 토마토 섭취는 난소암과 전립선암을 막아 주고, 하루에 물 다섯 잔은 심장을 보호한다는 것이다.

중앙아메리카 코스타리카에는 또 다른 장수촌이 있다. 이곳 니코야 반도에는 평균 이상으로 많은 백세인들이 활기찬 모습으로 살아간다. 여기서도 사르데냐, 크레타, 이카리아와 비숫하게 외딴 위치 덕분에 전통적인 생활 방식과 식습관이 보존되어 있다. 주된 영양 방식은 다른 블루 존과 유사하다. 풍부한 채소(여기서는 특히 콩)와 과일이 그것이다. 탄수화물은 이 지역의 기본 식량인 옥수수에서 얻는다. 니코야 사람들의 또 다른 장수 비결은 일종의 간헐적 단식이다. 이들은 전통적으로 저녁을 무척 조금만 먹는다. 이건 저녁을 거르는 디너 캔슬링 Dinner Cancelling의 〈가벼운〉 버전이다. 간헐적 단식과 디너 캔슬링의 장점은 〈단식〉을 다룬 3부에서 장에서 좀 더 자세히 얘기해 보겠다.

또 다른 지역의 전통적인 영양식

블루 존 프로젝트와는 별개로 굉장히 건강하게 오래 사는 지구상의 다른 집단에 대한 연구들도 있다. 의학 데이터 뱅크를 자세히 검색해 보면 아프리카의 전통 영양식에 대한 흥미로운 자료가 발견된다. 1959년 전염병 연구자들은 우간다에서 놀라운 사실을 보고했다. 미국과 우간다의 동년배 6백 명 이상의 심장을 부검한 소견이었다. 미국인은 136명이 심근 경색으로 사망했는데, 우간다인은 한 명에 불과했다. 이 발견은 또 다른 연구들에 의해서도 확인되었다. 그 원인을 찾던 연구자들은 무엇보다 식생활이 서로 다르다는 사실에 주목했다. 우간다 인들은 미국인에 비해 채소, 콩과 식물, 통곡물은 풍부하게, 육류는 아주 적게, 가공식품은 전혀 먹지 않았다.

시간적으로 좀 더 이른 시기에 케냐에서도 비슷한 관찰이 이루어졌다. 학자들은 1920년대에 식물성과 자연 그대로의 식품을 주로 먹던 케냐인 1천여 명의 혈압을 측정했다. 이들은 미국이나 유럽과 달리 나이가 들어도 혈압이 높지 않았다. 심지어 60세 이상에서는 혈압 수치가 더 낮게 나왔다(평균 110/70mmHg). 반면에 서구인들은 훨씬 높았다(평균 140/90mmHg). 또 다른 연구에서는 병원에 입원한 케냐인 1,800명의 병명을 조사했는데, 그중 고혈압과 심근 경색은 단 한 건도 없었다.

블루 존은 아니지만 볼리비아의 아마존 오지 사람들에 대한 연구도 블루 존 연구 결과의 손을 들어 준다. 이곳에는 치마네라는 인디언 부족 1만여 명이 80여 군데 마을에 흩어져 산다. 2001년 인류학자들은 〈치마네 족의 건강과 생활사 프로젝트〉라는 이름으로 치마네 족의 생활 방식을 자세히 들여다보았다. 정글의 삶은 단순하고 혹독하다. 전기도 없고 수도도 없다. 이곳 주민들은 하루 종일 부지런히 움직이며 열매와 뿌리를 채집하고, 곡물과 카사바(녹말을 함유한 뿌리 식물)를 재배한다. 수많은 곤충과 기생충 때문에 이들의 몸과 피부에는 염증성 감염이 널리 퍼져 있다. 의료 처치는 꿈도 꿀 수 없다. 그럼에도 이들의 평균 수명은 72세로 비교적 높다.

치마네 족 프로젝트의 핵심 연구 중 하나는 염증과 그것이 심혈관 질환(심근 경색, 뇌졸중)에 미치는 영향이었다. 왜냐하면 오래전부터 혈관 경화가 염증의 결과일 수도 있다는 추정이

팽배했기 때문이다. 이런 이유로 연구자들은 치마네 족의 심장과 혈관 건강 상태가 궁금해 40~94세 사이의 치마네 족 705명을 대상으로 심혈관 CT를 비롯해 심장 연구를 진행했다.

결과는 놀라웠다. 연구 결과가 발표된 2017년 세계에서 심장이 가장 건강한 종족으로 치마네 족이 뽑혔다.

조사 대상자의 85퍼센트에서 심근 경색 위험이 제로로 나타났다. 심지어 고령의 대상자조차도.

80세 치마네 족의 평균 혈관 경화 정도는 미국인 50대 초반과 비슷했다. 혈중 염증 수치는 높았지만 그게 심장 건강에는 별다른 영향을 주지 않는 것으로 보였다. 또한 서구인에게는 거의 필연적인 〈노화 현상〉에 해당하는 체중과 콜레스테롤, 혈당, 혈압의 증가가 고령에서도 발견되지 않았다. 그렇다면 궁금해진다. 그들은 어떻게 먹을까? 한마디로 〈고탄수화물식〉이다. 이들은 칼로리의 72퍼센트를 옥수수와 쌀, 카사바(탄수화물이 풍부한 구황 식물)나 플랜틴(요리용 바나나)에서 탄수화물의 형태로 섭취한다. 지방 섭취량(전체 에너지의 14퍼센트)과 단백질 섭취량(콩과 식물, 씨앗, 약간의 생선으로 14퍼센트)은 매우 적다. 당연히 모든 음식은 가공되지 않고 신선한 상태로 먹는다.

얼마 전부터 치마네 족도 문명과의 접촉이 늘어나기 시작했다. 도로가 건설되고 모터보트가 투입되면서 서구 제품이 속속 들어왔다. 그로써 그들의 식생활도 차츰 바뀌고 있다. 안타깝게도 이제는 가공 설탕과 가공 지방까지 이들의 식탁에 오르고 있다. 물론 서구 문명의 도입으로 의료 처치는 개선되겠지만, 전체적으로 그게 건강에 도움이 될지는 두고 볼 일이다.

블루 존 여행의 결론

우간다와 케냐 사람들의 건강에 관한 결과는 주목할 만하다. 아마존 지역에 사는 치마네 족의 삶은 원초적이고 척박하다. 그럼에도 전통적 식습관을 고수하며 지역 산물로 영양을 섭취한 사람들은 건강하고 튼튼하다. 게다가 블루 존 사람들이 전체적으로 무척 만족스럽게 사는 점도 눈길을 끈다. 거기엔 많은 요인들이 있겠지만, 어쨌든 건강과 관련해서는 현지의 전통 영양식이 가장 중요한 요인임은 분명하다.

세상에서 가장 오래 살고 가장 건강한 사람들이 먹는 음식들
▶ 가공되지 않은 자연 그대로의 산물
▶ 많은 채소와 과일
▶ 견과류
▶ 육류는 적게 먹거나 전혀 입에 대지 않는다. 생선은 조금 먹는다.

▶ 곡물과 복합 탄수화물을 많이 섭취한다.

▶ 설탕은 전혀 먹지 않거나 아주 조금만 먹는다.

▶ 주로 저지방 음식

▶ 지중해 연안에서는 풍부한 식물성 기름(견과류, 올리브유)
을 먹는다.

▶ 풍부한 식이 섬유(채소, 과일, 통곡물)

기타

▶ 장수하는 사람들은 대부분 소식을 한다. 칼로리를 제한한다
는 말이다.

▶ 많이 움직인다.

▶ 사람들과 활발하게 교류하며 지낸다.

2

중요한 영양소 그룹과 식품

중요한 영양소 그룹인 지방, 단백질, 탄수화물은 전문 용어로 다량 영양소라 불린다. 나는 이 분류를 받아들여야 할지 오랫동안 고민했다. 원칙적으로 개별 영양소만 너무 부각하는 것은 현대 영양학의 가장 큰 잘못 중 하나라고 생각하기 때문이다. 개별 영양소에만 집착하면 지방 함유 식품 대신 오직 지방에 대해서만, 다시 말해 돈가스나 버터 대신 포화 지방산에 대해서만 말하게 된다. 그러면 우리는 실제 음식과의 연관성을 잃어버리고 완전히 잘못된 그림을 그리게 된다.

　지방은 오랫동안 일반적으로 금지해야 할 영양소로 지목되어 왔다. 그건 잘못이다. 식물성 지방은 심장을 보호하기 때문이다. 게다가 지방을 먹지 말라니까 대신 당을 많이 섭취하는 사람이 있다. 위험하다. 지방 포기가 유의미한 결과로 이어지려면 올바른 식품(당이 적거나 없는 식품)을 먹어야 한다. 〈건강한〉 저지방 식품도 해결책이 아니다. 먹어도 배가 부르지 않기 때문이다. 허기가 심하면 몸에 좋지 않은 케이크도 허겁 지겁 먹어치우는 것이 우리 인간이다. 이제부터는 가장 중요한 영양소와 그것이 함유된 식품을 자세히 살펴보기로 하자.

1. 어떤 지방이 건강할까?

지방에 대한 평판은 전체적으로 많이 달라졌다. 다시 말해 지방이 지금까지의 악명만큼 그렇게 나쁘지는 않고, 지방 자체가 사람을 살찌우지는 않는다는 것이다. 그럼에도 이 영양소에 대한 이미지는 여전히 나쁘다. 여기엔 지방이라는 단어 자체가 그리 긍정적으로 다가오지 않는 탓도 있다. 지방 하면 〈기름〉이나 〈비계〉가 먼저 떠오르니까 말이다. 게다가 여기엔 나쁜 마케팅도 한몫한다. 아무튼 이런 이미지를 벗겨 내면 다량 영양소로서의 지방에는 몇 가지 긍정적인 속성이 있다.

우리는 지방을 좋아한다. 군침이 돌 정도로 맛나기 때문이다. 그냥 단순히 삶은 감자에 버터를 발라 먹거나, 질 좋은 올리브유에 빵만 찍어 먹어도 풍미가 달라진다. 게다가 지방만큼 포만감을 주는 것도 없다. 배가 고플 때 기름 튀기는 냄새에 회가 동하는 것도 그 때문이다. 또한 지방은 비타민 A, D, E, K 흡수에도 꼭 필요하다. 예를 들어 당근에 함유된 비타민 A는 지방이 곁들여져야만 우리 몸에서 제대로 대사 과정이 이루어진다.

지방의 탁월한 저장 능력은 사실 딜레마다. 앞서 언급했듯이 단백질은 우리 몸에 전혀 저장되지 않고 탄수화물은 조금 저장된다. 반면에 지방은 많은 사람들에게서 쉽게 저장된다. 수천수만 년 동안 몸에 약간의 지방이 있는 건 분명한 장점이었다. 궁핍한 시기를 대비한 생물학적 생명 보험 같은 역할이었다. 오늘날에도 암처럼 질질 끄는 소모성 질환에는 지방이 어느 정도 비축되어 있는 게 장점으로 작용한다.

하지만 시대가 바뀌었다. 궁핍의 시대에는 생존에 유리하던 지방이 과잉의 시대에는 건강에 매우 치명적이다. 규칙적인 양분 공급이 없는 상태에서도 생명을 오래 지탱하게 하던 중요한 생물학적 능력은 우리 유전자와 세포에 뿌리내려 있다. 그러던 것이 오늘날에는 전 세계적인 문제가 되었다. 몇 킬로그램의 과체중이 건강에 어느 정도 도움이 되는지에 대한 뜨거운 논쟁은 우리의 현재 생활 조건 하에서는 의미가 없다. 과체중은 건강에 좋지 않다. 그건 분명하다.

이로써 지방에 대한 과학적 결과는 한 문장으로 요약할 수 있다. 지방은 무조건 적게 먹어야 하는 것이 아니라(물론 심장질환과 당뇨병 환자는 그래야 한다), 좋은 지방은 많이 먹고 나쁜 지방은 적게 먹어야 한다. 살라미 피자의 지방은 별로 건강하지 않는 반면에 다진 토마토와 양파를 곁들인 아보카도, 그리고 견과류를 곁들인 올리브유에는 건강한 지방이 넘쳐난다.

포화 지방산은 최대한 줄여라

육류와 유제품(버터, 우유, 치즈, 생치즈)에는 상당량의 포화 지방산이 함유되어 있다. 팜유와 코코넛 오일 같은 몇몇 식물성 지방도 이 범주에 들어간다. 현재까지의 연구 결과에 따르면 이런 지방은 심근 경색이나 뇌졸중 위험을 증가시킨다.

> 포화 지방산을 반드시 포기해야 할 필요는 없지만, 그게 우리의 건강에 좋지 않은 건 분명하다. 포화 지방을 식물성 지방이나 통곡물탄수화물로 대체하면 건강 증진 효과는 명백하다.

영양 전문가들은 항상 포화 지방에 대한 경고를 완화하거나 철회하려고 시도한다. 포화 지방산이 지난 수십 년 동안의 가정과는 달리 건강에 그렇게 절대적으로 나쁜 건 아니지만, 그렇다고 건강에 좋은 것은 분명 아니다. 절대 다수의 연구에 따르면 포화 지방의 다량 섭취는 특히 심혈관 질환의 위험을 높인다. 나는 의사로 활동하면서 그로 인한 좋지 않은 결과를 매일 확인한다. 환자들이 지금까지의 식습관을 바꾸어 동물성 포화 지방을 적게 섭취하고 식물성 지방을 많이 섭취하면 몇 주 뒤 바로 인상적인 효과가 나타난다. 혈압은 떨어지고, 피부는 진정되고, 몸속(관절 포함) 염증은 완화되고, 소화는 정상화된다. 간단히 말해 전체적으로 더 건강해지고, 더 젊고 활기 차고 생기 있게 보인다.

　포화 지방의 편을 드는 연구들이 있다. 나로서는 굉장히 언짢은 일이지만, 최근에 주목받은 〈전향적 도시-농촌 역학 연구(PURE)〉가 그중 하나다. 연구팀은 5개 대륙 18개 나라의 135,000명을 대상으로 식습관을 조사했고, 7년에 걸쳐 피험자들의 건강 상태를 관찰했다. 그 결과 매일 포화 지방산을 다량으로 섭취한 사람들은 탄수화물을 주로 섭취한 사람들보다 사망 위험이 낮은 것으로 나타났다. 그런데 자세히 들여다보면 참가자 대부분은 아시아, 그중에서도 중국과 방글라데시에 집중되어 있었다. 이들 나라에서는 포화 지방을 먹느냐, 탄수화물을 먹느냐는 선호나 선택의 문제가 아니라 무엇보다 소득 수준의 문제였다. 그러니까 육류와 유제품을 사 먹을 수 있는 집단과 값싼 인스턴트식품과 흰쌀만 먹을 수밖에 없는 집단을 비교한 것이다. 게다가 탄수화물의 종류를 세분화하지 않은 것도 납득이 되지 않는다. 연구팀은 피험자들이 매일 먹는 주된 음식이 통곡물 제품인지, 정크 푸드인지 관심을 보이지 않았다. 그래서 가난 때문에 건강하지 못한 생활 방식(정크 푸드, 단 것, 흰쌀의 탄수화물)을 이어가는 집단과 풍부한 동물성 지방 외에 곡물과 채소에 함유된 양질의 식이 섬유도 먹을 수 있는 부유한 집단을 비교 대상으로 삼았다. 부정확하고 태만한 연구 방식이다. PURE 연구의 결과는 독일에도 적용할 수 없다. 독일인은 대부분 통곡물 빵과 곡물로 건강한 탄수화물을 섭취할 수 있으니까 말이다.

의외는 아니지만, 상당수 실험실 연구는 완전히 다른 그림을 보여 준다. 혈관과 심장, 뇌에 미치는 포화 지방산의 안 좋은 영향이 뚜렷이 확인된 것이다. 무작위로 집단을 나누어 진행한 임상 연구에서는 더 뚜렷한 결과가 나왔다. 즉 포화 지방을 매우 적게 섭취하면 심근 경색, 뇌졸중, 당뇨병, 그리고 유방암을 비롯해 몇 가지 암에 도움이 된다는 사실이 밝혀졌다. 블루 존의 장수하는 사람들을 살펴봐도 포화 지방을 많이 섭취하는 사람은 없다. 그와 다른 결과를 보여 주는 연구는 극소수에 불과한데, 그마저도 미국 육류 산업계의 지원을 받아 진행되는 경우가 많다. 거짓말이 아니다. 사실이 그렇다.

포화 지방을 최대한 줄이는 것이 건강에 좋다. 육류와 햄은 가급적 멀리할 것을 권한다. 대신 소량의 유기농 버터와 유기농 유제품, 가장 좋기로는 방목해서 키운 소의 젖으로 만든 제품은 반대하지 않는다. 이 역시 많은 전통적 영양식의 굳건한 구성 요소다.

식물성 포화 지방

동물성 포화 지방 외에 식물성 포화 지방도 있다. 코코넛 오일과 팜유가 여기에 속한다.

팜유는 완전히 끊어야 한다. 몸에도 좋지 않을 뿐 아니라 팜유 생산을 위해 열대림이 대규모로 벌채되고 있기 때문이다. 팜유는 식품에 첨가될 때도 많은데, 심지어 건강하다고 선전하는 유기농 제품에도 들어간다. 그러니 제품 라벨에 표기된 내용을 주의 깊게 읽어야 한다. 그밖에 팜유가 아가베 시럽과 함께 〈과당〉으로 첨가되는 경우도 드물지 않다. 그런 제품은 아예 사지 않는 게 좋다.

포함 지방을 많이 함유한 코코넛 오일을 두고는 평가가 극단으로 갈린다. 한쪽에서는 만병통치약으로 극찬하고, 다른 쪽에서는 건강의 독으로 폄하한다. 이런 평가와 관련해서도 좀 더 세밀한 관찰이 필요해 보인다. 코코넛 오일은 의심할 바 없이 포화 지방(90퍼센트까지)을 많이 함유하고 있지만, 이른바 중간 사슬 지방산이라는 지방도 갖고 있다. 최근의 인식에 따르면 중간 사슬 지방산은 장 건강에 매우 좋다고 한다. 최신 연구들은 코코넛 오일에 중립적 입장을 취하고 있다. 그것이 다른 포화 지방들처럼 그렇게 건강에 나쁘지는 않더라도 건강에 무척 좋은지는 앞으로 더 연구해 봐야 한다는 것이다.

단일 불포화 지방산은 매우 건강하다

단일 불포화 지방산의 가장 유명한 식품은 지중해식 영양의 상징인 올리브유이다. 고대에서부터 이미 〈흐르는 금〉이라 불릴 만큼 가치가 입증된 기름이다. 지중해식 영양과 그곳 사람들이 가장 즐겨 먹는 지방에 대해 가장 방대하고 유명한 연구는 스페인에서 진행된 〈지중해식 식이법을 통한 예방(PREDIMED)〉이다. 연구팀은 올리브유와 견과류를 아주 많이 먹는 지중해식 영양 집단과 그 밖의 일반적인 영양 집단을 비교했다. 5년 뒤 올리브유 집단과 견과류 집단에서는 건강상의 뚜렷한 개선이 확인되었다. 심근 경색, 뇌졸중, 당뇨병의 발병률이 떨어지고, 여성 참가자들에서는 유방암도 더 적게 나타났다. 특히 좋은 건강 수치를 기록한 올리브유 집단은 매일 올리브유를 50그램(5큰술)씩 섭취했다. 10일이면 0.5리터에 달할 정도로 적지 않은 양이다. 물론 꼭 이 정도로 먹어야 한다는 것은 아니지만 샐러드나 생식, 채소 요리에 올리브유를 충분히 넣는 것은 바람직하다. 나는 애피타이저로 올리브유, 아라비아 지역의 혼합 향신료 자타르(그중에서도 특히 야생 허브 와일드 타임), 잘게 다진 토마토, 붉은 양파, 올리브를 먹을 때가 많다. 거기다 갓 구운 통곡물 바게트를 곁들이면 환상적이다.

단일 불포화 지방산이 많이 함유된 또 다른 주요 식품은 유채유, 땅콩버터, 아보카도다. 가장 건강한 건 호두나 개암, 캐슈너트, 브라질너트, 피칸으로 만든 견과류 버터다. 나는 식탁이나 서랍에 항상 견과류를 준비해 둔다. 당연히 소금 양념이 되지 않은 것들이다.

간단한 올리브유 상식

올리브유의 품질은 한눈에 알아보기 쉽지 않다. 선택은 결국 입맛의 문제이기도 하다. 무엇보다 유기농 제품인지 확인해야 하고, 가능하면 구입 전에 먹어 보는 것이 좋다. 과일 맛이 나는가? 알싸한 맛이 강한가? 농도는 맑은가, 탁한가, 아니면 살짝 희끄무레한가? 슈퍼마켓에 나와 있는 3유로짜리 올리브유는 품질이 뛰어난 것이 아니라는 점을 명심해야 한다.

나는 맵고 쌉쌀한 맛이 나는 올리브유를 좋아한다. 이런 맛은 무엇보다 폴리페놀과 올레오칸탈 같은 몸에 이로운 식물성 화학 물질을 많이 갖고 있다는 뜻이다. 우리 집에는 어른을 위한 올리브유와 알싸한 맛을 좋아하지 않는 아이들을 위해 조금 순한 올리브유가 따로 있다. 올리브유의 알싸한 맛은 기침을 할 만큼 강할 수 있다. 그렇다고 걱정할 필요는 없다. 품질이 좋다는 증거니까. 반면에 별다른 맛이 나지 않는 올리브유는 품질이 좋은 건강한 제품이 아니라고 생각해도 무방하다.

일반적으로 알려진 것과는 달리 올리브유는 고온에서 오래 가열해도 나쁜 물질이 생성되지 않는다. 그건 폴리페놀이 풍부한 〈엑스트라 버진 올리브유〉도 마찬가지다. 놀랍게도 폴리페놀은 가열할 때 기름을 안정화시키는 것으로 보인다. 하지만 요리할 때는 특별히 좋은 기름을 사용할 필요가 없다. 그것은 돈을 버리는 것이다. 가열하면 맛이 죽기 때문이다. 또한 식용유를 가열할 때 연기가 나는 시점인 발연점에도 유의해야 한다. 올리브유(또는 다른 기름)로 굽거나 볶는 요리를 할 때 프라이팬에서 연기가 난다면 온도를 낮춰야 한다. 천연 올리브유는 대부분 발연점이 180도이지만, 가끔은 230도인 경우도 있다. 필터로 거르지 않은 〈플로 데 아세이테〉 올리브유는 예외적으로 발연점이 130도다. 이 최고급 올리브유는 굽거나 볶는 요리에 사용하지 말고 찬 상태로 즐겨야 한다. 그렇다면 올리브유는 두 종류로 구입하는 것이 좋다. 하나는 굽고 볶는 용으로, 하나는 샐러드와 전채 요리용으로. 그밖에 모든 식용유는 어두운 곳에 서늘하게 보관해야 한다.

다중 불포화 지방산

다중 불포화 지방산은 심장과 혈관 보호에 특히 좋다. 그중 가장 유명한 것이 오메가3 지방산과 오메가6 지방산이다. 이름과 숫자는 화학 구조에서 이중 결합의 위치와 연관되어 있다.

오메가3 지방산

알파 리놀렌산 같은 중간 사슬 오메가3 지방산은 아마씨와 아마유, 유채유, 호두, 콩기름, 밀기름, 푸른잎채소, 식물과 풀에 들어 있다. 에이코사펜타에노산(EPA)과 도코사헥사에노산(DHA)처럼 긴 사슬 오메가3 지방산은 〈해양〉 오메가 지방산이나 〈어유〉라고도 불린다. 고등어와 청어처럼 기름진 생선은 오메가3 지방산 함량이 특히 높다. 이런 지방산의 원천은 생선이 먹는 해조류다.

잘 모르는 사람이 많은데, 방목 상태에서 주로 풀과 건초를 먹은 소의 고기와 유제품에도 오메가3 지방산이 풍부하다.

긴 사슬 오메가3 지방산 EPA는 심근 경색의 위험과 고혈압을 낮추고 염증 억제 작용을 한다(가령 류머티즘). 또한 DHA는 뇌를 보호하는 작용을 하고(가령 치매), 아동과 청소년 성장기에 뇌 활동을 도와준다. 미국에서는 임신부들이 영양 보조제로 오메가3 지방산을 섭취하는 일이 드물지 않다.

긴 사슬 오메가3 지방산의 수요를 채식만으로는 충당할 수 없다는 이야기를 자주 듣는다. 그렇지 않다. 우리 몸은 식물성 알파 리놀렌산으로도 EPA를 스스로 만들 수 있다. 다만 1:1의 비율은 아니다. 적당량의 EPA를 만들려면 상당히 많은 알파 리놀렌산이 필요하다. 이건 쿠바 올긴 대학 병원의 델핀 로드리게즈의 〈머핀 연구〉에서도 확인되었다. 이 연구에서는 머핀 반죽에 아마씨 30그램을 몰래 넣었다. 한 참가자 그룹은 이 아마씨 머핀을 매일 먹었고, 다른 그룹은 일반적인 머핀을 먹었다. 두 그룹은 머핀에 어떤 성분이 들어 있는지 몰랐다. 피험자들이 모르게 하는 이런 방법을 〈맹검법〉이라고 한다. 수주 뒤 아마씨 그룹 참가자들은 다른 그룹에 비해 수축기 혈압이 10mmHg 가까이 떨어졌다. 놀라운 사실은 또 있다. 아마씨를 먹은 사람들의 혈액에서 EPA 함량이 뚜렷이 상승한 것이 확인되었다. 그렇다면 아마씨에 함유된 알파 리놀렌산이 상당한 규모로 해양 오메가3 지방산으로 전환된 것이다. 이로써 채식만으로도 EPA가 공급될 수 있다는 사실이 증명되었다.

다른 두 연구에서도 음식에 강황 가루를 첨가했을 때 우리 몸이 알파 리놀렌산으로 DHA를 만들 수 있다는 사실이 밝혀졌다.

오메가3 지방산은 해조류를 통해서도 섭취할 수 있다. 해조류 섭취는 오키나와 주민을 비롯해 일본인 전체가 전반적으로 건강한 이유 중 하나다. 일본에서는 아침부터 미역 된장국이나 김에 밥을 싸 먹는다. 해조류는 〈바다의 샐러드〉로서 앞으로의 영양에서 우리 모두에게 중요한 의미를 띠게 될 것이다. 이제 나는 해조류를 잘 먹지 않는 서양인들에게 권하고 싶다. 해조류를 음식으로 시험해 보고, 물고기는 바다에서 헤엄치게 내버려 두라고.

생선은 실제로 얼마나 건강할까?

다들 생선이 건강에 좋다고 한다. 맞는 말일까? 실제로 어유 추출물에 대한 대규모 연구들에서 어유가 심근 경색과 심장 리듬 장애의 위험을 낮춘다는 결과가 나왔다. 어유의 보호 작용 논리도 설득력이 있어 보인다. 실험실 연구를 통해 모든 어유가 체내 염증 물질인 에이코사노이드의 생산을 무척 인상적으로 억제하는 것이 확인된 것이다. 하지만 전체적인 관점에서 따져 본 다른 많은 연구들에서는 어유의 유익한 효과가 더는 나타나지 않았다.

몇 년 전에야 하버드 대학 연구팀도 생선 단백질이 육류 단백질보다는 건강하지만 식물성 단백질보다는 건강하지 않다는 사실을 증명했다. 생선으로 섭취하는 단백질 칼로리의 약 3퍼센트만 식물성 단백질로 대체해도 심장 질환 위험은 12퍼센트나 줄어든다. 그렇다면 생선 단백질은 햄 단백질(위험이 39퍼센트나 높아진다)만큼 해롭지는 않지만, 특별히 보호 작용을 하는 것은 아니다.

생선이 건강하다는 가설은 〈에스키모 전설〉에서 시작되었다. 에스키모가 사는 곳을 직접 찾아가 심장 건강을 조사한 덴마크 연구자 한스 올라프 방과 예른 뒤에르베르의 인상적인 보고서들은 그때까지의 전체 영양 연구를 완전히 뒤집어 버렸다. 에스키모는 채소와 과일을 거의 먹지 않았다. 이건 당연히 심장 건강에 좋지 않다. 그런데 그들의 심장 상태는 좋았다. 많은 양의 오메가3 지방산 덕분이라는 것이다. 하지만 두 연구자의 연구 방식에는 문제가 있다. 그들은 에스키모의 심장 건강과 혈관 경화 상태를 직접 조사한 것이 아니라 혈중 지방산 수치만 분석했다. 그런 다음 공식 사망 기록을 근거로 심근 경색으로 사망한 에스키모의 수가 상대적으로 적다고 추정했다. 이건 좀 더 자세히 들여다봐야 한다. 에스키모의 평균 수명은 50세를 조금 넘는다. 그렇다면 심근 경색이 전형적으로 나타나는 연령대에 이르지 못하고 죽은 사례가 많다는 말이다. 실제로 연령대를 고려한 이후의 연구들에 따르면 에스키모의 심근 경색 비율은 덴마크인의 그것보다 낮지 않았다. 여기서 한 가지 흥미로운 것은 서구식으로 먹게 된 뒤로 에스키모의 수명이 늘었다는 점이다. 그렇다면 에스키모는 아마 지구상에서 서구식 영양으로 건강이 좋아진 유일한 민족일 것이다.

이후 덴마크에서는 생선의 건강 증진 효과를 연구한 또 다른 프로젝트들이 진행되었다. 예를 들어 식이법과 재(再)경색 연구(DART-1)에서는 심근 경색을 앓는 환자 2,033명 중 절반에게 일주일에 적어도 두 번 기름진 생선을 먹거나 대안으로 어유 캡슐을 복용하게 했다. 첫 번째 평가는 무척 희망적이었다. 6개월 동안 섭취한 환자들은 사망 위험이 30퍼센트나 감소했다. 그런데 3년 뒤 결과는 정반대로 뒤집혔다. 생선을 먹은 사람들의 사망 위험이 갑자기 30퍼센트나 증가했다. 이어진 DART-2 연구에서는 생선을 먹은 사람들에게서 더 나쁜 결과가 나타났다. 이 연구는 심근 경색과 협심증 환자 3,314명을 대상으로 실시되었는데, 생선을 먹은 환자들에게서는 긍정적인 효과가 전혀 나타나지 않았을 뿐 아니라 어유 캡슐을 복용한 일부 환자들은 심지어 사망 위험이 높아지기까지 했다. 다른 한편, 증명력이 떨어지는 몇몇 관찰 연구에서는 일주일에 두세 번 기름진 생선을 먹었을 때 심근 경색과 당뇨, 심혈관 질환의 위험이 조금 줄어드는 것으로 나타났다. 하지만 이 결과가 무엇과 비교한 수치인지는 따져봐야 한다. 생선이 육류나 햄에 비해 건강한 것은 맞다. 굳이 동물성 식품을 먹어야겠다면 육류나 햄 대신 차라리 생선을 먹는 게 낫다는 말이다. 하지만 그렇다고 생선이 그 자체로 건강하다는 뜻은 결코 아니다. 생선이 오메가3 지방산 섭취의 좋은 방법이 아니라는 내 생각에는 변함이 없다. 오메가3 지방산 섭취는 식물성으로 충분하다.

　여기서 잊지 말아야 할 것이 또 있다. 해양 오염이 생선의 품질에도 심각한 영향을 끼친다는 사실이다. 수백 년 전부터 바다는 수많은 쓰레기로 오염되었고, 플라스틱 쓰레기도 점점 심각한 환경 문제가 되고 있다. 식용 물고기의 독성 물질 수치는 매우 높다. 다이옥신, PCB(암을 유발하는 독성 염소 화합물), DDT 같은 살충제, 거기다 수은, 카드뮴, 납 같은 중금속이 생물체에 축적되어 농도가 증가하는 현상을 〈생물 농축〉이라고 한다. 특히 기름진 찬 바다 생선으로서 권장 식품으로 자주 거론되는 연어나 고등어, 또는 베트남에서 나는 팡가시우스 메기에게서 그런 현상이 자주 발견된다. 게다가 생선을 자주 먹는 사람들도 체내 중금속 농도가 높은 것으로 확인된다. 그뿐이 아니다. 생선살에서는 미세 플라스틱이 점점 빈번하게 검출되고 있다. 그건 북해의 생선들 가운데 일곱 중 다섯 종에서 증명되었다. 더구나 미세 플라스틱은 다이옥신이나 PCB 같은 다른 유해 물질을 끌어들이는 자석이기도 하다. 그렇다면 우리가 먹는 생선은 그 안에 뭐가 들었는지 모르는 일종의 트로이 목마다.

더 근본적인 문제도 있다. 내가 보기에 어업은 더 이상 이대로 지속 가능할 것 같지 않다. 독일 연방 자연 보호청 추산에 따르면 지구상 물고기의 60퍼센트 가까이가 이미 고갈 상태에 빠졌고, 나머지 30퍼센트는 새로 태어나는 개체보다 더 많이 잡히고 있다. 유엔 식량 농업 기구(FAO)에 따르면 수년 전부터 물고기의 13퍼센트만 충분히 성장해서 별 문제없이 재생산 과정으로 진입한다. 어떤 추정치를 보더라도 인간의 어획 규정이 근본적으로 바뀌지 않는 한 이번 세기말에는 바다에 물고기가 남아 있지 않을 것으로 보인다. 따라서 물고기는 미래 식품으로서의 가치가 별로 없다. 그렇다고 양식이 해결책이 될 수는 없다. 물고기 양식은 최악의 대량 사육이다. 노르웨이 가두리 양식장에서는 연어를 20만 마리까지 키운다. 공간이 너무 비좁다 보니 기생충이 확산되고, 기생충을 퇴치하려고 살충제가 투입된다. 살충제는 당연히 연어의 몸으로 들어가고, 노르웨이 피오르 해안 전역으로 퍼진다. 태국과 베트남의 스캄피6와 새우 양식장의 상황은 더 열악하다. 슈퍼마켓에서 냉동 상태로 파는 해산물은 대부분 이들 양식장에서 나온다. 그렇다면 오메가3 지방산을 섭취하고 싶다면 생선이 아니라 식물성 식품을 더 많이 먹어야 한다.

6 노르웨이 랍스터라고 불리는 작은 가시발새우.

생선을 먹는 건 지속 가능하지 않다. 게다가 해양 오염의 증가로 생선 자체의 건강 위험도는 더 높아지고 있다. 생선을 포기하고 싶지 않다면 비싸지만 친환경적으로 생산된 생선을 먹어야 한다. 대신 연어와 대서양고등어, 대서양대구, 북대서양 대구, 참치는 완전히 끊을 것을 권한다. 이 생선들의 상황은 생태적으로 좋아 보이지 않는다.

오메가6 지방산

이 지방산은 해바라기씨유, 옥수수유, 홍화씨유 같은 친숙한 식용유에 많이 들어 있다. 참기름에도 이 다중 불포화 지방산이 풍부하다. 게다가 참기름에는 많은 연구에 의해 혈중 지방을 낮추는 것으로 확인된 항산화 물질이 많다. 게다가 이 기름들은 굽고 볶는 요리에도 적합하다. 나는 거의 모든 아시아 요리에 참기름을 넣을 뿐 아니라 마지막에는 음식 위에 볶은 참깨까지 살짝 뿌린다.

트랜스 지방, 또는 트랜스 지방산

트랜스 지방은 자연적으로도 생기지만, 식품 가공 과정, 즉 액체 상태의 불포화 지방을 고체 상태로 가공하려고 수소를 첨가하는 과정에서도 발생한다. 이때 지방산 분자 안에 수소 원자를 위한 빈자리가 교차 형태, 즉 트랜스 형태로 놓이게 된다고 해서 그런 이름이 붙었다. 아무튼 액체 상태의 불포화 지방은 수소를 첨가하면 마가린처럼 빵에 바를 수 있는 단단한 지방으로 변한다. 이것을 경화유라고 부르는 것도 그 때문이다. 트랜스 지방은 나쁜 지방이다. LDL-콜레스테롤과 중성지방(트라이글리세라이드) 수치를 상당히 높일 뿐 아니라 체내 염증을 촉진하고, 인슐린 내성을 야기하고, 심혈관 질환과 특정 암의 위험을 높인다. 그러다 보니 덴마크, 오스트리아, 라트비아, 헝가리에서는 트랜스 지방과 관련해서 허용 상한치 규정이 존재한다. 심지어 미국에서는 얼마 전부터 트랜스 지방이 금지되었고, 생산자들은 3년 안에 생산 라인을 바꾸어야 한다. 반면에 독일에는 금지도 상한선도 없다. 소비자 스스로 제품에 경화유가 포함되어 있는지 성분 표시를 읽고 판단해야 한다. 하지만 그마저도 녹록치 않다. 독일 육류 및 유제품 가공 업체들은 육류와 햄, 유제품에 대해 자연 형태든 가공 형태든 트랜스 지방을 반드시 표기할 필요는 없도록 로비를 벌이고 있기 때문이다. 어쨌든 감자칩, 크라펜,[7] 도넛, 그리고 시장과 빵집에서 판매하는 악명 높은 〈고지방〉 빵과 과자는 멀리해야 한다.

지방이 거의 없는 오니시 식이법

미국 심장학자 딘 오니시는 채식의 선구자 중 한 사람이다. 그는 현대 의료 처치로 더는 치료가 되지 않는 중증 심장병 환자들에 대한 여러 연구에서 엄격하게 지방을 제한한 비건 식이법

7 발효 반죽으로 만든 독일의 튀김 도넛.

으로 상당히 놀라운 성과를 거두었다. 그의 성공은 다른 심장 학자들에 의해 확증되었다. 오니시 영양식은 시작부터 강한 의지를 요구한다. 지방 섭취가 적기 때문에 처음엔 무척 배가 고프다. 그래서 내가 아는 오니시 식단을 따르는 대다수 환자들은 허기를 채우려고 채소와 샐러드를 챙겨 다닐 때가 많다.

오니시 영양식이 관상동맥 경화증의 치료 수단인 것은 틀림없다. 그건 내 상담 시간에서도 번번이 확인된다. 오니시 영양식은 체중과 LDL-콜레스테롤만 떨어뜨리는 것이 아니라 심장병을 빠르게 안정시키고, 좁아진 관상동맥을 정말 쉽게 복구시킨다. 오니시 영양식이 LDL-콜레스테롤 수치를 고함량 스타틴이나 다른 콜레스테롤 억제제로만 도달할 수 있는 수준으로 떨어뜨리는 것은 퍽 인상적이다. LDL-콜레스테롤 수치는 통상 100mg/dl 이하가 정상인데, 오니시 식이법 환자들은 그보다 더 낮다(50-70mg/dl). 이 정도의 수치는 보통 신생아나 심장병을 거의 앓지 않는 인디언 부족에게서나 볼 수 있다.

그런데 이런 과격한 영양식은 개인의 의지와 결정에 달려 있다. 오니시 영양식이 너무 극단적이라고 생각하는 사람은 지중해식을 통한 예방 식이법, 즉 채소와 과일, 올리브유와 견과류를 풍부하게 섭취하는 식단이 더 나을 듯하다.

지방에 대한 결론

▶ 포화 지방은 최대한 단념해야 한다. 육류와 햄, 소시지는 먹지 않는 것이 최선이다. 버터와 유제품의 형태로 동물성 지방을 섭취한다면 되도록 적게 먹고 유기농인지 확인해야 한다.

▶ 다중 불포화 지방산은 포화 지방산보다는 낫지만, 몇몇 연구에서 가벼운 염증 촉진 효과가 확인되었다. 그 때문에 해바라기씨유와 옥수수유는 포기할 것을 권한다. 특히 염증성 질환이나 류머티즘 질환을 앓고 있다면 더욱 피해야 한다.

▶ 단일 불포화 지방산은 건강하다. 올리브유와 유채유, 그리고 호두나 개암, 캐슈너트, 브라질너트, 피칸으로 만든 견과류 버터가 대표적이다.

▶ 오메가3 지방산은 풍족하게 섭취해야 한다. 하지만 어유 형태로는 아니다. 한 새로운 연구에 따르면 혈중 지방 수치가 높은 심장병 환자의 경우 식물성 알파 리놀렌산으로 생성된 고함량 EPA를 통해 상태가 호전되었다. 오메가3 지방산은 주로 아마씨, 아마유, 호두, 푸른잎채소에 많다.

오일 풀링 방법

▶ 매일 아침 식용유, 예를 들어 유기농 해바라기씨유를 1작은 술 입 안에 머금는다.

▶ 3~5분 동안 오일을 입 안에서 이리저리 굴리고, 치아 사이

에도 기름이 들어갈 수 있도록 가글한다.

▶ 기름을 뱉은 다음 물로 입을 헹군다.

▶ 이어 양치질을 한다.

오일 풀링

아침에 식용유로 입안을 헹구는 것은 아유르베다에서 유래한다. 오일 풀링이 일각의 주장처럼 몸의 찌꺼기를 배출해 주지는 않지만 타액을 통해 아침 일찍부터 소화를 원활하게 한다. 여러 연구에 따르면 오일 풀링은 치주 질환에 효과적이고, 입 안의 병원균을 퇴치하고, 입 냄새를 예방한다. 게다가 화학 성분의 가글제에 비해 부작용도 거의 없다.

2. 단백질은 얼마나 먹어야 건강할까?

의견이 분분한 영양 논쟁에서도 단백질의 평판은 좋다. 이 영양소가 우리 체세포에 굉장히 중요하다는 건 의심의 여지가 없다. 단백질은 심장, 뇌, 근육, 피부, 머리카락 같은 기관계의 가장 중요한 구성 물질이다. 나아가 효소, 호르몬, 항체도 결국 단백질로 이루어져 있다. 따라서 이 다량 영양소는 탄수화물이나 지방보다 훨씬 복잡하다. 간단하게 말해서 탄수화물과 지방은 주로 에너지 공급원으로 쓰이는 반면에 단백질은 더 복잡한 임무를 수행한다.

단백질의 구성 요소는 아미노산이다. 복잡한 사슬로 결합된 아미노산은 총 스무 종이다. 하나의 단백질은 1천 개 이상의 아미노산으로 구성될 수도 있다. 그중 발린, 아이소루신, 루신, 라이신, 메사이오닌, 페닐알라닌, 트레오닌, 트립토판, 이 여덟 종은 필수 아미노산으로 분류된다. 오직 음식으로만 섭취할 수 있기 때문이다. 하지만 최근 연구에 따르면 우리 몸은 이런 아미노산도 직접 만들어 내는 것으로 추정된다.

단백질은 지방이나 탄수화물(이것도 지방의 형태로 저장된다)과는 달리 우리 몸에 저장되지 않는다. 다만 오랜 기근과 같은 위기 시에는 근육에서 단백질을 비축 에너지의 형태로 내보낸다. 그러면 근육 단백질은 뇌에 필요한 당을 만드는 데 이용된다. 그러나 근육 분해는 결코 바람직하지 않고 건강하지도 않다. 그 때문에 장기적인 치료 단식을 할 때는 근육 단백질의 분해를 막으려고 주스나 야채즙으로 최소한의 칼로리를 공급한다. 극단적인 영양 결핍이나 중증 질환을 제외하면 선진국에서는 단백질 결핍이 거의 없다. 그러나 저개발 국가의 상황은 다르다. 단백질 결핍증 콰시오르코르는 배가 불룩해지는 기아 부종의 전형적인 증상을 일으키면서 인간에게 치명적인 위협을 안긴다. 제3세계 국가에서는 기아 부종을 앓는 아이들이 여전히 무척 많다.

단백질 결핍과 마찬가지로 단백질 과잉도 당연히 건강에 좋지 않다. 그것은 신장과 소화에 장애를 일으키고, 무엇보다 체내 염증을 촉진할 수 있다. 그렇다면 헬스장에서 트레이닝의 완결판처럼 판매하는 시원한 단백질 셰이크에서 손을 떼라. 단백질이 많이 함유되어 있다는 다이어트 약도 멀리해야 한다. 모두 건강을 해치는 돈 낭비다. 대신 식물성 단백질을 충분히 먹어라. 캔에 든 음식이나 냉동식품, 즉석 식품의 형태가 아니라 가능하면 자연적인 상태(견과류, 콩과 식물, 통곡물, 푸른잎 채소 잎채소, 씨앗)로 먹는 것이 가장 좋다.

단백질의 주요 성질 세 가지

❶ 단백질은 포만감을 준다

단백질은 탄수화물이나 지방보다 훨씬 포만감이 크다. 첫눈엔 칼로리가 많은 지방(단백질 1그램은 4칼로리, 지방 1그램은 약 9칼로리 이상)의 포만감이 더 클 것 같지만 관련 연구에 따르면 그렇지 않다. 똑같은 칼로리의 단백질과 지방을 섭취했을 때 더 오래가는 것은 단백질이다. 이건 진화생물학적으로 의미가 있다. 단백질은 저장되지 않지만 우리 몸의 많은 과정에 굉장히 중요하기 때문에(지방보다 중요하다) 한 번에 두 마리 토끼를 잡는 게 진화생물학적으로 〈지혜롭다〉. 왜냐하면 내게 선택권이 주어진다면 당연히 더 오래 포만감을 주는 영양소를 선호할 것이기 때문이다.

❷ 단백질은 단기적으로 살이 빠지게 한다

단백질은 혈당 수치를 높이지 않는다. 그 때문에 단백질 하나만을 위해 인슐린이 분비되지는 않는다. 인슐린 수치가 낮으면 지방이 분해된다. 잠을 자는 동안에도 말이다. 그래서 지방이나 탄수화물 대신 단백질 위주로 저녁 식사를 마치면 실제로 살을 빼는 데 도움이 된다.

다이어트를 할 때 단백질 섭취를 식단의 30퍼센트 이상으로 맞추면 기적이 일어난다는 광고를 자주 본다. 실제로 그렇게 하면 단기적으로 빠르게 체중을 줄일 수 있다. 시간적으로 제한된 단백질 식이법은 지방간 치료에도 유익할 수 있다. 하지만 장기적으로 볼 때 단백질 위주의 식이법은 여러분 건강에 좋지 않다.

❸ 단백질은 성장을 촉진하지만 노화도 촉진한다

유명한 노화 연구가 발터 롱고는 2018년 『슈피겔Spiegel』지와의 인터뷰에서 이렇게 말했다. 「단백질과 지방을 많이 섭취하는 인구 집단 중에서 장수하는 집단을 본 적이 없습니다.」 그의 이런 단백질 비판은 세포 노화의 비밀을 추적한 다년간의 연구 결과에 근거한다. 이 연구에서 처음 밝혀진 것은 항노화 약제와 항노화 비타민이 노화 방지에 아무 효과가 없다는 점이다. 대신 균류부터 쥐에 이르는 모든 생명체에서 칼로리 공급을 줄이거나 반복적으로 단식을 시켰더니 노화가 늦추어졌다. 그것도 무려 20~40퍼센트나.

의학에서는 일반적으로 안티에이징 하면 나이의 흔적을 감추는 것에 초점을 맞춘다. 반면에 발터 롱고는 실제적인 항노화 효과가 에너지 총량의 공급 제한으로만 가능한지, 아니면 개별 영양소의 중단으로도 가능한지 체계적으로 연구했다. 그 결과 노화를 촉진하는 요소는 아미노산으로 판명되었다. 그것도 특히 동물성에서 유래한 아미노산이었다. 이 결과는 의아함을 자아냈다. 성장과 신체 구축에 꼭 필요한 단백질이 우리를 더 빨리 늙게 한다고?

성장과 노화를 동시에 촉진한다는 이 〈모순〉은 근본적으로 체세포 성장을 이끌면서 노화의 시계를 돌리는 두 가지 단백질, 즉 mTOR 단백질과 IGF-1 펩타이드 호르몬 때문이다. mTOR는 성장을 담당하는 일종의 조종 센터로서 세포 증식, 즉 분열을 통한 세포 번식을 조절한다. 보디빌딩을 하는 사람들이 근육을 만들려고 단백질 음료를 마시는 것도 그 때문이다. IGF-1는 주로 동물성 단백질에 의해 활성화되어 간에서 만들어지는 근육 성장 인자다. 그러다 보니 인슐린과 유사한 이 인자는 도핑 약물로 사용되기도 한다.

유년기엔 성장이 반드시 필요하지만 우리 모두는 언젠가 다 자란다. 만일 그런 성분의 농축 단백질을 피트니스 음료나 도핑 약물의 형태로 성인에게 공급하면 암세포의 성장은 촉진된다. mTOR와 IGF-1이 암세포 성장과 관련이 있다는 사실은 실험실 연구로 명확히 입증되었다. 암에 걸린 실험실 동물에게 단백질 함량이 높은 먹이를 먹였더니 단백질을 적게 섭취한 동물보다 4배나 많이 죽었다.

어릴 때는 성장이 무척 중요하지만 다 자란 유기체에게 너무 강한 성장 인자는 매우 위험하다. 암의 특징은 무엇보다 통제되지 않은 성장이다. 흥미롭게도 키가 큰 사람들이 일반적으로 암 위험이 약간 더 높다.

따라서 단백질이 풍부하고 열량까지 높은 음식은 암세포가 성장하기 좋은 토양이다. 동맥 경화 같은 혈관 경화와 염증도 동물성 단백질의 과잉 섭취로 더욱 가속화된다. 세포 염증은 빠른 노화의 주원인 중 하나로 꼽힌다. 그런 측면에서 〈염증성 노화〉라는 말이 나온다.

단백질은 얼마나 먹어야 적당할까?

포만감을 주고 몸에 필요한 주요 아미노산을 충분히 공급하려면 단백질은 얼마만큼이 적당하고, 어느 정도부터가 해로울까? 대답은 비교적 간단하다. 식물성 단백질은 충분히 먹어야 하지만, 동물성 단백질은 결코 많이 먹어선 안 된다. 동물성 단백질과 식물성 단백질이 건강에 미치는 영향은 다르기 때문이다.

이와 관련해서 학자들은 음식물로 얻는 에너지 총량에서 단백질이 차지하는 비율을 계산하기 좋아한다. 블루 존의 식이법을 비롯해 전 세계에서 가장 건강한 영양식에서 단백질의 비율은 대부분 14~17퍼센트에 그친다. 심지어 연구자들이 오키나와의 장수 상황을 처음으로 연구한 1950년 그곳 주민들의 단백질 섭취 비율은 9퍼센트에 불과했다.

고단백 식이법을 멀리하라

동물성 단백질은 여전히 서구 사회의 주요 단백질원이다. 우리는 육류, 햄, 우유, 치즈, 버터, 생치즈, 생선을 너무 많이 먹는다. 내가 볼 때 그건 재앙이다. 가령 고지방 앳킨스 식이법처럼 단백질을 너무 많이 섭취하는 사람들은 건강상 걱정스러운 결과가 관찰된다.

로버트 앳킨스는 지난 세기 고지방 고단백 영양을 선전한 미국 심장병 의사이자 영양학자다. 그는 자신의 식이법으로 과체중 환자들의 체중을 상당히 줄이는 데 성공하자 그것을 상품화하기 시작했다. 그런데 그가 알지 못했거나 알려고 하지 않았던 사실이 있다. 그의 식이법으로 환자들은 대부분 체중이 줄기는 했지만 대신 몇 개월 뒤 물질대사와 순환계에 확연한 장애가 나타나기 시작했고, 혈압까지 높아졌다. 시카고 일리노이 대학교 셰인 필립스 교수의 임상 실험에서는 앳킨스 식이법을 시작한 지 6주 만에 혈관 벽의 심각한 손상이 확인되었다.

로버트 앳킨스 본인은 72세에 죽었다. 그의 신봉자들은 오랫동안 비밀에 붙이려 했지만, 그는 생전에 관상동맥 경화증과 중증 심부전증, 비만증을 앓았다.

당단백질

당단백질, 그중에서도 최종당화산물(AGEs)이라 불리는 단백질은 특수 사례다. 최종당화산물은 말 그대로 당화(糖化)되거나 캐러멜화된 단백질을 말하는데, 튀김옷을 입힌 프라이드치킨처럼 단백질을 설탕이나 탄수화물과 결합시켜 고온에서 가열하면 생긴다. 이것은 제2형 당뇨병, 신장병, 혈관 경화 같은 노인성 만성 질환에 좋지 않다. 그 밖에 골밀도에도 부정적인 영향을 끼치는 것으로 알려져 있다. 수년 전 언론에 당단백질 아크릴아마이드에 대한 보도가 쏟아졌다. 감자튀김과 감자칩에 많이 함유된 이 당단백질이 암 위험을 높인다는 것이다.

당뇨병 환자들은 당화혈색소(HbA1c) 수치라고 하는, 혈액 속에 당과 결합된 헤모글로빈 수치를 측정함으로써 혈당을 조절한다. 이 수치는 지난 몇 주간의 혈당 조절 결과를 보여 준다. 혈액 속에 당이 너무 많으면 간이나 신장으로 더 이상 배출되지 못하고 단백질과 결합하기 때문이다.

게다가 미시적 관점에서 보면 최종당화산물은 우리 몸속의 〈쓰레기〉다. 단식을 하면 최종당화산물이 분해되는 것으로 추정된다. 이 역시 단식이 우리 몸에 좋은 이유 중 하나다.

노년의 단백질 수요

우리 몸은 대략 40세부터 근육을 잃는다. 의학 용어로 사포페니아라고 불리는 이런 근 손실을 막으려면 상당한 노력이 필요하다. 그 때문에 나는 늦어도 50세부터는 체계적인 근력 운동을 추천한다. 그게 근 손실을 막는 최선의 길이다. 게다가 65세부터는 근육에 단백질이 더 많이 필요해진다.

따라서 우리는 삶의 시기에 맞게 단백질을 공급해야 한다. 성장기의 아이들에겐 단백질이 많이 필요하고, 성인에겐 그만큼 많이 필요하지 않다. 그러다 노년에 이르면 단백질은 다시 중요해진다. 이와 관련해서 발터 롱고도 참여했던 미국의 한 관찰 연구가 상당한 주목을 받았다. 50세 이상의 미국인 6천여 명을 대상으로 실시된 연구였는데, 이들은 18년 넘게 추적 관찰되었다.

50~65세 사이의 연령대에서 동물성 단백질을 많이 섭취한 참가자들은 암 발병 위험이 4배, 사망 위험은 75퍼센트 높았다. 반면에 오직 식물성 단백질만 섭취한 참가자들에게서는 암 발병과 사망률에 어떤 부정적 영향도 나타나지 않았다.

그런데 65세 이후부터는 상황이 달라졌다. 이제는 동물성이든 식물성이든 고단백질 식사를 한 참가자들이 갑자기 건강상의 장점을 드러냈다. 다만 당뇨병의 경우에만 모든 연령대에서 동물성 단백질이 나쁘게 작용했다.

체내의 산을 약화시키는 채소의 염기 성분은 근육 감소를 막는 것으로 보인다. 보통 체내 산성도의 완화는 주로 신장이 담당한다. 그런데 노년에 이를수록 신장 기능은 약해지고, 산성 완화 기능은 근육과 뼈를 통해 이루어진다. 동물성 단백질은 체내 산성도를 높이고, 식물성 단백질은 줄이는 역할을 한다.

산과 염기의 대사 장애

우리의 물질대사 과정이 최적으로 이루어지려면 혈중 수소 이온 농도(pH) 수치가 7.4를 유지해야 한다. pH 수치는 용액의 산성도를 나타내는 척도인데, 이를 통해 산과 염기의 구분이 가능해진다. 그런데 섭취하는 음식물에 따라 pH 수치는 균형을 잃을 수 있다. 염기는 산의 반대편으로서 산을 완화시킬 수 있다. 그런데 산의 과도한 섭취로 체내 완화 시스템에 과부하가 걸리면 몸은 다시 균형을 찾으려고 뼈의 무기질을 동원하고, 이는 골다공증을 야기한다. 또한 체내 산성도가 높아지면 우리 몸의 결합 조직이 통증에 더 민감해지고, 신장 결석과 노년의 근 감소도 산이 많은 음식물 섭취로 촉진될 수 있다. 신장병 환자들은 대체로 영양 섭취의 영향을 강하게 받는다. 산의 과잉이 신장에 직접적으로 해를 입히기 때문이다. 따라서 신장병 환자의 몸속에서는 산을 중화시키는 염기인 암모니아가 생산된다. 그러나 암모니아는 세포독이기 때문에 장기적으로는 다시 신장을 해치고, 악순환은 되풀이된다. 게다가 신장 기능은 나이가 들수록 전반적으로 떨어지고, 그와 함께 산을 완화하는 능력도 감소한다.

건강한 산-염기 균형

염기성
- 과일, 채소, 감자
- 과일 주스와 야채 주스
- 탄산수소염을 많이 함유한 약수
- 운동과 긴장 완화

산성
- 고기, 햄, 생선
- 유제품, 치즈, 달걀
- 빵, 곡물, 면
- 스트레스가 많은 생활 방식

동물성 단백질을 많이 섭취하는 오늘날의 영양 방식은 체내에 점진적인 산 과잉을 초래할 때가 많다. 산-염기 대사의 균형을 찾으려면 염기성 식품을 많이 먹고 건강한 생활 방식을 유지해야 한다.

산-염기 대사에 부정적인 영향을 주는 건 육류와 생선, 달걀, 유제품(특히 소프트 치즈와 분유) 같은 동물성 단백질이다. 특히 캔 참치는 산성을 높이는 식품 중에서도 맨 상위를 차지한다. 콜라와 곡물 제품, 빵도 약한 산성이다(파스타는 다행히 아니다). 곡물에서 화학적으로 산성 작용을 하는 건 인이다.

어떤 식품이 체내에서 얼마나 많은 산을 만들어 내는지는 정확히 규정하기 어렵다. 다만 잠재적 신장 산부하를 보여 주는 PRAL 수치가 있다. 식품을 단순히 산성과 알칼리성으로 나누는 대신 체내에서 소화되었을 때 산성화되는 정도에 따라 식품을 분류한 수치다. 산성도를 높이는 인자로는 황산과 아미노산, 인산이 있고, 산성을 막는 인자로는 칼륨과 칼슘 같은 미네랄이 있다. 영양학자 토마스 레머와 신장 전문의 프리드리히 만츠가 개발한 이 수치는 퍽 유용하다. 가령 육류나 생선의 과도 섭취로 체내 산성도가 올라가면 오렌지주스나 야채즙을 함께 마시는 것이 도움이 된다. 그것이 산을 중화시켜 균형을 이루게 해준다. 중탄산염이 풍부한 탄산수는 만성 신장 질환에 도움이 된다. 염기 가루는 해독 전문 병원에서 자주 추천되는데, 우리 병원에서도 종종 치료 단식에 사용한다. 그러나 일상에서는 약을 복용하는 대신 근본적으로 염기가 풍부한 음식을 먹는 것이 좋다. 거의 모든 종류의 과일과 채소에 염기가 풍부하다.

우유는 건강하지 않다

우유의 건강 효과는 무엇보다 유제품업의 산업화로 인해 의심스럽다. 우유는 모든 신생아의 생존 기반이고, 모든 포유동물은 젖을 먹으며 자란다. 실제로 처음 몇 개월 동안에 나오는 모유에는 아기가 자라는 데 필요한 모든 중요한 성분이 들어 있다. 우유가 수천 년 동안 매우 귀한 식품으로 여겨진 것은 우연이 아니다. 그러나 인간과 동물의 모유는 다르다. 송아지는 출생 후 무척 빠르게 성장하지만(하루에 약 700그램씩 몸무게가 증가한다), 신생아는 훨씬 느리게 자란다. 그 때문에 진화론적으로 유전 프로그램도 거기에 맞추어져 있다. 그에 따르면 인간의 모유는 소젖에 비해 단백질 양이 3분의 1에 불과하다. 모든 포유류 중에서 단백질이 가장 적은 편이다. 반면에 소젖은 성장 호르몬이나 다름없다. 따라서 성인의 경우 우유에 포함된 호르몬은 체내에서 더 많은 염증을 일으키고 노화를 앞당긴다. 그렇다면 성인에게 우유는 완전히 잘못된 음식이다. 과거에는 몰라도 최소한 오늘날에는 그렇다.

성인은 수천 년 전에는 우유를 잘 소화하지 못했던 것으로 보인다. 젖먹이와 유아만 우유에 들어 있는 젖당을 소화하는 데 필요한 효소 락타아제를 만들어 낼 수 있기 때문이다. 사실 그건 아이의 생존과 직결된 문제였다. 인체가 유아기에만 락타아제를 대량으로 생산한 것은 진화의 관점에서 보면 성인이 되어서까지 젖을 먹는 상황을 전제하지 않았기 때문이다. 그러던 것이 과학자들의 추정에 따르면 약 8천 년 전에 변형 유전자가 생겨나 성인도 젖당을 분해하는 락타아제를 만들 수 있게 되었다. 우유를 먹는 것이 생존에 유리했기 때문이다. 그렇다면 이 특징이 유전적으로 관철된 것은 놀랍지 않다. 이는 특히 겨울철이 긴 북반구에 해당된다. 오늘날 북유럽 주민의 80~90퍼센트는 락타아제를 만들어 내지만, 다른 지역은 30퍼센트에 불과하다.

몇 년 전까지만 해도 영양학자들은 우유가 대체로 건강에 좋다는 데 이견이 없었다. 우유에 포함된 많은 중요한 성분들, 즉 비타민과 무기질, 단백질에 매료되었기 때문이다. 그러나 노화 연구자들의 생각은 좀 다르다. 모유에 담긴 성장 인자와 단백질이 젖먹이에게는 무척 중요하지만, 성인에게는 불필요하고 해로울 수 있다는 것이다. 우유와 그 안의 단백질이 조기 노화와 암 성장을 촉진할 수 있다는 것은 동물 실험으로 확인되었다. 물론 동물 실험의 결과가 아무리 명확하더라도 바로 인간에게 적용할 수는 없다. 하지만 우유와 유제품을 다발성 경화증과 류머티즘, 염증성 장 질환 같은 자가 면역 질환의 유발 요인으로 의심하는 사람은 점점 늘고 있다. 그 밖에 우유가 여드름을 촉진한다는 사실은 과학적으로 명백하게 증명되었다.

오랫동안 갱년기 여성들은 골다공증 예방을 위해 칼슘 함량이 높은 우유를 많이 마시라는 권고를 받았다. 그런데 스칸디나비아의 한 연구는 정반대 결과를 보여 주었다. 다량의 우유 섭취가 뼈를 더 약하게 한다는 것이다. 칼슘의 효과를 무력화시킨 것은 우유의 인단백질을 비롯해 유황 성분의 아미노산인 메싸이오닌과 시스테인이었다. 이 단백질들은 염증을 촉진하고, 화학적으로 산과 비슷한 작용을 하는데, 우리 몸은 이런 높은 산성 부담을 완화하려고 뼈에서 칼슘을 동원한다. 우유를 거의 마시지 않는 일본의 갱년기 여성들에게서는 골다공증이 훨씬 드물게 나타난다.

젖당 불내성

젖당 불내성이 있는 사람, 즉 젖당을 분해하는 효소를 만들지 못하는 사람이라고 해서 알레르기 증상을 보이는 것은 아니다. 다른 알레르기에서는 극소량의 알레르기 물질만 섭취해도 가끔 목숨까지 위험해지는 반응이 일어날 수 있다. 하지만 젖당 불내성 환자는 대부분 약간의 우유를 소화할 수 있다. 일정한 양을 초과했을 때만 배가 꾸르륵거리기 시작한다. 젖당이 상부 소화 기관에서부터 제대로 소화되지 못했다는 신호다. 그러면 소장의 세균들이 젖당을 공격하고, 식후 15~30분이 지나면 가스가 차면서 설사가 나온다.

젖당 불내성 진단은 호흡 검사로 내려진다. 젖당 불내성이 있는 사람도 유제품을 조금은 먹어야 한다. 비건으로 살려고 하는 것이 아니라면 말이다. 그래야 체내에서 락타아제 생산이 완전히 중단되지 않는다. 파르마산 치즈처럼 잘 숙성된 치즈나 케피르는 소화가 잘된다. 시중에서 효소 대체품으로 락타아제 가루가 판매되고 있지만, 관련 연구들에 따르면 플라세보 효과밖에 없다고 한다.

주로 포화 지방으로 이루어진 유지방도 우유를 멀리해야하는 요인이다. 20만 명을 대상으로 실시된 하버드 대학의 한연구에서는 유지방 섭취 에너지의 5퍼센트만 식물성 지방으로 바꾸었는데도 심근 경색과 뇌졸중 위험이 24퍼센트나 줄었다.

스웨덴 연구자들도 이 사실을 확증했다. 이들은 실험 집단에게는 3주 동안 유지방이 풍부한 식이법(버터, 크림, 치즈)을, 비교 집단에게는 유채유가 풍부한 식이법(유채유와 유채유 마아가린)을 제공했다. 그 결과 유채유 집단에서 혈중 지방 농도가 뚜렷이 개선되었다. 앞서 언급한 스칸디나비아 장기 연구에서는 우유를 많이 먹으면 골취약증이 증가하고 사망률도 높아지는 것으로 나타났다.

치즈와 요구르트는 우유보다 낫다. 젖당과 젖당의 구성 성분인 갈락토오스가 더 적기 때문이다. 그럼에도 갈락토오스 역시 염증과 세포 노화를 촉진한다. 과학자들은 조기 노화와 노인성 질환을 확인할 목적으로 실험실 동물들에게 갈락토오스를 먹였다. 그랬더니 치매와 생식력 저하가 관찰되었다. 하지만 치즈와 요구르트에는 젖당을 먹고 사는 세균이 있어서 젖당과 갈락토오스 함량이 적다. 사전 분해 과정으로 젖당을 없앤 우유는 갈락토오스 함량이 그만큼 더 많다.

우유와 유제품 섭취를 줄여라

계속해서 더 많은 우유를 생산하기 위해 젖소들은 끊임없이 인공 수정되고, 새끼를 밴 상태에서도 줄곧 우유를 짜낸다. 그러다 보니 임신 중에 생산되는 상당량의 성호르몬이 지속적으로 우유에 들어간다. 그건 유기농 우유라고 해서 다를 것이 없다. 우유와 함께 우리 몸으로 들어오는 이 과잉 분비된 호르몬은 부분적으로 간에서 비활성 상태로 바뀌지만, 전부가 그리 되지는 않는다. 그래서 이 호르몬의 자극으로 여드름이 난다. 또한 우유 섭취는 남자들의 생식력을 저하시키기도 한다.

문제는 그뿐이 아니다. 우유를 마시면 무엇보다 인슐린, IGF-1, mTOR 같은 성장 호르몬의 혈중 농도가 높아지고, 그와 함께 암 위험도 덩달아 올라간다. 그건 70세 이상 남자에게서 가장 자주 발생하는 전립선암을 통해 명확하게 밝혀졌다. 몇몇 실험에서 전립선암 세포에 우유를 직접 투여했다. 그랬더니 모든 실험에서 암세포 성장이 촉진되었다. 다만 아몬드 우유만 암세포의 성장을 저지했다. 이 실험 결과를 인간의 암에 그대로 적용할 수는 없지만, 우유에 원칙적인 위험이 있음을 확인하기에 충분해 보인다.

따라서 우유를 건강하다고 볼 믿을 만한 근거는 별로 없다. 문제는 한두 잔의 우유가 아니라 끊임없는 우유 섭취다. 게다가 〈살짝 첨가하는〉 우유도 좋지 않다. 커피에는 건강 증진 효과가 분명 존재하지만, 거기다 두 배 정도의 우유를 첨가하면 그런 효과는 사라진다. 오스트리아 연구자 프랑크 마데오가 밝혀낸 바에 따르면 커피는 세포의 자가 포식, 즉 자기 정화 활동을 촉진한다. 커피를 마시면 4시간 안에 세포의 자가 포식 활동이 강하게 전개된다. 그건 카페인이 있는 커피나 없는 커피나 마찬가지다. 하지만 거기다 우유를 첨가하면 이 효과는 거의 없어진다.

홍차에서도 비슷한 결과가 나왔다. 샤리테 병원의 심장 전문의 베레나 슈탕글은 홍차가 혈관에 미치는 효과를 연구했다. 실험 집단은 매일 순수한 홍차 500ml를 마셨고, 다른 집단은 같은 양의 홍차에 저지방 우유를 타서 마셨다. 그 결과 순수 홍차 팀은 혈관 상태가 개선되었지만, 우유를 섞은 팀은 유익한 효과가 전혀 없었다. 이 연구팀의 또 다른 실험에서도 우유 단백질이 홍차의 혈관 개선 작용을 막는다는 사실이 밝혀졌다. 우유 단백질 카세인이 홍차의 카테킨 성분과 화학적으로 결합함으로써 카테킨의 좋은 효과를 상쇄시킨 것이다. 또 다른 예로 블루베리를 생크림과 함께 먹으면 블루베리의 건강 효과는 사라진다.

나의 조언 커피에 꼭 우유를 넣어야겠다면 아몬드 우유나 귀리 우유, 두유를 넣고 마셔라. 두유와 아몬드 우유는 거품이 잘 나게 할 뿐 아니라 커피의 건강 효과를 파괴하지 않고, 게다가 건강을 증진시키는 식물성 단백질까지 풍부하게 함유하고 있다.

다크 초콜릿이 밀크 초콜릿보다 더 건강한 이유도 우유의 좋지 않은 작용 때문이다. 밀크 초콜릿에는 코코아 함량이 적을 뿐 아니라 우유와 섞인 코코아는 우유 단백질로 인해 제 효과를 발휘하지 못한다. 그렇다면 밀크 커피나 밀크 티와 함께 다크 초콜릿을 먹는 것은 별로 좋지 못한 생각이다.

많은 사람이 우유와 유제품(치즈 포함)을 제한하거나 완전히 포기하는 것을 어려워한다. 그건 그 안에 포함된 지방과 소금의 유혹적인 조합 때문이다. 치즈는 지방이 무척 많을 뿐 아니라 세균 증식을 막기 위해 소금도 함유하고 있다. 그것만으로도 중독 효과는 충분하다. 게다가 유제품에는 카소모르핀이 들어 있다. 카세인 분해 과정에서 생성되는 카소모르핀은 모르핀이나 헤로인 같은 마약성 성분인데, 다만 우리 몸에서 자체적으로 만들어진다는 차이만 있을 뿐이다. 당연히 중독 가능성은 훨씬 적지만, 모르핀 중독 가능성의 10분의 1은 되는 듯하다. 요구르트와 양젖 치즈, 염소젖 치즈에는 카세인이 적게 들어 있다.

우유와 유제품에 가벼운 혈압 강하 효과가 있음을 보여 주는 연구도 더러 있지만, 다른 무수한 임상 연구를 보면 당뇨병과 고혈압을 예방하거나 치료하는 데 매우 효과적인 수단은 바로 비건 영양식이다. 또한 토론토 연구자들은 당뇨 환자에게 동물성 단백질을 식물성으로 대체한 연구들도 종합 분석했는데, 여기서 식물성 단백질의 뚜렷한 장점이 밝혀졌다. 혈압과 혈당 수치가 약간 개선되고, 인슐린과 다른 호르몬 수치도 정상 범위로 돌아온 것이다. 같은 말을 반복하는 것 같지만, 중요한 건 개별 영양소가 아니라 전체로서의 식품이다.

많은 연구를 종합하면 요구르트는 체중 감량 면에서 무척 좋은 결과를 보인다. 아마 요구르트에 들어 있는 세균 때문인 듯하다. 그사이 그와 비슷한 세균이 함유된 두유 요구르트와 아몬드 우유 요구르트도 시중에 나와 있다. 특히 식물성 발효 식품에는 좋은 세균이 많다. 자우어크라우트, 김치, 브로트룽크,[8] 발효 주스, 간장 같은 것들이다.

유제품을 완전히 포기하고 싶지 않다면 되도록 적게 먹고, 건초와 풀을 먹고 자란 소에게서 짜낸 유기농 우유와 설탕이 첨가되지 않은 유기농 요구르트나 케피르를 고르는 것이 좋다. 치즈는 풍미를 더하는 용도로만 사용하자. 예를 들어 음식에 페타 치즈를 살짝 뿌리거나, 파스타에 파르마산 치즈나 페코리노 치즈를 조금 넣어서 먹는 식이다.

달걀

앤설 키스의 연구로 콜레스테롤 수치가 높으면 심근 경색의 위험이 상당히 높아진다는 사실이 알려지면서 달걀의 명성에 심각하게 금이 갔다. 노른자에는 콜레스테롤이 많기 때문이다. 그런데 실제로 위험한 건 콜레스테롤 자체가 아니라 식품에 함유된 포화 지방이라는 사실이 나중에야 밝혀졌다. 이 포화 지방이 간에서 콜레스테롤로 전환된다는 것이다. 그 뒤로 달걀은

8 Brottrunk. 유기농 통밀, 귀리, 호밀 같은 곡물을 발효해서 만든 식물성 유산균 음료.

다시 명예를 회복했다.

이후 영양 면에서 달걀의 중립적 지위를 강화하는 많은 관찰 연구가 이어졌다. 달걀은 건강에 좋지도 나쁘지도 않다는 것이다. 하지만 분명한 건 있다. 우리 선조들은 달걀을 지금처럼 그렇게 규칙적으로 많이 먹지는 않았다. 아침에 달걀을 먹는 건 그리 오래되지 않은 습관이다. 더구나 달걀은 오늘날 수많은 식품에 첨가된다. 대부분 노란색을 얻기 위해서다. 혹은 비스킷이나 국수, 반죽이 잘 뭉쳐지게 하는 천연 접착제로 사용되기도 한다. 이런 제품들에서 달걀 맛을 감별해 내는 사람은 드물다.

하지만 달걀 섭취가 몸에 좋지 않다고 말하는 몇 가지 사실이 있다. 달걀은 우유처럼 송아지의 핵심 에너지 공급원이 아니라 병아리의 확고한 성장 프로그램이 장착된 근원세포다. 달걀의 높은 단백질 함량과 콜레스테롤 함량은 처음엔 무척 소중해 보이지만, 성인에게는 불리할 수 있다. 실험실 연구에 따르면 달걀도 우유처럼 체내 염증을 강화한다. 최근 연구들도 달걀이 혈관 경화와 심근 경색의 위험을 높인다는 사실을 점점 뚜렷이 보여 준다. 원인은 콜레스테롤이 아니라 육류와 치즈, 특히 달걀에 많이 농축된 콜린과 포스파티딜콜린(일반적으로 레시틴이라는 이름으로 알려져 있다) 같은 물질로 보인다. 콜린과 포스파티딜콜린은 장내 세균에 의해 TMAO(트리메틸아민-N-산화물)로 전환되는데, 그 과정이 동맥 경화와 전립선암, 염증의 위험을 상당히 높이는 것으로 추정된다.

클리블랜드 대학 연구팀의 한 놀라운 실험이 이를 잘 보여준다. 연구팀은 참가자들에게 포스파티딜콜린이 풍부한 식사를 제공한 뒤 TMAO 수치를 측정했는데, 수치가 무척 높게 나타났다. 그런데 하이라이트는 그다음이다. 참가자들에게 장 세균을 파괴하는 항생제를 투여한 뒤(장내 세균의 파괴는 항생제의 널리 알려진 부작용이다) 실험을 반복했다. 이번에는 혈액에서 독성 TMAO가 측정되지 않았다.

그렇다면 달걀 섭취와 관련해서 이 연구들이 말하는 것은 무엇일까? 달걀은 아예 먹지 않는 것이 가장 좋지만, 그게 안 된다면 적게 먹어야 한다. 클리블랜드 연구에 따르면 독성 TMAO의 생성에는 삶은 달걀 두 개면 충분하다. 달걀을 먹지 말아야 할 다른 이유도 정말 중요하다. 양계장은 잔인한 집단 사육의 결집체다. 식품 감염과 중독이 달걀에서 가장 빈번하게 발생하는 이유도 그런 사육 환경과 연관이 있다. 양계장과 관련해서 거의 해마다 새로운 끔찍한 사실이 밝혀지고 있는데, 최근에는 심지어 달걀에서 살충제 피프로닐까지 검출되었다.

아침에 달걀을 먹지 않는 대신 다른 맛있는 대안을 생각해 볼 수 있다. 예를 들어 식물성 버터를 바른 신선한 빵이나 베리류와 견과류를 넣은 오트밀 같은 것이다. 스크램블 에그 대신 스크램블 두부도 좋다. 과자나 빵에 노란색을 내려고 넣거나,

접착제 형태로 첨가했던 달걀 대신 사용할 식물성 물질도 그사이 점점 풍부해지고 있다.

육류

「가장 좋은 고기는 과일 고기입니다.」 나는 강연에서 조금 가벼운 톤으로 고기를 포기하라고 호소할 때면 영양학자 클라우스 라이츠만의 이 말을 자주 인용한다. 물론 육류 포기가 쉽지 않다는 건 나도 잘 알지만, 데이터가 보여 주는 사실은 명명백백하다.

수많은 영양학 연구에서 명징하게 밝혀진 것이 있다. 고기는 전혀 입에 대지 않거나 적게 먹으면서 가공하지 않은 상태 그대로 채식하는 것이 가장 건강한 영양 섭취 방법이라는 것이다. 라이츠만은 이미 20년 전에 최적의 영양을 위한 두 가지 방법을 구체적으로 추천했다. 하나는 채식 위주의 가공하지 않은 자연식이고(가장 좋은 건 비건이다), 다른 하나는 특별한 일이 있을 때만 육류나 생선을 먹는 영양식이다.

라이츠만은 다른 면에서도 선구자였다. 그는 어떤 음식이 인간에게 가장 건강한가라는 문제 외에 육류와 생선 섭취의 핵심 문제가 생태학이라는 사실도 지적했다. 모든 생태적, 사회적, 동물 윤리적 논점은 설득력 있게 한 방향을 가리킨다. 육류와 햄을 먹지 않는 세계가 훨씬 문제가 적은 세계라는 것이다.

게다가 육류는 기후에도 좋지 않다. 세계적으로 경작지의 70퍼센트가 동물 사육에 사용되고, 소고기 1킬로그램을 생산하려면 물 15,000리터가 필요하다. 또한 전체 온실 가스의 15~20퍼센트가 육류 생산으로 발생한다는 사실도 잊지 말아야 한다. 젖소 한 마리는 매일 235리터의 메탄가스를 만들어 낸다. 기후 전문가에 따르면 메탄은 이산화탄소보다 온실 효과가 21배는 강하다고 한다.

그렇다면 육류의 포기가 지구 생태계를 파괴하지 않으면서 모든 인간의 건강을 지키는 유일한 선택인 듯하다. 전 세계적으로 채식주의자와 비건의 수가 점점 증가하는 추세지만, 여전히 많은 사람에게 육류의 포기는 생각하기 어려운 일이다. 군침 도는 비너 슈니첼과 잘 구운 스테이크는 여전히 최고의 즐거움이다. 그러나 동물 복지, 기후(이산화탄소 결산표), 자원(물과 경작지), 세계적인 기아 퇴치 같은 요인들을 고려하면 육류의 전반적인 포기가 가장 바람직하다. 더구나 나는 환자들과의 상담을 통해 우리의 입맛이 문화와 교육의 영향을 받으며 수십 년에 걸쳐 형성되었음에도 얼마든지 바뀔 수 있음을 매일 체험한다.

내 환자들 중에는 자신이 왜 좀 더 일찍 육류를 중단하지 않았는지 나중에 놀라워하는 사람이 많다. 요즘은 슈퍼마켓에 가면 신선한 채소, 콩과 식물, 식물성 단백질원, 과일, 건강한 향신료가 널려 있다. 레스토랑에 가도 눈치 보지 않고 채식 요리를 주문할 수 있다. 물론 항상 그랬던 건 아니다. 내가 더는 고기를 먹지 않겠다고 결심했던 13년 전만 해도 국제회의나 연수회에서 저녁 식사를 할 때면 내가 원하는 채식 요리를 웨이터에게 미리 말해 두는 편이 좋았다. 그렇지 않으면 음식을 주문하는 순간엔 항상 야단이 났다. 〈고기를 안 드신다고요? 소스에 베이컨이 조금 들어간 건 괜찮은가요? 아니, 그것도 안 된다고요? 그럼 생선 요리는요? 그것도요?〉 웨이터의 이런 집중 질문을 동료들까지 다 듣고 나면 대개 내가 피하고 싶었던 토론이 활발하게 이어졌다. 그럴 때면 다들 자신도 이제는 고기를 그렇게 많이 먹지 않는다고 설명하기 바빴다.

독일과 오스트리아, 스위스에서는 끼니때마다 육류가 빠지는 법이 별로 없다. 내 고향 오버슈바벤에서는 거의 모든 요리에 어떤 형태로든 고기와 햄, 베이컨이 들어간다. 캐제스패츨레9는 예외적으로 고기가 없지만 치즈가 듬뿍 들어가기 때문에 건강에는 역시 좋지 않다. 그런데 그사이 그곳 요리에도 약간의 변화가 있었고, 최소한 레스토랑에 가면 육류 대용으로 채식 요리를 먹을 수 있다. 가끔 친구들과 식사를 하러 가면 고기가 없는 내 요리를 부러워하는 사람들도 있다.

물론 고기를 먹는다고 자동으로 병에 걸리지는 않고, 햄과 소시지를 먹었다고 죽지는 않는다. 다만 다량의 규칙적인 육류

9 Käsespätzle. 독일 남부 지역의 치즈를 섞은 면 요리.

섭취가 이른바 문명병에 공동 책임이 있는 건 사실이다. 문명병으로는 심근 경색, 뇌졸중, 당뇨, 고혈압, 관절통, 관절염을 비롯해 치매와 몇 가지 암(장암, 유방암, 전립선암)이 꼽힌다. 어쨌든 누가 뭐라 해도 지속적인 육류 섭취가 건강에 좋지 않다는 건 변함없는 사실이다.

가장 나쁜 건 가공육, 즉 햄과 소시지다. 햄과 소시지에서 문제는 많은 부수 물질이다. 다시 말해 소금, 아질산염, 다량의 포화 지방이 문제다. 이런 가공육 섭취는 장암 위험을 18퍼센트, 심혈관 질환은 42퍼센트, 당뇨는 심지어 51퍼센트까지 높인다. 위험은 하루에 약 50그램(비엔나소시지 1개나 햄 한 조각) 섭취에서부터 이미 시작된다. 물론 가공하지 않은 육류도 건강을 해친다. 소고기나 돼지고기, 양고기나 닭고기를 매일 100그램씩 먹는 사람은 당뇨에 걸릴 위험이 19퍼센트, 장암에 걸릴 위험은 17퍼센트 증가한다. 최신 연구에 따르면 매일 최소 100그램씩 붉은 육류를 섭취하면 (조기) 사망 위험이 거의 30퍼센트나 올라간다고 한다.

붉은 고기와 흰 고기

이른바 〈붉은〉 고기는 소와 돼지, 또는 양 고기를 이른다. 육고기 섭취를 줄이고 싶은 사람은 대부분 돼지고기를 먼저 포기하는데, 돼지고기가 건강에 특히 안 좋다고 생각하기 때문이다. 하지만 소고기와 양고기가 더 건강한 건 아니다.

팔레오 식이법, 〈석기 시대 식단〉

석기 시대 사람처럼 먹자는 것이 팔레오 식이법의 원칙이다. 가능한 한 자연 그대로 먹자는 말이다. 게다가 육류와 생선은 많이, 뿌리채소와 허브는 자연 상태로 먹자고 부르짖는다. 반면에 빵과 다른 곡물, 유제품, 압착 기름, 정제 설탕 같은 현대 식품과 술은 거부한다. 나는 팔레오 식이법에 굉장히 비판적이다. 많은 사람, 그중에서도 남자들은 이 식이법을 육류 섭취에 대한 자유 이용권으로 받아들이기 때문이다. 이것은 1970년대에 고안되었고 진화 의학자들에 의해 장려되었다. 팔레오 Paleo라는 말은 기원전 250만 년 전부터 기원전 8000년까지 지속된 구석기 시대Paleolithic에서 유래했다. 팔레오 식이법의 지지자들은 우리 소화계가 사냥과 채집으로 살아가던 구석기 시대의 인간과 여전히 똑같다는 것을 전제한다. 맞는 말이긴 하지만, 우리 선조들은 주로 식물을 채집하며 살았을 것이다.

흰 고기인 가금류만 위험 산정에서 약간 나은 평가를 받는다. 물론 그것도 심장 질환에서만 그렇지 비만이나 몇몇 암에는 그렇지 않다. 게다가 가금류에는 다른 문제가 있다. 집단 사육으로 발생하는 감염과 잔류 약품 문제다. 어쨌든 흰 고기의 경우에도 식품 스캔들은 끊이지 않는다.

안타깝게도 집단 사육은 고기 품질의 저하를 낳았다. 과거에 육고기는 귀족의 특권이었지만, 지금은 건강 위험을 뜻한다. 하지만 사람들의 머릿속에는 여전히 과거에 대한 기억이 남아 있다. 특히 남자들의 머릿속에 말이다. 조사에 따르면 여자는 남자보다 고기를 적게 먹고, 채식 비율도 높다. 소고기 스테이크와 구운 소시지는 여전히 석기 시대 〈사냥꾼〉의 유물이다. 특권과 부유함을 매일 고기를 먹을 수 있느냐로 따지는 사람도 많다. 이로써 고기에 대한 다음 신화가 나온다. 고기는 〈진정한 남성성의 일부〉이고 성적 욕구를 촉진한다는 것이다. 하지만 그건 사실이 아니다. 채식을 하거나 고기를 적게 먹는 남자가 오히려 테스토스테론 수치가 더 높게 나왔고, 육식하는 사람보다 발기 부전도 적었다. 그러니 남성들이여, 더 이상 구차한 변명일랑 대지 말라!

채식주의자나 비건은 철분 결핍이 나타날 수 있다. 사실 육류와 동물성 단백질에 함유된 2가 철분이나 헴철분(헤모글로빈과 결합한 3가 철분)은 식물성 3가 철분보다 소장에 더 잘 흡수된다. 하지만 오늘날 대다수 독일인은 철분 결핍을 걱정할 필요가 없다. 오히려 철분 과잉이 문제다. 다량의 고기 섭취로 철분 수치가 너무 높다는 말인데, 이것은 당뇨와 고혈압, 지방간, 심혈관 질환, 심지어 몇몇 암을 촉진한다. 그에 대한 예방책으로는 채식이나 비건, 또는 규칙적인 헌혈이 좋다. 생리혈이 많은 비건은 특히 철분 수치에 주의해야 한다. 철분이 함유된 식품으로는 통곡물,

고기와 생선을 포기하면 무슨 일이 일어날까?

어떤 형태의 영양이건 일방적인 식단에는 단점이 있다. 그건 팔레오 식이법이든 비건 영양식이든 마찬가지다. 전자는 건강에 좋지 않고, 후자는 더 건강하더라도 말이다. 무엇보다 중요한 건 가공하지 않은 상태 그대로 먹는 것이다. 지중해식 식이법 같은 다른 건강식과 함께 비건 영양식도 어린아이와 임신부를 포함해 모든 사람에게 점점 자주 추천되고 있다. 고기는 먹지 않지만 건강한 자연식을 선택하지 않는 사람을 〈푸딩 채식주의자〉라고 한다. 아침에는 달달한 시리얼이나 잼을 바른 빵, 점심에는 흰 밀가루로 만든 파스타에 토마토소스, 저녁에는 두부 소시지에 감자튀김이 나오는 비건 식단은 당연히 건강하지 않다.

비건식으로 먹는 사람은 비타민 B12 수치에 신경 써야 한다. 비타민 B12는 주요 물질대사 과정뿐 아니라 신경 세포 기능에도 큰 역할을 한다. 게다가 피를 만드는 데도 도움을 준다. 이 비타민의 좋은 공급원은 육류와 생선, 달걀, 우유, 그리고 유제품이다. 이 공급원을 피하고 싶다면 비타민 B12 영양제를 복용하거나 비타민 B12를 가미한 치약 사용을 권한다. 비타민제 주사를 맞는 것도 한 방법이다. 아주 먼 옛날에는 비건 영양식으로 먹는 사람도 비타민 B12 결핍이 없었을 것이다. 과일과 채소를 씻어 먹는 일이 드물었고, 그 껍질에 세균 오염으로 자연스레 비타민 B12가 포함되어 있었기 때문이다. 물론 오늘날에는 그것이 해결책이 될 수는 없다.

콩과 식물, 씨앗, 견과류, 채소가 있다. 이런 식품을 비타민 C나 신맛이 나는 식품과 함께 먹으면 3가 철분이 2가 철분으로 바뀌면서 더 많이 흡수된다. 따라서 철분이 부족한 사람은 통곡물 빵에 파프리카를 같이 먹거나 오렌지주스를 마셔야 한다.

고기 없이 더 건강하게 살자

고기를 먹지 않으려는 마음은 있는데 뜻대로 되지 않는 일은 누구에게나 생길 수 있다. 〈정신은 원하지만 육신은 나약하다.〉 고기의 유혹을 쉽게 떨칠 요령이나 비결이 있을까?

솔직히 말하면 방법은 하나뿐이다. 〈눈 딱 감고 밀고 나가라.〉 우리 인간은 습관의 동물이고, 우리 뇌의 보상 중추와 행복 중추도 그에 맞게 프로그램화되어 있다. 스테이크를 먹는 것이 섹스만큼이나 기분 좋은 일이라는 암시도 그중 하나다. 여기서 관건은 우리의 중추 신경계 내에서 신경 보상 체계에 의해 활성화되는 갈망과 만족스런 향유에 대한 전망이다. 이는 진화의 교묘한 발명이다. 우리가 설렘을 느끼거나 갈망의 성공적인 종결을 기대하면 뇌에서는 신경 전달 물질과 호르몬이 흘러넘치고, 그것이 즐거움을 만든다. 그러면 우리 뇌는 그 행복감을 기억하고, 다시 그렇게 행동하도록 한다. 만족감에 이를 때까지, 가끔은 중독에 이를 때까지. 우리가 하나의 습관을 바꾸려면 〈금단 현상〉을 겪지 않고는 불가능하다. 생리적으로는 아닐 수 있어도 최소한 심리적으로는 그렇다. 〈금단 현상〉에 무방비 상태로 빠져 비틀거리지 않으려면 그런 사실을 아는 것이 중요하다. 또한 무언가를 놓치고 있다는 감정은 지속적이지 않고, 〈단지〉 시간의 문제일 뿐이다.

나는 40대 초에 채식을 하겠다고 결심했다. 그때 고기를 완전히 포기하는 것이 얼마나 힘든 일인지는 아직도 생생히 기억난다. 평소 육식을 그렇게 많이 즐기는 편도 아니었는데 말이다. 그에 비하면 건강상의 이유로 육류와 햄, 생선을 포기하는 환자들은 대부분 더 쉽게 견딘다. 건강상의 이득을 매우 빠르게 경험하기 때문이다. 늦어도 1년이 지나면 고기를 포기하는 것이 그들에겐 전혀 문제가 되지 않는다. 나는 육식에서 채식으로 넘어갈 때 처음엔 두부로 만든 비건 소시지나 밀고기, 또는 비건 비너 슈니첼을 먹는 것도 나쁘지 않다고 생각한다. 이런 음식들을 두고 비판이 많지만, 적어도 시각적으로는 뭔가 익숙한 것이 접시에 놓여 있으면 위안이 된다. 물론 장기간의 채식으로 나름의 맛있는 채식 조리법을 갖고 있는 사람은 고기 대용품조차 잘 먹지 않는다.

좋은 방법은 육류 섭취를 일주일에 한 번이나 2주에 한 번으로 서서히 줄여나가는 것이다. 일요일이나 축제 때만 고기를 먹는 것도 괜찮다. 어떤 경우라도 유기농이어야 하고, 종의 자연적 특성에 맞게 사육된 고기인지 신경 써야 한다.

지속적인 육류 포기가 도저히 상상할 수 없는 일처럼 느껴진다면 일단 도전해 볼 것을 추천한다. 3개월 동안 채식을 하면서 여러분의 에너지 상태나 이따금 통증이 사라지거나 몸이 좋아지는 느낌을 관찰해 보라. 그리고 고기가 실제로 먹고 싶은지, 그렇다면 언제 정말 먹고 싶은지도 기록해 보라.

감칠맛

채식주의자라고 하더라도 감칠맛을 포기할 필요는 없다. 프라이팬에 굽거나 석쇠에 구운 고기에서 나는 혀에 감기는 맛 말이다. 이것은 단맛, 신맛, 짠맛, 쓴맛과 함께 제5의 미각으로서 일본어 우마미(旨味)에서 유래했는데, 〈맛좋은〉, 〈풍미 있는〉, 〈진액〉이라는 뜻을 담고 있다. 감칠맛은 주로 단백질 속에 아미노산 형태로 함유된 글루탐산에서 나온다. 여러분도 잘 알겠지만, 글루탐산나트륨은 향미 증진제로서 평판이 좋지 않다.

채소의 경우 토마토나 셀러리, 버섯, 마늘, 채소 육수, 그리고 간장 같은 발효 식품에 감칠맛이 많다. 숙성 치즈에서도 감칠맛이 난다. 따라서 가끔 감칠맛이 간절히 그리우면 느타리버섯에다 마늘을 넣고 볶거나 셀러리악(뿌리 셀러리)을 오븐에 넣고 낮은 온도에서 익히면 된다. 그럼에도 꼭 고기를 씹는 맛이 간절하게 생각난다면 루피너스 콩고기나 밀고기 요리를 추천한다.

혀에 감기는 맛은 고기의 전유물이 아니다. 채식 요리는 일방적인 맛을 낼 때가 많은 육류 요리보다 훨씬 상상력이 풍부하다. 게다가 우리의 입맛을 위해 동물을 죽이지 않아도 되고, 지구 환경에 부담을 조금 줄여 주었다는 감정도 부수적으로 느낄 수 있다.

고혈압과 신장 경색

베를린에서 전문 인력 스카우트로 일하는 마르틴 씨(56세)는 대동맥 파열로 죽을 뻔한 고비를 넘겼다. 이후 치료 단식과 야채즙으로 자연스럽게 혈압을 떨어뜨렸다.

나는 뭔가 바꿔야 한다는 사실을 너무 늦게 깨달았다.

나는 신장 경색으로 쓰러져 응급실에 실려 갔다. 마침 나를 진료한 의사가 그전에 심장 센터에서 일했고, 그 덕에 내 병의 희귀 원인을 금방 찾아낸 것은 큰 행운이었다. 고혈압으로 인한 대동맥 파열이었다.

나는 몇 년 전부터 혈압이 정상 수치를 훌쩍 넘어 190/100이나 되는 것을 진작 알고 있었다. 혈압약을 먹었지만 잘 듣지 않았다. 게다가 업무상 여러 지역을 돌아다니다 보니 늘 도중에 어떤 음식이건 쉽고 빠르게 배만 채우기에 급급했고, 그게 내지병에 기름을 부었다. 지금 내 몸속에는 대동맥의 혈류를 돕는 20센티미터 정도의 금속 스텐트가 삽입되어 있다. 이건 내게 일종의 경고 표시다. 나는 쓰러지기 전에 단식을 한 적이 있고 효과도 보았지만, 그 뒤 다시 예전의 생활 습관으로 돌아가면서 아무것도 바꾸지 못했다. 그 대가를 내 동맥이 치렀다.

담당 의사는 내게 이제 정말 생활 습관을 바꾸어야 한다고 말했다. 결국 나는 치료 단식을 결심했고, 미할젠 교수가 있는 병원을 찾았다. 나는 누군가 납득할 수 있게 설명하고 내가 그 것에 깊이 공감하면 며칠 동안 음식을 끊는 것처럼 어려운 일도 얼마든지 해낼 수 있는 사람이다. 이번에도 그랬다. 미할젠 교수는 단식이 어떻게 우리 몸을 다시 가지런히 정돈하고, 우리 혀를 그사이 습관이 되어 버린 소금과 설탕 중독으로부터 어떻게 해방시키는지 쉽게 설명했고, 나는 그 말을 금방 이해했다.

나는 병원에서 단식과 함께 영양 훈련도 시작했고, 이 기회에 고기와 흰색 곡물, 유제품, 소금, 설탕을 전반적으로 피하기로 마음먹었다. 그렇다고 한 달에 한두 번 특별 요리로 아내와 함께 적양배추와 감자 경단을 곁들인 거위 구이를 먹지 않겠다는 뜻이 아니다. 다만 이제는 그것을 특별한 즐거움으로만 받아들이고, 당연한 것으로는 여기지 않는다는 뜻이다. 내 일상적인 영양 섭취는 이제 한결 지혜로워졌고, 나는 지금껏 잘 해내고 있다. 아침에는 신선한 오렌지와 당근을 갈아 마신다. 점심에는 사무실에서 샐러드나 야채 스프를 만들어 먹는다. 또는 샌드위치를 먹기도 하는데, 이때는 곡물이 포함돼 있기 때문에 햄이나 치즈 없이 샐러드나 달걀을 곁들여 먹는다. 과일과 야채즙도 여행 중에 먹기 좋다. 레스토랑에서 약속이 있을 때는 생선을 주문한다. 저녁 5시 이후로는 아무것도 먹지 않는다. 그래도 배는 고프지 않다. 16시간 동안 먹지 않는 간헐적 단식은 내게 시간적으로 잘 맞다. 아쉬운 건 아무것도 없다.

　나는 신장 186센티미터에 100킬로그램이었던 몸무게가 그사이 94킬로그램으로 줄었고, 수영 같은 유산소 운동을 한다. 다른 도시들에 있던 사무실 몇 개를 동료에게 넘겼기 때문에 이젠 돌아다닐 일도 많지 않다. 이런 생활 습관의 변화에다 건강한 영양 섭취까지 곁들여지자 이제 내 혈압은 약을 먹지 않고도 140(또는 130)에서 80 사이를 꾸준히 유지한다. 거의 완벽하다. 나는 뭔가 바꿔야 한다는 사실을 너무 늦게 깨달았다. 이렇게 간단한 일을 말이다.

실험실의 인조고기

철학자 리하르트 다비트 프레히트는 얼마 전 한 인터뷰에서 이렇게 말했다. 「집단 사육은 어차피 더는 필요하지 않을 겁니다. 얼마 안 있으면 세포 배양으로 고기를 생산할 수 있을 테니까요.」 실제로 인조고기 또는 배양 고기는 미래의 중요한 문제다. 고기는 대다수 사람이 좋아하기에 모두가 고기를 포기하는 일은 가까운 미래엔 일어나지 않을 것이다. 동물 보호 문제는 차치하더라도 말이다.

이런 맥락에서 보면 인조고기 생산에 박차를 가하는 네덜란드 마스트리히트 대학의 마크 포스트 약리학 교수의 계획은 아주 중요해 보인다. 이 학자가 실험실에서 다년간의 연구 끝에 만든 최초의 인조고기 버거는 장비와 인건비, 재료비를 모두 합치면 하나 값이 약 25만 달러에 달한다. 그러던 것이 지금은 가격이 급격하게 떨어지고 있다. 어쩌면 2~3년 안에 인조고기 버거를 5~8유로에 살 수 있을지 모른다. 시험관 고기 또는 클린 미트Clean Meat라고도 불리는 배양 고기는 살아 있는 소의 근육 세포를 바이옵시, 즉 생체 조직 일부를 잘라 내는 방식으로 채취한 다음 실험실 배양소에서 근육 조직으로 키워 낸 것이다.

실험실 고기는 대안 고기로서 진지하게 논의되고 있다. 포스트 교수에 따르면 전 세계적인 육류 수요를 배양 고기로 충당하는 데엔 소 15억 마리 대신 3만 마리면 충분하다. 얼핏 보면 인조고기는 자연 요법이 지지하는 자연식과 모순된다. 그러나 관점을 바꿀 필요가 있다. 인간이 육식을 포기하지 못한다면 동물을 죽이지 않고 고기를 먹는 것이 유일한 방법이다. 게다가 육류 생산과 결합된 생태학적 부담도 줄일 수 있다. 또한 인조고기는 집단 사육 시 모든 육류에 포함될 수밖에 없는 항생제와 성장 호르몬, 바이러스, 세균, 살충제 같은 물질을 걱정할 필요도 없다.

머잖은 미래엔 육식 애호가나 동물성 단백질을 좋아하는 사람에겐 두 가지 선택뿐이다. 인조고기냐 아니면 곤충이냐? 둘 중에서 인조고기가 더 매력적으로 보이기는 한다. 하지만 어쩌면 대부분의 사람이 결국엔 인조고기 스테이크보다 맛있는 채식 요리가 더 낫다고 생각할지도 모른다.

단백질에 대한 결론

단백질에 관한 토론에서 내가 무척 중요시하는 한 가지 요소가 있다. 우리는 단백질을 항상 식품의 형태로 섭취하는데, 그 식품의 다른 구성 성분에 따라 약이 되기도 하고 독이 되기도 한다는 것이다. 식물성 단백질은 거의 전적으로 건강한 식이 섬유와 함께 섭취된다. 예를 들면 강낭콩, 렌틸콩, 완두콩 같은 콩과 식물, 통곡물 제품, 푸른잎채소, 두부, 씨앗, 견과류 등의 식품이다. 식물성 단백질원은 무궁무진하기 때문에 비건도 단백질 결핍에 시달리지 않는다.

반면에 동물성 단백질은 유기농 고기가 아니라면 항상 상당량의 포화 지방도 함께 먹게 된다. 식물성 단백질이 훨씬 건강한 이유도 바로 여기에 있다.

단백질 수요는 삶의 시기에 좌우된다. 어린이와 청소년, 그리고 65세 이상부터는 단백질이 좀 더 필요하고, 나머지 성인에게는 원칙적으로 덜 필요하다. 그러니 단백질이 풍부한 식이법이나 근육 만들기용 단백질 셰이크는 포기하라. 몸무게를 몇 킬로그램 더 빨리 빼거나 근육량을 늘릴 수는 있지만 대신 건강을 해치게 된다.

3. 좋은 탄수화물과 나쁜 탄수화물

적지 않은 영양 상담사들이 모든 탄수화물을 똑같이 취급한다. 그들에게 탄수화물은 비만과 당뇨, 심장 질환, 지방간의 주원인이다. 그러나 국제적으로 공신력이 높은 의학 전문가 협회의 영양 권고에 따르면 매일 필요한 칼로리의 최소 절반은 탄수화물로 섭취하는 것이 건강에 좋다. 세계에서 가장 건강한 블루존의 모든 영양식에도 놀랄 정도로 많은 탄수화물이 포함되어 있다. 다시 말해 가공되지 않은 곡물과 탄수화물을 섭취하고, 전체적으로 균형 잡힌 영양 섭취가 그들의 건강 비결이다.

〈저탄수화물〉이나 〈고탄수화물〉처럼 단순화한 개념은 탄수화물의 장단점을 평가하는 기준 정립에 별 도움이 되지 않는다. 탄수화물을 근본적인 악으로 매도하는 것도 마찬가지다. 통곡물 빵, 통곡물 파스타, 파스닙(당근과 비슷한 뿌리채소), 당근, 비름, 메밀, 사과, 베리류는 건강에 좋기 때문이다. 통곡물 위주의 영양 섭취는 뇌졸중과 심근 경색의 위험을 평균 20퍼센트, 당뇨는 심지어 50퍼센트까지 낮춘다. 감자는 그렇게 좋지는 않다. 나쁘지는 않지만, 많은 도움이 되지 않는다. 아무튼 이와 관련해서 지금까지 최대 규모의 종합적 분석에 따르면 매일 적어도 통곡물 90그램(예를 들면 통곡물 빵 두 쪽과 납작귀리 약간의 양이다) 이상을 먹으면 암과 심혈관 질환 위험이 현저하게 줄어든다고 한다.

그러나 영양가 없는 단순 탄수화물을 함유한 식품, 가령 레모네이드, 소프트 음료, 얼린 요구르트, 아이스크림, 밀가루, 잼을 바른 빵, 설탕이 들어간 시리얼, 밀크 초콜릿은 건강하지 않다. 그렇다면 탄수화물의 나쁜 이미지는 통곡물 빵이나 납작귀리가 아니라 〈단순당〉 때문에 생겨났다. 〈수크로스〉라고도 불리는 이 정제 설탕은 포도당(글루코스)과 과당(프럭토스)으로 이루어져 있다. 지방의 문제점이 부각되고, 특히 콜레스테롤 수치가 모두에게 경종을 울리던 시점에는 영양 의학도 설탕을 아주 관대하게 다루었다. 설탕이 칼로리 덩어리인 것은 알고 있었지만, 다른 위험은 모른 채 비만 환자와 당뇨 환자에게 그저 커피에 설탕 대신 감미료를 넣으라고 권고했을 뿐이다. 하지만 그 사이 우리는 그런 권고가 잘못된 것임을 안다. 그 밖에 수천 개의 당 분자가 조합된 녹말 같은 복합 탄수화물도 있다.

이제부터 〈좋은〉 탄수화물과 〈나쁜〉 탄수화물을 좀 더 세밀하게 들여다보자.

당

우리 선조에게도 당은 낯설지 않았다. 달콤한 열매는 언제나 영양의 일부였기 때문이다. 열매가 달콤한 이유는 그 맛과 향기로 열매를 먹을 상대를 유혹해야 했기 때문이다. 진화는 이 전략을 주로 새들을 염두에 두고 설계했다(인간은 그 계획에 포함되어 있지 않았다). 그렇다면 열매를 먹는 생물은 새들이었다. 오늘날에도 새들은 신맛이 나는 열매를 피하고, 서리가 내린 뒤 열매가 말랑말랑해지고 단맛이 붙으면 다가간다. 이 열매를 먹은 새는 열매의 씨앗을 어딘가에 똥으로 다시 배출한다. 이는 식물 종의 번식을 보장하는 진화 장치였다.

인간은 이 달콤한 전략에서 이익을 얻었다. 우리 뇌는 기능을 발휘하려면 당이 필요하다. 이미 언급한 뇌의 보상 중추와 행복 중추는 단맛에 매우 강하게 반응한다. 이는 식품업계가 당 소비를 놀라운 수준으로 끌어올릴 수 있었던 전제 조건 중 하나다. 과거에는 여름에 단지 익은 상태로만, 아니면 겨울에 절인 과일의 형태로만 진미였던 달콤한 열매가 그사이 당에 대한 열풍으로 변해 버렸다. 거의 모든 〈인스턴트〉 식품에는 당이 들어 있다. 당의 증가는 당연히 우려스럽다. 단맛은 중독을 일으킬 수 있고, 뇌 연구자들에 따르면 아이들은 더 쉽게 당의 유혹에 빠진다고 한다.

소금이나 지방과 마찬가지로 당도 품질이 안 좋은 식품을 잘 팔리게 한다. 게다가 무엇보다 값이 싸다. 당의 과도한 섭취가 심혈관 질환 위험을 치명적으로 높이는 것은 분명하다. 연구에 따르면 10~40퍼센트 정도 높아지는데, 극단적으로 많이 섭취하면 그 위험은 두 배 또는 세 배로 뛴다. 당의 위험성은 대개 아침 식사부터 시작된다. 미국 의사이자 자연 요법사 존 하비 켈로그가 아침에 베이컨과 달걀을 자주 먹던 주민들에게 더 건강한 영양을 제공하려고 개발한 시리얼은 그사이 거의 영양가가 없는 백색 가루와 설탕 덩어리로 변질되어 버렸다. 유기농 상점에서도 납작귀리는 점점 줄고, 단맛이 첨가된 양귀비씨와 곡물 팝콘, 콘플레이크는 점점 늘고 있다.

아침에 시리얼로 식사를 한다면 납작귀리와 아마씨, 견과류, 베리류를 섞어서 먹을 것을 추천한다. 나는 호텔에 갈 때마다 아침 식사로 진짜 비르허 뮈슬리가 제공되는지 살펴본다. 이 뮈슬리는 스위스 자연 요법 의사인 막스 비르허 베너가 고안했는데, 기본적으로 납작귀리와 사과즙, 견과류로 구성되어 있다. 맛도 아주 좋다. 다만 양에 주의해야 한다. 너무 많이 먹으면 장에 가스가 차기 쉽다.

당을 먹으면 무슨 일이 일어날까?

당이 순수한 당분으로만 이루어져 있을수록, 최악의 경우 과당과 포도당, 설탕이 순수한 당분으로만 이루어져 있을수록 당 분자는 혈액 순환계에 빠르게 흡수된다. 그에 대한 우리 몸의 반응은 패닉 수준에 가깝다. 당 분자가 세포를 위한 에너지로 충분히 빨리 전환되지 않을 거라는 염려 때문이다. 따라서 당을 세포로 운반하는 일을 담당하는 인슐린이 췌장에서 다량으로 분비된다(〈인슐린 피크〉). 혈액에 끊임없이 많은 양의 당이 공급되면 심각한 일이 벌어진다. 장기적으로는 췌장섬이 고갈되고, 당을 흡수한 체세포도 더 이상의 공급을 견디지 못한다. 체세포는 인슐린 저항을 형성하고, 인슐린이 들어오지 못하게 촘촘하게 방수벽을 친다. 그러면 당은 혈액 순환계에 높은 수치로 남아 혈관과 세포에 해를 입힐 수 있다.

결국 과도한 당 섭취는 텔로미어(염색체 양쪽 끝단)를 짧게 하고, 그로써 세포 노화를 촉진한다. 건강에 가장 나쁜 건 레모네이드나 소프트 음료다. 이들 음료는 술과 비슷한 수준으로 세금이 부과되어야 한다.

당을 향신료처럼 사용하라

과거에 당은 향신료처럼 목적에 맞게 조금씩 아껴서 사용했다. 예를 들어 디저트용으로 말이다. 인간은 수천 년 동안 음식물로 섭취하는 에너지 중에서 약 3~4퍼센트만 당에서 얻었다.

하지만 지금은 그 비율이 15~20퍼센트에 이른다. 당은 치아뿐 아니라 심장과 뇌를 손상시키고, 높은 혈중 당 수치는 기억력과 집중력을 떨어뜨린다. 심지어 미국의 생화학자 루이스 캔틀리 같은 연구자는 당의 과다 섭취가 암을 유발할 수 있다고 생각한다. 비만과 당뇨가 있는 사람은 암에 걸릴 위험이 더 높기 때문이다. 캘리포니아의 대사 연구자 로버트 러스티그는 당을 극단적으로 배척한다. 그는 당에 길들여진 실험동물에게 당을 주지 않자 헤로인 금단과 비슷한 증상이 나타나는 것을 확인했다.

며칠 동안 단것을 완전히 끊겠다고 마음먹은 사람이라면 그게 얼마나 어려운지 잘 안다. 실제로 금단 현상과 비슷한 일이 일어난다. 감자나 토마토는 며칠씩 안 먹었다고 그런 현상이 일어나지 않는다. 독일 슈퍼마켓에서 매년 2억 개 이상의 부활절 토끼 초콜릿과 1억 5천만 개 이상의 산타클로스 초콜릿이 판매되는 것도 그 때문이다. 독일인 한 명당 1년에 평균 30킬로그램 백설탕을 먹는다. 거기다 과당과 젖당, 갈락토오스는 덤이다.

우리 몸은 유전적으로 이런 과도한 당 섭취에 맞춰져 있지 않다. 그런 점에서 체내 탄수화물 대사를 조절하는 예민한 인슐린이 점점 더 많은 사람에게서 균형을 잃는 것은 이상하지 않다. 현재 독일에서만 1천만 명 이상이 당뇨를 앓고 있다.

설탕세 도입이 산업계에 의해 계속 저지되는 상황에서 우리는 무엇을 할 수 있을까? 과감하게 당을 끊으려고 계속 노력하면서 특별한 순간에만 당을 섭취하겠다는 자세를 취해야 한다. 예를 들어 당이 정말 당길 때면 다크 초콜릿 한 조각을 먹는 것이다. 실제로 다크 초콜릿은 단맛이 나면서도 폴리페놀 성분 덕분에 건강에 도움이 되는 유일한 간식이다. 밀크 초콜릿은 장점이 적고, 그마저도 일주일에 50그램 넘게 먹으면 사라진다. 반면에 한 연구에 따르면 다크 초콜릿을 매일 100그램 섭취했더니 혈중 지방과 심장, 혈액 순환, 혈압에 긍정적인 효과가 나타났다. 여러분은 다크 초콜릿을 좋아하는가? 나는 좋아하지만 매일 100그램을 먹지 못한다. 어쩌면 바로 그게 다크 초콜릿의 장점일 수도 있다. 대부분 서너 조각이면 충분하고 만족스럽다. 다크 초콜릿과 아몬드의 조합은 특히 효과적이다. 몸에 좋은 두 가지 식물성 식품이 결합되어 있으니까 말이다. 다크 초콜릿과 개암도 좋은 선택이다.

나는 당을 완전히 끊는 금욕 생활에는 찬성하지 않는다. 가끔 입에 넣는 초콜릿 몇 조각과 주말의 케이크 한 조각은 삶을 즐겁게 해 준다. 문제는 당이 그사이 어디에나 있고, 무엇보다 우리가 전혀 예상하지 못한 식품에도 포함되어 있다는 사실이다. 예를 들어 감자칩, 햄, 피자, 케첩, 토마토소스, 인스턴트 수프 같은 식품들이다. 장을 볼 때 성분 표시를 꼼꼼히 읽는 수고를 아끼지 마라. 나는 규칙적으로 그렇게 하면서 항상 크게 놀란다. 특히 과일 요구르트 하나에 얼마나 많은 당과 인공 물질이 함유되어 있는지를 보면서 매번 말을 잃는다.

어떤 당들이 있을까?

- **과당(프럭토스)**: 당 혼합물의 구성 요소. 과일과 베리류에도 함유되어 있다. 지방간을 야기할 수 있고 배를 고프게 한다. 적당량은 섭취해도 되지만 단맛을 내려고 이것 하나만 사용해서는 안 된다. 가령 아가베 시럽의 형태로 말이다.
- **설탕(수크로스)**: 포도당과 과당으로 이루어져 있는데, 사탕수수와 사탕무에서 얻는다. 설탕은 건강에 좋지 않지만 웬만큼은 섭취해도 된다.
- **포도당(글루코스)**: 대부분 산업적으로 생산된다. 달달한 과일에도 들어 있다. 운동 중 당이 떨어질 때 추천한다.
- **젖당(락토오스)**: 포도당과 갈락토오스로 구성되어 있다. 우유에 풍부하고 발효된 유제품에는 없다. 요구르트와 숙성된 치즈에도 거의 없다. 노년에 많이 나타나는 젖당 불내성이 있으면 피하는 것이 좋고, 그게 안 되면 적당히 섭취해야 한다.
- **엿당(말토오스)**: 맥주, 보리 엿기름, 시리얼에 들어 있다. 권장하지 않는다.
- **갈락토오스**: 우유에 들어 있고, 염증과 노화, 골다공증을 촉진한다. 권장하지 않는다.

- **소르비톨**: 자연적으로는 사과와 배, 자두, 말린 과일에 들어 있지만, 산업적으로도 생산되고 〈인공 당 원료〉로 사용된다. 체내에서 과당과 포도당으로 전환되어 설사와 장내 가스를 유발할 수 있다. 권장하지 않는다.

- **자일리톨**: 채소, 베리류, 과일에 소량 들어 있다. 체내에서 잘 흡수되지 않고, 다른 당보다 칼로리가 조금 적다. 충치를 방지한다는 이유로 많은 껌에 들어간다. 하지만 장내 가스와 설사를 유발할 수 있다. 권장하지 않는다.

- **옥수수 시럽**: 옥수수 녹말에서 산업적으로 생산된다. 단맛이 매우 강하고 지방간과 복부 지방을 촉진한다. 권장하지 않는다.

- **흑설탕**: 사탕무와 사탕수수를 덜 정제한 당이다. 소량의 비타민과 무기질을 함유한 〈당밀〉이 들어 있다. 그렇다고 설탕보다 한층 더 건강한 건 아니다. 그 안의 미량 영양소를 섭취하려면 몇 킬로그램씩 먹어야 한다. 나는 흑설탕의 캐러멜 맛을 좋아해서 커피에 잘 넣어 마신다. 백설탕처럼 잘 흩어지지 않고 덩어리로 뭉치는 것이 단점이다.

- **수크랄로스**: 얼마 전까지는 몸에 좋지도 나쁘지도 않다고 여겨졌다. 하지만 그사이 이 감미료가 당뇨를 유발하고 악화시킬 수 있다는 사실이 밝혀졌다. 그 때문에 권장하지 않는다.

감미료는 설탕 대용품으로 적합하지 않다

사카린, 시클라메이트, 아스파탐, 수크랄로스 같은 인공 감미료는 칼로리가 없다. 그러나 단맛 때문에 소장에서 호르몬 분비를 활성화하고, 췌장에서 인슐린 분비를 촉진하는 것을 두고 말이 많다. 인슐린은 다시 배를 고프게 하기 때문에 칼로리를 줄인다는 감미료의 원래 목표는 상쇄되고 오히려 정반대 결과를 부른다. 게다가 감미료는 일반 당보다 뇌를 훨씬 더 혼란스럽게 한다. 체내에 단맛은 분명 존재하는데, 뇌로 들어오는 당은 없기 때문이다. 그로 인해 뇌에서 점점 더 많은 단맛을 요구하는 악순환이 생겨난다. 관련 연구에 따르면 감미료를 설탕 대용으로 섭취한다고 해서 제2형 당뇨나 비만증이 감소하지는 않는다. 오히려 비만과 당뇨병을 더 촉진한다.

과학자들은 감미료가 장내 미생물에 좋지 않은 영향을 주기 때문에 이런 현상이 발생한다고 믿는다. 감미료 섭취는 장내 세균의 균형을 깨뜨릴 뿐 아니라 물질대사에 좋지 않은 세균의 증식을 돕는다. 따라서 감미료는 먹지 않는 것이 가장 좋다. 감미료 없이 살기 어렵다면 국화과 식물인 스테비아 또는 에리스리톨을 사용하라. 이들 설탕 대용품은 원치 않는 부작용이 거의 없거나 훨씬 적다.

과당이 더 좋은 당일까?

과당은 줄기차게 당뇨 환자에게 권장되어 왔다. 그것의 섭취로 인슐린 상승을 피할 수 있기 때문이다. 과당은 위장관에서 곧장 간으로 들어간다. 그런데 몇 년 전 독일 연방 위험 평가 연구원이 갑자기 당뇨 환자들에게 과당 함유 식품을 먹지 말라고 권고했다. 과당의 양이 일정 수준을 넘으면 간에서 바로 지방으로 전환되기 때문이다. 그사이 우리는 독일에서 수백만 명이 앓는 지방간이 결코 지방 때문만이 아니라 과도한 과당 때문에도 발생한다는 사실을 안다. 안타깝게도 과당은 포도당-과당 시럽(〈과일 단맛〉이라는 선전으로 유혹한다) 같은 농축 형태로 점점 더 많은 식품과 인스턴트식품, 소프트 음료에 첨가되고 있다. 단맛이 뛰어나다는 이유로 말이다.

그사이 많은 사람이 과당 불내성을 겪고 있다. 이건 젖당 불내성처럼 진짜 알레르기는 아니다. 몸은 일정 정도, 그러니까 보통 30~50그램까지 과당을 소화할 수 있다. 오늘날에는 과당을 넣은 수많은 식품으로 인해 이 양이 초과되는 경우가 많다. 그 결과 과당은 소화되지 않은 채 대장에 이르고, 대장 세균에 의해 발효되는 과정에서 부패 가스가 발생한다. 그것이 설사, 장내 가스, 복통을 일으킨다. 그 때문에 신선한 과일을 전혀 먹지 않는 환자도 많다. 하지만 꼭 그럴 필요는 없다. 과당 불내성이 있으면 과당을 인공적으로 첨가한 식품만 피하면 된다. 그런 다음 신선한 과일을 갈아 마시지 말고 껍질째 소화할 수 있을지 시험해 보는 것이 좋다.

자연 상태의 과일에 든 과당은 위험하지 않다. 그 안에 포함된 다른 영양소와 식이 섬유, 비타민, 파이토케미컬이 건강한 균형을 맞춰 주기 때문이다. 과일 속의 단맛은 아주 훌륭하다. 신선한 무화과나 대추야자는 개인적으로 내게 큰 즐거움이다. 다만 말린 과일은 조심해야 한다. 신선한 과일보다 과당이 훨씬 많다. 관련 연구에 따르면 과일을 통째로 먹었을 때는 당뇨 위험이 줄어들지만 과일 주스는 오히려 위험을 높인다고 한다. 그렇다면 항상 신선한 과일을 먹어야 한다.

특히 나쁜 과당 감미료는 옥수수로 생산한 〈고과당 옥수수 시럽(HFCS)〉이다. 이것은 쉽게 상하지 않고 값이 싸다는 이유로 식품업체들이 대량으로 사용한다. 하지만 이 시럽은 고혈압에서 암에 이르기까지 많은 질병의 위험을 높인다는 의혹을 받고 있다. 지금껏 고과당 옥수수 시럽은 주로 미국에서 사용되었지만, 2017년부터는 유럽 연합에서도 많이 사용되고 있다. 건강에 좋지 않은 이 시럽은 옥수수 재배에 더 이상 국고를 지원하지 말아야 할 또 다른 이유이기도 하다.

안타깝지만 아가베 시럽도 좋은 대안이 아니다. 이 시럽에 함유된 당은 주로 과당인데, 그렇다면 일반 설탕보다 더 건강하지 않다.

마지막으로 과당에는 또 다른 단점이 있다. 과당이 간에 갇혀 있음으로써 우리 뇌는 아직 단 것을 그렇게 많이 먹지 않았다는 메시지를 받는다. 그러면 배가 고프다는 느낌이 들면서 음식을 찾게 된다. 따라서 과당이 첨가된 달달한 음료나 칼로리가 높은 단 음식은 우리에게 별로 포만감을 주지 못한다.

과일 주스의 당

몇몇 연구에서 과일 주스는 좋지 않은 평가를 받았다. 과당과 칼로리 함유량이 높기 때문이다. 게다가 생산 과정에서 좋은 식이 섬유가 많이 사라지기에 통째로 먹는 과일만큼 결코 건강하지 않다. 따라서 과일은 항상 자연 상태 그대로 먹으라고 권하고 싶다. 주스를 좋아한다면 자연적인 과일 성분을 대부분 간직하는 착즙기를 구입하는 것이 좋다. 원심분리형이 아닌 프레스형 착즙기여야 한다. 압착해서 만든 주스에는 많은 비타민과 파이토케미컬이 들어 있다. 물론 일부 식이 섬유는 빠져나간다. 무척 아까운 일이다. 식이 섬유는 당 분자를 품고 있다가 혈액 속으로 서서히 배출되기 때문이다. 그러면 우리 몸이 과당이나 포도당, 또는 인슐린으로 넘치는 일이 없다. 스무디를 즐겨 마신다면 단맛이 너무 강하지 않도록 과일에다 푸른잎채소(시금치나 루콜라)와 허브를 섞는 것이 좋다.

혈당 지수

탄수화물이 수치로 표시된 표가 있다. 여기선 대개 혈당 지수(GI)가 중심을 차지한다. 이것은 어떤 식품의 탄수화물 50그램을 섭취했을 때 혈당이 얼마나 높아지는지를 측정한 값이다. 그 결과 혈당 지수가 높은 식품은 건강에 좋지 않고, 낮은 식품은 건강하다. 포도당은 혈당 지수(100)가 가장 높을 뿐 아니라 바로 혈액으로 들어간다. 백색 밀가루로 만든 빵의 혈당 지수는 75이고, 땅콩은 14이다.

그런데 체내에서 포도당과 인슐린이 실제로 얼마나 상승하는지에 대해선 이 지수가 말해 주는 것은 그리 많지 않다. 음식 섭취 뒤의 포도당 농도 상승은 식품 자체뿐 아니라 음식물의 높은 탄수화물 밀도와 가공 수준에도 좌우되기 때문이다. 다시 말해 음식물을 어떻게 가열하고 요리했는지, 얼마 동안 굽거나 익혔는지, 채소는 어떻게 썰고 조리했는지도 상당 부분 영향을 미친다는 말이다. 게다가 음식물이 위에 머물러 있는 시간 및 식이 섬유와 비타민 함량도 일정한 역할을 한다. 그렇다면 개별 혈당 지수는 좋은 척도가 아니다.

그래도 꼭 써야겠다면 나는 혈당 지수보다 〈혈당 부하(GL)〉를 선호한다. 혈당 부하는 혈당 지수에다 식품 속의 탄수화물 양을 곱한 값이다. 이렇게 하면 최소한 해당 식품에 실제로 포함된 탄수화물 양은 알 수 있다. 이 관찰 방식은 많은 것을 변화시킨다. 혈당 부하가 10 이하면 건강하고, 11에서 19까지는 중간이고, 20 이상은 건강하지 않다. 구체적인 식품을 예로 들면 쉽게 이해가 된다. 생 당근과 흰 빵의 혈당 지수는 대략 비슷하다(70 정도). 하지만 당근의 혈당 부하는 4인 반면에 흰 빵은 20이다. 당근은 전체적으로 흰 빵보다 탄수화물이 훨씬 적기 때문이다.

여러분도 혈당 부하가 10보다 낮은 식품을 먹으려고 노력해야 한다. 거의 모든 채소와 과일이 그에 해당한다.

다만 혈당 부하는 많은 요인에 의해 변할 수 있다. 곡물을 빻거나 채소를 잘게 자르면 부하는 높아지고, 국수와 감자, 밥은 차게 먹으면 낮아진다. 자, 이제 이 변동성 지수를 토대로 식이 섬유와 저항성 녹말로 넘어가 보자.

식이 섬유

독일어로 식이 섬유는 〈바닥짐 물질Ballaststoff〉이다. 밸러스트, 즉 바닥짐은 배의 균형을 유지하기 위해 배 바닥에 까는 물이나 자갈인데, 건강에 정말 좋은 이 식물성 물질의 이름 치고는 무척 부당해 보인다. 영어로 식이 섬유는 fiber, 즉 동물 털처럼 길고 가느다란 실이다. 이 명칭에는 식이 섬유가 우리의 위장관에서 소화가 잘 안 거라는 생각이 배어 있다. 실제로 예전에는 식이 섬유를 별 하는 일 없이 다시 배출되는 바닥짐이나 부속물 정도로 생각했다. 하지만 그렇지 않다. 식이 섬유는 100조에 이르는 장내 세균의 먹이로서 장 건강에 엄청나게 중요하다. 앞서 살펴보았듯이 장내 세균, 즉 미생물 군집은 건강한 면역 체계의 결정적 요소로서 대사 질환과 자가 면역 질환, 그리고 장암을 포함한 온갖 장 질환을 막아 준다.

식이 섬유의 하루 권장량은 30그램이다. 가공되지 않은 채식 위주로 먹으면 쉽게 섭취할 수 있는 양이다. 식이 섬유의 가장 중요한 공급원은 모든 종류의 통곡물과 채소, 과일이다. 놀랍게도 커피 한 잔에도 식이 섬유가 약 1그램 들어 있다.

저항성 녹말은 특이한 식이 섬유다. 소장에서는 분해가 되지 않기 때문에 대장까지 들어가고, 거기서 다른 식이 섬유 및 몇몇 복합 탄수화물과 함께 세균의 먹이로 사용된다. 몸무게 관리를 위해 감자와 파스타, 쌀 같은 탄수화물을 피한다면 저항성 녹말이 괜찮은 선택이 될 수 있다.

녹말은 다당류로서 아밀로오스와 아밀로펙틴으로 이루어져 있다. 감자와 쌀, 국수의 녹말 입자는 물에 넣고 가열하면 부풀어 오르고 수용성으로 변한다. 그러다 끓기 시작하면 입자가 터지고, 터진 입자는 장에서 작은 당 단위로 분해되고 소화된다. 그 때문에 인슐린 수치는 높아지고, 감자와 쌀, 파스타를 많이 먹으면 체중이 증가한다.

저항성 녹말은 그 이름이 벌써 말해 주듯이 저항성이 있다. 소화가 되지 않기에 그 속에 함유된 칼로리도 섭취되지 않는다. 다시 말해 저항성 녹말은 많이 먹어도 살이 찌지 않는다는 뜻이다. 아울러 좋은 장내 세균의 먹이가 되니까 일거양득이다.

보통 감자와 면, 쌀, 빵 속에 든 녹말은 약 10퍼센트가 저항성이다. 이때 저항성은 물리적 제한을 받기 때문에 거칠게 빻은 곡물 알갱이에 저항성 녹말이 많다. 생 옥수수나 초록 바나

나도 저항성 녹말을 많이 품고 있다.

감자와 면, 쌀에 든 저항성 녹말의 양을 높이려면 끓인 다음 식히면 된다. 예를 들어 국수 샐러드, 감자 샐러드, 회초밥 같은 것이 그렇다. 갓 삶은 감자보다 찬 감자가 살이 덜 찐다. 이것을 전문 용어로 〈노화 녹말〉이라고 한다. 녹말 분자는 식으면 위치가 바뀌면서 결정 구조가 생겨나는데, 이것은 탄수화물 소화를 담당하는 효소인 아밀라아제에 의해 분해되지 않는다. 감자나 국수를 식힌 뒤 다시 가열해도 그 안의 저항성 녹말 함량은 거의 변하지 않는다. 그 때문에 적어도 체중 관리를 위해서는 국수를 바로 끓여 먹기보다 식힌 다음 데워 먹는 것이 좋다.

저항성 녹말의 또 다른 공급원은 강낭콩, 완두콩, 서곡,[10] 귀리, 초록 바나나(덜 익은 상태로 먹어야 한다)다. 이것이 과연 건강에 좋을까? 과학적으로는 낙관적 분위기가 감지된다. 한 동물 실험에서 저항성 녹말의 섭취를 통한 제1형 당뇨와 염증성 장질환, 어쩌면 또 다른 자가 면역 질환의 예방 효과가 입증되었다. 비만한 사람들을 대상으로 이루어진 연구에서는 혈중 지방과 혈당 농도, 염증 수치가 개선되었다. 이 같은 긍정적 효과는 짧은 사슬 지방산을 만드는 장내 세균이 저항성 녹말로 인해 증가했기 때문으로 보인다. 짧은 사슬 지방산은 장 건강을 촉진한다.

저항성 녹말과 식이 섬유는 장내 세균에 굉장히 유익하고 여러 질병을 예방해 준다. 장내 세균에 특히 좋은 식이 섬유를

10 조, 수수, 기장 등 알이 작은 잡곡.

프리바이오틱스라고 한다. 프리바이오틱스가 특히 많은 식품으로는 사과, 치커리, 우엉, 양파, 파스닙, 파, 아티초크, 돼지감자를 꼽을 수 있다.

과민성 장 증후군이 있는 사람은 처음엔 프리바이오틱스 섭취를 제한해야 한다. 이건 장내 세균 구성의 역학 때문이다. 오랜 세월 식이 섬유가 부족한 음식에 길들여진 사람이 갑자기 건강한 통곡물 식품을 먹으면 대부분 장내 가스가 차고 복통에 시달린다. 그러다 몇 주 지나면 장이 적응한다. 변화된 조건과 자극에 적응하려면 우리 몸에 약간의 시간을 주어야 한다. 그래야 건강으로 보상받는다. 이것도 자연 요법의 기본 원칙 중 하나다.

곡물

곡물 경작의 증거는 2만 년 전의 주거지에서 발견된다. 물론 농경이 본격적으로 개선 행렬을 시작한 건 인류의 정착 생활이 막을 올린 1만 2천 년경이었다. 이후 곡물은 삶의 토대가 되었고, 〈일용할 양식을 내려 주소서!〉라는 기도가 일상으로 자리 잡았다. 농경과 곡물, 빵은 종교와 신화에 없어서는 안 될 확고한 요소였다. 그와 함께 농경의 신도 탄생했다. 그리스에서는 데메테르 여신이었고, 로마에서는 케레스 여신이었다.

오늘날 우리가 마트에서 구입하는 곡식들은 악천후에 강하고 더 많은 수확량을 내는 품종을 얻기 위한 오랜 노력의 산물이다. 최근에는 오래된 품종인 에머 밀과 스펠트 밀이 다시 인기를 얻고 있다. 에머 밀은 고소한 호두 맛이 나고, 스펠트 밀은 일반 밀보다 소화는 잘 되지만 더 빨리 건조된다. 스펠트 밀 빵이 다음날 바로 굳는 것도 그 때문이다.

19세기까지는 모든 빵을 통밀로 구웠고, 방앗간에서는 껍질째 곡물을 빻았다. 이런 가루의 단점은 씨눈에 포함된 기름 성분 때문에 오래 보관할 수 없다는 점이다. 이후 껍질과 알곡을 분리한 곡식 가루가 등장하면서 저장 능력이 높아졌다. 하지만 안타깝게도 이런 가공 처리로 곡물의 건강한 성분은 곡식 가루에서 제거되었고, 대신 배를 부르게 하지만 상대적으로 가치가 떨어지는 흰 가루만 남았다.

밀

밀은 무엇보다 탄탄한 수확량 때문에 서구의 핵심 곡물로 자리잡았다. 그런데 밀을 비롯해 글루텐이 함유된 다른 곡물 섭취로 고통을 호소하는 사람이 점점 늘고 있다. 지난 몇 년 사이 밀 불내성과 글루텐 불내성을 앓는 환자가 대폭 증가했다. 셀리악 병, 밀 알레르기, 비(非)셀리악 글루텐 민감증이 그런 질병에 속한다. 상황이 이렇다 보니 슈퍼마켓 진열대에 글루텐이 없는 식품의 수가 점점 많아지고 있다. 이런 추세는 주민의 30퍼센트 가까이가 이미 글루텐이 전혀 없거나 적게 함유된 음식만 먹는 미국에서 더 눈에 띈다. 어떻게 이런 일이 벌어지게 되었을까?

곡물은 진화사적으로 보면 비교적 신생 식품이다. 우리의 면역계와 장은 지금까지 경험해 보지 못한 이 음식에 적응해야 할 도전에 직면했다. 긴 세월이 지나 대부분의 사람이 빵과 곡물, 글루텐을 문제없이 소화할 수 있게 되었지만, 여전히 허약한 구석은 남아 있었다. 곡물에 대한 면역 관용[11]은 감염과 스트레스, 또는 다른 장애로 비교적 쉽게 무너질 수 있고, 그와 함께 불내성도 생겨났기 때문이다.

밀 불내성은 노세보 효과Nocebo Effect로 설명할 수 있다. 노세보 효과는 부정적인 생각과 기대 때문에 실제로 부정적인 결과가 나타나는 것을 의미한다. 다시 말해 긍정적인 기대 때문에 작용물질이 전혀 없음에도 증세를 완화하거나 심지어 치료하는 플라세보 효과(위약 효과)의 반대 작용이다. 현재 널리 퍼져 있는 글루텐에 대한 두려움도 이런 노세보 효과로 보인다.

그럼에도 나는 오늘날의 밀 품종을 실제로 소화하지 못하는 사람이 많다고 생각한다. 현대의 유전자 조작 기술은 해충과 건조에 저항력이 강하고 빵 제조에 좀 더 용이한 품종의 생산에 초점을 맞추고 있다. 이렇게 개발된 새 품종의 〈부작용〉은 아밀라아제-트립신 억제제(ATI, 밀과 같은 곡물 종류에 있는 단백질)와 글루텐 민감성에 책임이 있는 변성 단백질의 높은 함량이다. 실험에 따르면 이런 ATI 단백질은 실제로 소장에 가벼운 염증을 일으키고 면역계에 오작동을 일으킬 수 있다고 한다.

글루텐과 ATI 단백질 말고도 과민성 장 증후군을 일으키

11 외부에서 들어온 것을 우리 몸이 거부 반응 없이 받아들이는 일.

거나 적어도 악화시키는 것으로 의심받는 또 다른 물질이 있다. 포드맵(FODMAP, 쉽게 발효되는 올리고당, 이당류, 단당류, 당 분자, 다가 알코올) 물질 그룹이 그것이다. 이 물질들은 장내 가스와 설사를 유발하는데, 포드맵 식이법이 실제로 도움이 될 수 있다.

포드맵 식이법

이 식이법에서는 과당(과일과 채소), 젖당(유제품), 프럭탄(밀과 양파에 많다), 갈락탄(갈락토스를 구성하는 다당류로 특히 콩과 배추에 많다), 다가 알코올(당 교환 물질 속에 있다)의 함량이 높은 식품을 금지한다. 이 식이법을 실행할 때는 전문가의 조언을 따르는 것이 좋다. 게다가 여러분 스스로 소화가 잘되는 식품을 계속 시험해 봐야 한다. 어떤 경우든 몸에 이상 반응을 일으키는 첨가물이 적게 들어간 유기농 식품이 좋다.

글루텐을 소화하지 못하고 글루텐 없는 음식을 먹었을 때 통증이 나아진다면 셀리악 병인지 의심해 보아야 한다. 셀리악 병은 글루텐 불내성의 가장 심각한 형태로 빵 부스러기처럼 글루텐을 조금만 먹어도 장내 가스, 설사, 근육통, 피로감, 두통, 관절통 같은 심한 통증이 생길 수 있다. 이 전신병은 유럽인의 0.5~1퍼센트에게서 나타나는데, 셀리악 병의 진단은 위장 및 소장 내시경과 혈액 내 특수 항체 조사로 가능하다. 가끔은 유전 인자(HLA-DQ2, DQ8 유전자 보유 여부) 검사로도 진단이 이루어진다. 셀리악 병으로 확인되면 치료는 어렵지 않다. 철저한 글루텐 배제 영양식으로 대부분 12개월 안에 고통에서 벗어날 수 있다.

저탄수화물 식이법 - 탄수화물을 제한한 영양

꽤 오래전부터 체중 유지와 비만 억제, 동맥 경화의 예방을 위해 저탄수화물 식이법이 많은 사랑을 받고 있다. 특히 비만증과 당뇨병을 이겨내야 할 때는 저탄수화물 영양 섭취가 최선으로 여겨지기도 한다. 하지만 저탄수화물이 정말 그렇게 건강할까?

2018년에 발표된 하버드 대학의 심장학과 의사이자 영양학자인 사라 세이들만의 연구 결과가 한 줄기 빛을 비쳐 준다. 세이들만 연구팀에 따르면 저탄수화물 영양은 고탄수화물 영양과 마찬가지로 사망 위험을 높일 수 있다. 관건은 탄수화물 자체라기보다 어떤 단백질과 지방으로 탄수화물을 대체하느냐이다. 연구팀은 25년에 걸쳐 6,000여 명의 사망 사례를 영양과 관련해서 분석했다. 매일 에너지의 65퍼센트 이상을 탄수화물로 섭취한 50세 참가자들은 이후 평균 32년을 더 살았다. 그보다 당을 적게 섭취한 (50~55퍼센트) 참가자들은 겨우 1년을 더 살았다. 그로써 탄수화물을 적게 먹는다고 해서 수명에 깜짝 놀랄 만

큰의 장점은 없다는 사실이 밝혀졌다. 어떻게 그럴 수 있을까? 핵심은 탄수화물을 줄이는 대신 어떤 식품을 더 많이 먹었느냐이다. 예를 들어 채식을 했을 때는 사망 위험이 18퍼센트 낮아진 반면에 탄수화물을 육식으로 대체했을 때는 오히려 18퍼센트가 높아졌다. 결국 저탄수화물과 채식의 조합만이 의미가 있다.

그럼에도 나는 기본적으로 저탄수화물 식이법을 권하지 않는다. 당뇨 환자와 비만인 사람에게만 저탄수화물 채식이 효과가 있다.

유럽인의 약 4퍼센트 미만이 겪는 비셀리악 글루텐 민감증은 상황이 좀 다르다. 이 질환에서는 안타깝지만 글루텐 배제 영양식으로도 완전하고 직접적인 완화에 이르지 못한다. 그럼에도 류머티즘 질환이나 과민성 장 증후군 환자들은 글루텐을 배제한 영양으로 고통이 줄었다고 말한다.

〈제빵사 천식〉이라고 불리기도 하는 밀 알레르기는 면역계의 오작동으로 생긴다. 면역계가 병에 맞서 싸우는 대신 해롭지 않은 이물질에 항체(면역 글로불린 E IgE)를 형성함으로써 무해한 밀 단백질에 부적절하게 강한 반응을 보인다. 그러면 피부와 다른 기관에 염증이 생긴다.

누구나 통곡물 빵을 잘 소화하는 것은 아니다. 두세 달에 걸쳐 서서히 섭식을 바꾸면서 늘 꼭꼭 씹어 먹는 버릇을 들여야 한다. 초기에 통곡물 빵이 잘 맛지 않는다 싶으면 괜히 무리하지 말고 바게트나 다른 흰 빵을 먹으면 된다. 납작귀리는 가공하지 않은 자연 식품으로 대부분 소화가 잘 된다(슈퍼 푸드 참조).

밀 불내성에서는 반죽과 굽는 시간도 중요하다. 밀은 물만 섞어도 점성 단백질 글루텐 덕분에 반죽으로 잘 뭉쳐지기 때문에 모든 곡물 중에서 특히 사랑받는다. 다른 곡물 가루로 만든 빵은 부피가 작고 탄력성이 떨어져 말랑말랑하지 않다. 반죽을 오래 숙성시키는 전통적인 방법은 건강에 유리하다. 반면에 산업적으로 생산하는 대규모 제빵업체에서는 반죽을 보통 한 시간 뒤에 바로 오븐에서 꺼내기 때문에 반죽을 네다섯 시간 숙성시켰을 때보다 포드맵 물질이 더 많이 생기고, 반죽 속에는 문제를 일으키는 당이 10퍼센트 정도 늘어난다.

그렇다면 밀 자체가 아니라 제빵 방식이 민감성을 일으키는 경우가 많다. 유해한 방법으로 재배하지 않은 밀로 전통적인 제조 방식으로 구운 빵을 먹으면 밀 민감성은 저절로 좋아진다. 빵집에서 생산 과정을 확인하거나, 아니면 직접 빵을 구워 먹는 것이 가장 좋다. 어려운 일이 아니니 시도해 보라.

나는 거의 100퍼센트 발아 곡물로 만든 〈에센 빵〉을 무
척 좋아한다. 약간 신맛이 나는 빵이다.

여러분이 비셀리악 글루텐 민감성 때문에 빵과 면류를 포기
하고, 그것으로 힘들어한다면 단계적으로 접근해야 한다. 일단
몇 주 동안 글루텐이 함유된 제품을 먹지 않다가 다시 이런저런
곡물과 밀 종류, 예를 들어 호라산 밀이나 스펠트 밀, 에머 밀을
시험해 보라. 그래도 안 된다면 다른 위안거리가 있다. 옥수수,
쌀, 감자, 메밀, 아마란스, 퀴노아, 귀리에는 글루텐이 없다.

탄수화물에 대한 결론

탄수화물을 포기할 필요는 없다. 아니, 섭취해야 한다. 다만 가
공하지 않은 자연 상태의 복합 탄수화물을 섭취해야 한다. 케
이크나 달달한 과자류처럼 손쉽게 손에 넣을 수 있는 탄수화물
이 아니라 생채소, 살짝 데친 채소, 자연 상태의 과일, 통곡물
빵(거칠게 빻은 곡물이 가장 좋다), 통곡물 국수처럼 식이 섬
유가 풍부한 식품을 먹어라.

3

치료제로서의 음식과 슈퍼 푸드
그리고 더 잘 먹고 더 오래 살기 위한 수칙

과학적으로 측정되고 증명된 일련의 유익한 식물성 식품이 있다. 그건 지중해식 영양 같은 특정 식이법뿐 아니라 개별 식품에도 해당된다.

채소와 과일은 파이토케미컬이 풍부하기 때문에 무척 건강하다. 파이토케미컬은 쓴맛이 나는 경우가 많고, 과도하게 먹으면 심지어 독으로 작용하기도 한다. 하지만 적게 먹으면 우리 몸에 굉장히 좋다. 예를 들어 우리 세포에 약간의 스트레스를 일으키는 방식으로 말이다. 세포에 약간의 스트레스가 가해지면 우리 몸은 오히려 저항력이 강화되고 자가 치료가 활성화된다. 이것이 바로 해로운 물질도 소량이면 우리 몸을 긍정적으로 훈련시키고 자극한다는 호르메시스 원리다. 여기서 중요한 것은 양이다.

파이토케미컬이 체내에서 일으키는 작용은 다채롭고 이색적이다. 즉 염증을 억제하고, 혈압과 콜레스테롤을 떨어뜨리고, 암을 예방한다. 우리는 이처럼 강력한 작용을 하는 작은 분자를 음식으로 평균 1.5그램 섭취한다.

파이토케미컬은 대략 10만 종에 달하는데, 다양한 방식으로 식물을 위해 쓰인다. 가령 해충으로부터 지켜 주고, 이 해충들의 적을 유혹하고, 꿀벌과 다른 곤충을 끌어들여 수분을 하고, 빛에너지를 엽록소로 전달하고, 햇빛이 너무 많이 들어오는 것을 막는다. 파이토케미컬 중에서 가장 큰 종은 폴리페놀, 테르펜, 황 화합물, 사포닌이다. 식물에 유익한 것은 인간에게도 비슷한 방식으로 작용한다.

폴리페놀은 베리류, 양파, 마늘, 포도, 사과(특히 껍질째)처럼 다채롭거나 매운 맛이 나는 식품을 비롯해 허브, 향신료, 채소, 견과류에 다량으로 함유되어 있다. 상큼한 맛이 날 때가 많은 테르펜은 귤속 과일에 있다. 일부 안 좋은 냄새가 나는 황 화합물은 으깬 마늘과 다양한 배추에 많고, 사포닌은 뿌리, 잎, 꽃 속에 있다.

파이토케미컬의 긍정적 효과는 산화 스트레스와 관련이 있다. 우리가 들이마시는 산소는 세포의 에너지 생산에 연료로 쓰인다. 세포 속 발전소는 미토콘드리아다. 에너지를 얻기 위해 산소가 연소되는 과정에서 〈자유 라디칼〉[12]이라는 〈쓰레기〉가 나온다. 세포와 미토콘드리아를 손상시키고, 세포 노화의

---

12 Free Radical. 짝을 짓지 않은 활성 전자를 가진 원자단으로 불안정하고 반응성이 크다.

원인으로 지목받는 물질이다. 여기서 자유 라디칼을 포획해 무해한 것으로 만드는 역할을 하는 것이 파이토케미컬이다.

강렬한 색의 과일, 베리류, 채소는 항산화 물질이 풍부하다. 붉은 양파는 흰 양파보다, 붉은 양배추는 흰 양배추보다, 보라색 포도는 청포도보다, 짙붉은 사과는 색이 옅은 사과보다 건강에 좋다. 파이토케미컬 자체의 효과는 물론이고 식이 섬유와의 조합도 채소와 과일이 우리의 건강에 무척 좋은 이유다.

모든 것이 유기농이어야 할까?

유기농 제품과 관련해서 지금껏 가장 대규모로 진행된 프랑스의 뉴트리넷 산테 관찰 연구에 따르면 유기농 과일과 채소를 섭취하면 암 발병 위험이 눈에 띄게 낮아지는 것으로 나타났다. 농약 오염이 경미했고, 식품 첨가물이 한층 적었으며, 가공 처리도 덜했다.

덜 가공한 식품이 건강하다는 것은 2018년 『영국 의학 저널』에 발표된 초가공식품에 대한 관찰 연구에서도 확인되었다. 초가공식품의 잦은 섭취가 암 발병 위험을 높이는 것으로 드러난 것이다.

그 때문에 경제적 여건이 허락된다면 유기농 식품을 먹는 것이 좋다. 건강상의 장점은 물론이고, 지속 가능한 농업을 장려하는 일이기도 하다.

이제부터는 오늘날 슈퍼 푸드라 불리는 파이토케미컬의 주요 공급원을 소개하겠다.

〈슈퍼 푸드〉는 영양학적으로 정의된 개념이 아니라 일종의 마케팅 수단이다. 이런 이유에서 건강한 영양에는 사실 필요 없는 이국적이고 너무 비싼 식품에 이 개념이 사용될 때가 많다. 그런 부정적인 면이 있기는 하지만 나도 이 개념을 즐겨 쓴다. 〈균형 잡힌 영양〉 같은 표현에서는 등한시되는 개별 식품의 특별함을 잘 보여 주기 때문이다. 실제로 건강 증진 측면에서 보면 식품은 한 그룹 내에서조차 뚜렷한 차이를 보인다. 채소 가운데 브로콜리나 시금치는 오이보다 내용물이 한층 더 풍부하고, 통곡물 빵은 흰 밀가루 빵보다 의심할 바 없이 건강에 더 좋다.

슈퍼 푸드는 가끔 예외적으로 섭취하는 것이 아니라 우리 영양의 토대가 되어야 한다. 따라서 가능하면 매일 다음 식품을 다양하게 먹어라.

통곡물

나는 의식적으로 슈퍼 푸드의 목록에 통곡물을 맨 위에 올렸다. 통곡물은 식이 섬유와 수많은 미량 영양소를 함유한 프리바이오틱스다. 거의 모든 블루 존에서는 통곡물을 풍부하게 섭취한다. 셀리악 병이나 밀과 글루텐 불내성이 있는 사람만 통곡물을 피하고, 나머지는 통곡물을 매일 충분히 먹어야 한다.

가능하면 유기농 제품을 선택하는 것이 좋다. 호밀처럼 오래된 품종이나 스펠트밀과 외알밀처럼 정말 오래된 곡물은 영양가가 무척 높다. 그륀케른은 특별한 생산 과정으로 생산된다. 설익은 스펠트밀을 부드러운 상태로 수확해서 껍질을 벗긴 다음 볶은 것이다. 서곡은 무기질과 철분 함량이 풍부하고, 피부와 머리카락에 좋다. 다른 요리에 곁들이거나 죽으로 만들면 자주 먹을 수 있다.

그사이 메밀, 퀴노아, 아마란스 같은 〈유사 곡물〉도 점점 인기가 높아지고 있다. 서곡과 마찬가지로 이 유사 곡물도 글루텐 불내성이 있는 사람에게는 훌륭한 대안이다. 특히 퀴노아와 아마란스는 양질의 단백질원으로서 비건에게 안성맞춤이다. 퀴노아는 남아메리카, 특히 페루와 볼리비아의 주식이다. 아마란스도 안데스 지역이 원산지인데, 그 씨앗은 신이 내린 곡물이라 불릴 정도로 영양소가 풍부하다. 메밀은 독일에서도 자란다.

귀리

귀리에는 식이 섬유가 풍부한데, 그중에서도 수용성 베타글루칸이 많다. 콜레스테롤 수치를 낮추는 효과는 연구로 증명되었다. 콜레스테롤은 담즙산의 구성 요소인데, 베타글루칸은 담즙산을 장에 묶어 두고 간의 콜레스테롤로 새로운 담즙산을 만든다. 그 덕분에 혈중 콜레스테롤의 양은 적어진다. 그 밖에 귀리는 장내 콜레스테롤의 재흡수도 막는다.

베타글루칸이 꽃가루 알레르기 증세도 완화시킨다는 사실은 퍽 흥미롭다. 보통 알레르기 약물은 늘 면역 억제(면역 과정 억제)와 염증 사이의 균형을 고려해야 한다면 베타글루칸은 두 가지 기능을 동시에 해낸다. 즉 염증을 억제하는 동시에 알레르기도 억제하는 것이다. 이 효과는 장내 세균에서 비롯되는 것으로 보인다. 귀리는 면역 질환에도 긍정적으로 작용하기 때문이다. 그렇다면 귀리는 프리바이오틱스 식품이다.

귀리는 당뇨에도 탁월한 효과가 있다. 비교적 빠르게 인슐린 저항을 개선하고 혈당을 정상화한다. 게다가 귀리죽을 먹으면 비만에서는 체중 감소가, 지방간에서는 간의 재생 효과가 나타난다. 심지어 귀리는 체중 증가도 막아 주는 것으로 보인다.

따라서 전통적인 귀리죽만큼 좋은 것은 드물다. 귀리죽은 가장 건강한 아침 식사 중 하나로 조리도 쉽다. 죽에 블루베리, 계피나 카르다몸[13] 약간, 그리고 호두 다섯 개를 넣어라. 이 조합은 여러분의 몸에 아침부터 아주 소중한 영양소를 제공한다. 귀리죽은 단식 시작 전에 몸의 부담을 덜어 주는 음식으로도 적합하다.

---

13 생강과에 속하는 여러해살이 식물로 열매가 향신료로 사용된다.

아마씨와 아마씨유

아마씨는 식물성 오메가3 지방산 알파 리놀렌산과 식이 섬유가 풍부하고, 피토에스트로겐[14]을 평균 이상으로 품고 있다. 그런 의미에서 파이토케미컬 리그난lignan이다. 리그난의 작용은 장내 세균을 통해 활성화되는 것으로 보인다.

아마씨는 고혈압과 고콜레스테롤에 효과적일 뿐 아니라 당뇨를 비롯해 류머티즘 같은 염증성 질환에도 도움이 된다. 심지어 암 예방에도 전망이 밝은 데이터들이 속속 나오고 있다. 고위험군 여성 환자들을 대상으로 진행된 한 연구에서는 매일 아마씨 가루를 2작은술 먹었더니 유방암 전단계의 비율이 감소되었다. 갱년기 환자들은 피토에스트로겐이 유방암의 위험을 높이지 않을까 걱정한다. 실제로 유방암 치료에서는 에스트로겐 억제제가 사용되기도 한다. 하지만 리그난은 에스트로겐 세포와 결합하기는 하지만, 아마씨의 경우에는 보호 작용을 한다.

매일 2~3큰술의 아마씨를 먹어라. 나는 손이 쉽게 닿는 부엌 공간에 늘 거칠게 빻은 아마씨를 준비해 둔다. 아마씨는 귀리죽에 어울리고, 맛이 호두와 비슷해서 샐러드와 감자와도 잘 맞는다. 아마씨는 빻아야 한다. 껍질이 온전한 상태로는 우리 몸이 그 귀한 성분을 흡수하지 못한다. 이미 빻은 상태의 아마

---

14 phytoestrogen. 식물체에서 분비되는 에스트로겐 유사 물질로 식물 에스트로겐이라 불린다.

씨를 구입하거나 가정에서 믹서나 커피 그라인더로 직접 갈아도 된다. 서늘한 상태로 보관하면 몇 개월 동안 변질되지 않는다.

아마씨 점액은 속 쓰림과 위염, 변비에 효과적이다. 내 환자들 대부분은 이 점액의 맛이 아주 괜찮다고 생각한다. 황금빛 아마씨 가루 2~3큰술을 밤새 물 300ml에 담가 둔다. 다음 날 아침 이것을 짧은 시간 동안 끓인 다음 무명천이나 고운 체로 거른다. 그러고는 점액을 보온병에 넣고 하루 동안 조금씩 나눠 마신다. 이때 1.5~2리터의 물을 추가로 마시는 것을 잊지 말아야 한다. 그렇지 않으면 변비가 생길 수 있다.

아마씨를 좋아하지 않거나 잘 소화하지 못하는 사람은 아마씨유로 오메가3 지방산을 섭취하면 된다. 아마씨유는 모든 기름 중에서 오메가3 지방산이 가장 많다. 하지만 빨리 부패하기 때문에 서늘하고 어두운 곳에 보관해야 한다. 아마씨유는 가열하면 안 된다. 샐러드나 삶은 감자와 함께 먹는 것이 가장 좋다.

올리브유

지중해식 식단의 상징인 올리브유는 아마씨유에 이어 슈퍼 푸드에 들어갈 가치가 충분한 기름이다.

마늘과 양파

마늘과 양파에 함유된 파이토케미컬은 혈관 경색을 줄이고, 콜레스테롤 농도와 혈압을 떨어뜨리고, 혈액 순환을 촉진한다. 그 효과가 얼마나 큰지, 심지어 미국 마취학과 협회에서는 환자들에게 수술 일주일 전에 마늘을 먹지 말라고 권고한다. 출혈의 위험을 줄이기 위해서다.

마늘은 식도암, 위암, 대장암 같은 소화계 종양과 전립선암의 위험도 줄이는 것으로 보인다. 또한 항균 작용이 뛰어나고, 균류와 기생충으로부터 보호하는 기능도 한다. 마늘은 생으로 먹었을 때 가장 효과가 높다. 마늘에 함유된 작용 물질 알리신은 생으로 씹거나 짜면 배출되기 때문이다. 양파도 생으로 즐기는 것이 좋다. 예를 들면 그리스식 샐러드와 함께 말이다.

강황

강황은 쿠르쿠마 롱가라는 식물의 뿌리를 갈아서 얻은 진노란색 가루로서 의학적 효과가 있는 향신료 중 단연 으뜸이다. 대부분 인도에서 사용되는데, 인도인들은 매일 강황 가루를 2그램 정도 섭취한다. 균형 잡힌 식사를 하지 못하는 가난한 인도인들의 암 발병 비율이 특히 낮은 이유도 강황의 풍부한 섭취 덕분으로 보인다. (물론 인도인들은 육류와 동물성 식품을 적게 먹기도 한다.)

강황은 특히 대장암과 전립선암에 보호 작용을 하는 듯하다. 심지어 암 전단계에 해당하는 장내 용종의 생장을 억제하기도 한다. 한 연구에서 참가자들은 6개월 동안 강황과 퀘르세틴을 섭취했다. 퀘르세틴은 과일 껍질과 붉은 양파, 포도에 들어 있는 파이토케미컬이다. 6개월 뒤 장내 용종의 수가 반으로 줄었다. 여기서 더 나아가 강황은 류머티즘, 관절염, 뇌질환, 폐질환, 거기다 궤양성 대장염이나 크론병 같은 염증성 장 질환을 예방하고 치료하는 데도 유익하다.

강황의 주요 작용 물질은 천연 색소 커큐민인데, 그사이 캡슐 형태의 강황 추출물이 시중에 나와 있다. 강황 추출물이나 커큐민 추출물은 되도록 더 많은 양의 커큐민이 우리 몸에 흡수되도록 특수 화학 조제 과정을 거친다. 천연 상태의 커큐민은 약 5퍼센트만 혈관에 도달하고, 나머지는 위장관에서 분해되거나 배출되기 때문이다. 그러나 커큐민 추출물을 구입하느라 돈을 쓸 필요는 없다. 일반 강황 가루를 구입한 다음 하루에 1작은술씩 후춧가루와 함께 섭취하면 된다. 후춧가루는 위장관에서의 흡수를 뚜렷이 개선한다. 현재로서는 후춧가루와 함께 1작은술 이상은 권하지 않는다. 강황은 정말 약물처럼 예방 효과가 있기 때문이다.

카레는 강황 30퍼센트에다 고수, 쿠민, 카르다몸, 호로파[15]를 비롯해 여러 가지 후추를 섞은 향신료다. 적극 권장한다.

신선한 강황 뿌리는 염증 억제 작용이 훨씬 강하다. 뿌리

---

15 장미목 콩과에 속하는 식물로 씨를 말려서 약이나 향신료로 사용한다.

1센티미터에 티스푼 반 정도의 가루가 나온다. 강황을 다룰 때는 옷에 묻지 않게 조심해야 한다. 주의하지 않으면 티셔츠뿐 아니라 믹서까지 온통 노란 물이 든다. 그럴 경우 해결책은 하나다. 옷을 햇볕에 몇 시간 노출시키면 얼룩은 대부분 저절로 사라진다.

다른 향신료들

칠리

고추 속의 작은 열매로서 향신료로 쓰이는 칠리는 무병장수 면에서 최고의 결과를 보여 준다. 물론 그 둘 사이에 확실한 인과적 고리가 있는 것은 아니다. 어쩌면 다른 여러 요소가 결부되어 있을 수도 있고, 아니면 칠리를 즐기는 사람들이 일반적으로 더 건강하게 살아서일 수도 있다. 어쨌든 매운 음식은 포만감이 더 크고, 살을 빼는 데도 유리하다.

고수

고수는 호불호가 선명하게 갈린다. 좋아하는 사람에게는 좋은 향에 신선한 레몬 같은 맛이지만, 싫어하는 사람에게는 비누와 곰팡내 나는 고약한 맛이다. 연구자들은 사람마다 이처럼 완전하게 다르게 느끼는 이유가 유전에 있음을 밝혀냈다. 고수는 아시아 요리에서 많이 쓰이는데, 그 안의 파이토케미컬은 인체 내에서 부단히 청소 작업을 한다. 위장 장애와 염증, 만성 염증에 효과적이다.

생강

생강은 멀미나 화학 치료 중의 구토 증상에 효능이 탁월하다. 과거에 뱃사람들은 파도가 심하게 일면 생강 뿌리를 씹어 먹었다. 생강은 두통과 편두통에도 도움이 된다. 비교 연구에서 생강가루 티스푼 절반의 분량은 편두통약과 동일한 효과가 있는 것으로 드러났다. 아시아의 민간요법에서는 두통이 있으면 뜨거운 물에 생강을 넣고 족욕할 것을 권한다. 감기에는 생강차와 생강 가슴팩이 좋다. 몸을 따뜻하게 해 주는 성질 때문이다.

다른 한편으로 생강은 많은 요리사가 애호하는 훌륭한 향신료이기도 하다. 나는 베트남식으로 생강을 신선한 야채와 함께 볶아 먹는 것을 좋아한다. 호박 수프에 넣거나 회초밥과 함께 먹어도 훌륭하다.

암라

인디안 구스베리라고도 불리는 암라는 비타민C 함량이 높아 콜레스테롤 저하 효과가 뛰어나다. 인도에서는 일종의 만병통치약으로 여겨진다. 심지어 암까지 예방한다고 하지만, 증명된 것은 없다.

혼합 향신료

앞서 커리를 언급했지만, 세계 곳곳에 훌륭한 전통 혼합 향신료가 많다.

가람 마살라는 인도 요리에 자주 사용되는 전통 향신료로 아유르베다 의술에 그 뿌리가 있다. 이 혼합 향신료는 카르다몸, 계피, 정향, 후추, 쿠민이 함유되어 있는데, 몸을 따뜻하게 하는 효과가 있다. 가람 마살라를 사용할 때는 먼저 프라이팬에 채소를 넣고 가열해서 향이 퍼지게 한 뒤 마지막에 향신료를 넣는다.

라스 엘 하누트는 북아프리카 북서부의 마그레브 지역이 원산지인 혼합 향신료이지만, 다른 중동 지역에서도 사용된다. 번역하자면 〈가게의 대장〉이라는 뜻이다. 라스 엘 하누트는 지역에 따라 20가지 향신료가 들어가는데, 너트메그(육두구), 칠리, 카르다몸, 고량강(또는 양강), 정향, 계피, 쿠민, 강황, 고추, 생강, 아니스 등이다. 라스 엘 하누트 1작은술을 음식에 넣으면 금방 동방의 풍미가 난다. 게다가 감기 예방 효과도 있다.

베리류

베리류보다 건강한 과일은 없다. 베리류는 반짝거리는 강렬한 색깔 덕분에 눈에 쉽게 띄고, 그로써 동물들에게 쉽게 먹힌다. 사실 그게 열매의 원래 목적이다. 동물들에게 먹혀야 씨가 널리 퍼지기 때문이다. 대다수 베리류의 강렬한 색깔은 그 안에 건강한 파이토케미컬이 많다는 뜻인데, 베리류에는 특히 강력한 항산화 색소인 안토시안이 많다. 항산화력은 계량화가 가능하다. 예를 들어 사과 한 톨의 항산화력은 60이고, 딸기 1인분은 약 300, 라즈베리는 350, 블랙베리는 650이다.

딱총나무속 열매처럼 색이 짙지만 신맛이 나는 엘더베리류도 무척 건강하다. 개인적으로는 너무 신 느낌이 들지만, 야생 유럽 블루베리는 좋아한다. 시중에 판매되는 대부분의 블루베리는 과육이 밝은 색을 띤 재배종이어서 효과는 약간 떨어진다.

암과 염증, 고혈압, 장 질환, 당뇨에 대한 유럽 블루베리 효과는 폭넓게 연구되었는데, 결과는 매우 긍정적이다. 유럽 블루베리 한 컵은 한 시간 안에 노인과 아이들의 인지 능력을 향상시켰다. 더구나 고령인 경우엔 민첩성과 균형, 걸음걸이의 안정성까지 개선되었다.

물질대사와 혈액의 파이토케미컬 농도를 측정한 연구에서는 유럽 블루베리 1인분을 섭취하고 한두 시간이 지나자 혈중 농도는 강하게 상승했고, 이어 6시간이 지나고 24시간이 지나도 상승 추세는 꺾이지 않았다. 이 수수께끼의 답은 장내 세균에 있다. 이것들이 유럽 블루베리의 내용물을 가공해서 서서히 혈액으로 보낸 것이다. 이 긍정적인 효과를 누리려면 유럽 블루베리와 다른 베리류를 생크림이나 우유와 함께 먹지 말아야 한다. 이것들은 커피에서와 마찬가지로 긍정적인 효과를 막는다. 베리로 만든 잼도 생산 과정에서 항산화력이 줄어든다.

유럽 블루베리의 가장 중요한 성분은 안토시아니딘이다. 이것은 유럽 블루베리뿐 아니라 크랜베리에도 풍부하다. 크랜베리는 특히 북아메리카에서 인기가 좋고, 아메리카 원주민들이 많이 섭취했다. 크랜베리의 의학적 효능은 방광염과 요로감염증 예방이다. 유럽에는 크랜베리와 비슷한 월귤이 있지만, 안토시아니딘이 그렇게 풍부하지는 않다. 베리류에서 암 억제 효과를 내는 가장 중요한 물질은 엘라그산으로 추정된다. 이것은 라즈베리와 딸기에 많지만, 개암과 피칸에도 있다.

자연 요법에서 베리류는 전통이 아주 길다. 베리 잎은 차로 끓여서 설사병 치료에 사용했다. 유럽블루베리도 말린 열매를 씹어 먹거나 주스로 갈아 마셔 설사병과 장염을 치료했다.

베리류는 다른 과일보다 과당이 적다. 게다가 설탕으로 인한 강한 인슐린 상승이 베리류의 섭취로 억제되는 것이 실험으로 증명되었다. 베리류는 냉동 상태에서도 효과를 잃지 않는다. 대부분 가격이 비싼 외래종 고지베리와 아사이베리는 토종 베리보다 더 건강하지 않고, 경우에 따라서는 농약과 유해 물질에 더 오염되어 있다.

컴퓨터를 오래 들여다보는 사람들에게는 좋은 소식이 하나 더 있다. 베리류를 많이 먹으면 시력이 좋아진다는 것이다. 나는 이 책을 쓰는 동안 블루베리와 라즈베리, 당근, 생강을 섞은 스무디를 자주 마셨다.

베리류는 의심의 여지없이 슈퍼 푸드이고, 여러분이 섭취할 수 있는 최고의 〈단 음식〉이다.

토마토

6천만 명의 이탈리아인이 틀릴 수는 없다. 실제로 토마토의 특별한 건강 효과는 이미 수많은 연구를 통해 증명되었다. 토마토에는 리코핀, 베타카로틴, 퀘르세틴 같은 파이토케미컬이 들어 있다. 리코틴 양은 열에 의해 불어나기 때문에 토마토는 생으로 먹는 것보다 소스와 수프로 조리해 먹는 것이 건강에 더 좋다. 지방도 리코틴의 양을 높이기에 토마토 소스에 올리브유를 듬뿍 넣는 것은 바람직한 선택이다. 그러나 케첩은 피해야 한다. 케첩에도 물론 리코틴이 있지만, 설탕 함량이 너무 높다.

토마토에 함유된 리코틴의 건강 증진 효과는 특히 심혈관 질환과 전립선암 예방에 긍정적으로 작용한다. 비행기에서 토마토 주스를 마시는 사람(사실 어디서도 토마토 주스를 그처럼 자주 마실 수는 없다)은 자기 몸에 유익한 일을 하는 것이다.

토마토는 천연 독을 많이 갖고 있는 가지과에 속한다. 그런 점에서 토마토를 먹는 것이 과연 건강에 좋은지에 대한 의구심은 매번 제기된다. 가지과 식물은 분명 독성 알칼로이드를 함유하고 있지만, 그 물질은 거의 전적으로 뿌리와 잎에 있다. 열매에 함유된 알칼로이드는 익으면서 완전히 제거된다. 나는 피부병의 경우에만 환자들에게 가지과 식물을 중단하고 증세가 호전되는지 살펴보라고 권한다. 토마토도 유기농에 파이토케미컬이 현저하게 많기 때문에 유기농 제품을 고르는 것이 좋다.

초콜릿

카카오나무는 남아메리카가 원산지다. 카카오 가루와 초콜릿을 처음으로 기호품과 식품으로 발전시킨 사람은 마야인으로 추정된다. 초콜릿은 원래 향신료와 방향 물질만 섞었지, 설탕이나 달콤한 열매와 혼합하지는 않았다. 초콜릿에다 설탕을 넣은 것은 훗날 스페인 정복자들이었다. 다크 초콜릿 하나에 들어 있는 폴리페놀 함량은 50그램이다. 오래 우린 녹차 한 잔에 포함된 양과 비슷하다. 많은 연구에 따르면 초콜릿은 높은 카카오 함량 덕분에 혈관 경직도를 낮추고, 동맥 경화를 완화하고, 혈압을 떨어뜨리고, 심장과 혈액 순환을 보호한다고 한다. 초콜릿은 카카오 함량 55퍼센트부터 건강 효과를 발휘한다. 그렇다면 몸에 좋은 다크 초콜릿도 그렇게 쓰지는 않다.

견과류

우리 집 정원에는 내가 매년 가을 호두 수확을 기대하는 아름다운 호두나무가 한 그루 서 있다. 견과류는 다람쥐뿐 아니라 우리 인간에게도 에너지가 풍부한 이상적인 겨울 양식이다. 게다가 많은 질환의 치료와 예방에도 효과적인 보완 작용을 한다.

심장병 예방과 치료 전문가 집단인 미국 심장 협회는 1980년대만 해도 높은 지방 함량 때문에 견과류 섭취를 경고했다. 그러나 우리는 그사이 이것이 완전히 잘못된 평가임을 안다. 견과류는 자연이 우리에게 준 최고의 선물 중 하나다. 앞서 설명했듯이 견과류의 건강 효과는 오메가3 지방산(호두)과 단순 불포화 지방산(아몬드, 개암)의 높은 함량 때문이다. 심지어 그사이 장내 세균에도 견과류의 역할이 중요하다는 것이 밝혀졌다. 피스타치오와 아몬드를 규칙적으로 섭취했더니 장내 미생물 군집이 건강한 세균으로 바뀌었다. 견과류는 장내 세균의 아주 유익한 먹이다.

일반적으로 견과류는 지방 함량이 높아서 쉽게 부패하고, 습한 곳에 보관하면 곰팡이가 필 수 있다. 곰팡이 냄새가 나거나, 검푸른 얼룩이 있거나, 알알한 맛이 나는 견과류는 먹지 말고 바로 뱉어야 한다. 곰팡이균 아스페르길루스가 생산하는 독성 물질 아플라톡신이 생겼을 수도 있기 때문이다. 호두와 아몬드는 밀봉한 상태로 차게 보관하는 것이 가장 좋다.

호두

견과류의 왕은 호두다. 호두에는 슈퍼 푸드에서 기대할 수 있는 모든 것, 즉 오메가3 지방산과 식이 섬유, 항산화 물질이 다들어 있다. 게다가 맛도 좋다. 연구 결과, 호두는 혈압을 낮추고 혈관 질환과 심장 질환의 예방에 탁월한 효과를 보였다. 심지어 암에도 일부 효과가 있다는 보고가 있다.

피스타치오

당뇨와 고혈압에는 피스타치오를 권한다. 피스타치오는 좋은 장내 세균의 활성화에도 도움을 준다. 피스타치오를 먹는 사람들의 대변에서는 장암과 당뇨를 막는 효과가 있는 짧은 사슬 지방산 부티르산염이 많이 발견된다. 다만 소금 간이 되지 않은 것을 먹어야 한다.

피칸

아메리카 원주민들이 많이 먹었던 피칸은 식물학적으로 호두와 비슷하고 생김새도 유사하다. 보스턴 터프츠 대학 연구팀은 물질대사 장애가 시작된 비만 환자들을 상대로 피칸의 효과를 조사했다. 참가자 26명은 4주에 걸쳐 똑같은 칼로리를 제공받았는데, 실험 집단은 매일 피칸 40그램을 추가로 섭취했다. 피칸을 먹은 사람들은 4주 뒤 혈당이 뚜렷이 개선되고, 인슐린 수치와 콜레스테롤 수치가 낮아졌다. 그렇다면 매일 피칸을 한 줌씩 먹는 것은 혈당과 콜레스테롤 수치가 높은 환자에게 도움이 될 수 있다. 나는 피칸의 고소한 맛과 은은한 단맛을 좋아한다. 피칸의 단점은 상대적으로 비싼 가격과 짧은 보존 기간이다.

땅콩

땅콩은 식물학적으로 견과류가 아니라 콩과에 속한다. 그럼에도 다른 콩과 열매와 마찬가지로 매우 건강하다. 첫눈엔 무척 놀랄 수도 있지만 한 연구에서 땅콩버터의 규칙적인 섭취는 심근 경색의 위험도 낮추었다. 그 때문에 아이들과 함께하는 아침 식사에서는 견과류가 들어간 초콜릿 잼보다 땅콩버터를 권한다. 전자에는 당이 많고, 팜유도 들어 있다.

체중 감량을 위한 견과류

견과류는 지방과 칼로리가 많음에도 체중 감량을 돕고 콜레스테롤 수치를 떨어뜨린다. 내가 비만 환자들에게 견과류를 추가로 먹을 것을 권할 때마다 환자들은 의아해 한다. 나는 의도적으로 〈추가로〉라는 단어를 꼭 사용한다. 연구 자료뿐 아니라 나 자신의 경험을 통해 견과류가 포만감을 주어 그 뒤에는 덜 먹게 된다는 것을 알기 때문이다. 물론 건강하지 않은 음식을 덜 먹는 것이 가장 좋다.

체중 감량에는 특히 피스타치오가 좋다. 피트타치오는 먹기 전에 껍질부터 벗겨야 한다. 이런 행위 하나만으로도 뇌에 포만감 신호를 보내기에 충분하다. 영양학에서는 이런 심리적 반응을 〈피스타치오 원칙〉이라고 말한다. 천천히 야무지게 씹어야 하는 단단한 호두와 아몬드에도 똑같은 원칙이 적용된다. 게다가 견과류는 실제로도 지방 분해를 촉진하는 진정한 〈지방 연소제〉다. 그 때문에 권장량에 제한을 두지 않는다.

아보카도

녹나뭇과 상록수 아보카도의 열매는 그사이 평판이 상당히 좋아졌다. 아보카도는 올리브유와 마찬가지로 지방도 식물성이면 건강에 무척 좋을 수 있다는 사실을 본보기처럼 보여 주었다. 아보카도에는 단순 포화 지방산, 물, 식이 섬유가 들어 있다. 아보카도의 식물성 지방은 동물성 지방보다 건강하지만, 칼로리도 많다. 그 때문에 첫눈에는 체중 감량에 도움이 되지 않을 것으로 보인다. 하지만 여러 연구에 따르면 규칙적으로 아보카도를 섭취한 사람은 전체적으로 영양 상태가 좋고, 비만이 적고, 콜레스테롤 수치가 낮았다.

　그런데 아보카도는 한동안 시험대에 올랐다. 1975년 아보카도 나뭇잎에서 독성 물질 퍼신이 발견되었다. 연구자들은 아이디어 차원에서 이 독소를 항암 화학 요법에 투입할 수 있는지 조사했고, 실험을 통해 아보카도 열매 추출물이 혈액 세포에 유전적 손상을 가할 수 있음이 밝혀졌다. 하지만 우리가 섭취하는 아보카도 성분은 정맥으로 투입되는 것이 아니라 위를 거치고, 그를 통해 해로운 물질은 위산에 의해 무력화된다. 그렇다면 아보카도를 좋아하고 자주 먹는 사람은 제산제 복용을 조심할 필요가 있을지 모른다. (그게 아니더라도 제산제는 너무 쉽게 처방되고, 치매와 골다공증 위험을 높인다.) 아무튼 실험실 연구를 통해 식도와 장, 전립선의 암세포 성장이 아보카도에 의해 억제되는 것이 확인되었다. 첫 관찰 연구에서는 매일 적어도 아보카도 3분의 1쪽 이상을 먹은 남자들에게서 전립선암의 위험이 뚜렷이 낮아졌다. 그렇다면 남성들이여, 과카몰리[16]를 즐겨라!

아쉽게도 아보카도는 생태적으로 막대한 오점이 있다. 아보카도를 재배하려면 엄청난 양의 물이 필요한데, 이미 몇몇 나라에서는 그로 인해 물 부족 사태가 일어나고 있다. 토마토 1킬로그램을 생산하려면 평균 180리터가 필요한 반면에 아보카도는 1천 리터가 필요하다. 그렇다면 아보카도와 과카몰리를 즐기는 것은 좋지만 매일 그러지는 말라고 권하고 싶다. 아보카도도 유기농으로 구입해야 한다.

16 Guacamole. 아보카도에 토마토와 양파, 고추, 갖은 향신료를 넣고 만든 멕시코 전통 소스.

브로콜리와 배추과 식물

양배추는 십자화과(또는 배추과) 채소의 대표 격이다. 꽃잎이 십자 형태로 배열되어 있어서 그런 이름이 붙었다. 배추과 식물은 6천 년 전부터 재배되었고, 그 의학적 효능은 이미 고대 이집트와 고대 로마의 의서에도 적혀 있다. 야생 양배추에서 갈라져 나온 배추과 식물 중에는 브로콜리, 콜리플라워, 방울 양배추, 케일이 있다. 아시아의 청경채, 콜라비, 순무, 갯무, 겨자무, 루콜라, 유채, 겨자, 무, 다닥냉이도 십자화과에 속한다.

브로콜리

십자화과 식물 가운데 스타는 단연 브로콜리다. 이 식물은 암을 예방하고, 당뇨에 효과가 있고, 염증을 억제하고, 면역계를 강화한다. 브로콜리는 십자화과 식물 중에서 가장 많이 연구된 종이다. 하지만 그게 다른 종들은 그만큼 건강하지 않다는 뜻은 아니다. 십자화과 식물에 함유된 가장 중요한 물질은 글루코시놀레이트다. 이 물질의 효과는 브로콜리를 잘게 썰어서 씹을 때 비로소 나타난다. 그러니까 가수 분해 효소인 미로시나아제가 나와 글루코시놀레트를 분해하고 작용물질인 설포라판을 분비하는 것이다. 설포라판은 항산화 능력이 뛰어나고, 염증 억제 및 독성 제거 작용을 한다. 또한 암 예방 말고도 위궤양과 위염을 일으키는 헬리코박터 파일로리균에도 효과가 좋다. 그 때문에 설포라판은 위암 방지에도 도움이 되는 것으로 추정된다.

브로콜리를 조리할 때는 너무 오래 끓이지 않도록 주의해야 한다. 그렇지 않으면 브로콜리의 건강한 성분이 절반 이상 사라진다. 게다가 미로시나아제 효소는 무척 민감해서 오래 끓이면 설포라판의 형성을 저지한다. 미국 의사이자 영양학자인 마이클 그레거는 해결책을 제시한다. 〈잘게 썰고 기다리는 것〉이다. 다시 말해 브로콜리를 잘게 썰어 15분가량 도마 위에 둔 뒤 끓는 물에 넣으라는 말이다. 그러면 미로시나아제가 분비되고, 설포라판이 형성된다. 이런 식으로 조리하면 브로콜리를 좀 오래 끓여도 건강한 물질이 줄지 않는다.

또 다른 방법은 브로콜리를 생으로 먹거나 겨자무, 루콜라, 겨자와 함께 먹는 것이다. 모든 십자화과 채소에는 미로시나아제가 들어 있다. 이것들은 어떤 경우든 잘 씹어 먹어야 효소가 더 잘 분비된다. 슈퍼마켓의 유기농 코너에서 판매하는 브로콜리 새싹은 설포라판의 보고다.

케일

케일은 브로콜리와 대적할 만한 만능 채소인데, 무엇보다 혈중 콜레스테롤 수치를 감소시킨다. 미셸 오바마는 퍼스트레이디 시절 백악관 정원에서 케일을 직접 재배했는데, 이후 미국에서 케일 붐이 일었다.

보통은 굽거나 튀긴 요리를 권하지 않지만, 케일 칩은 예외적으로 건강하다. 만들기도 쉽다. 오븐용 종이에 줄기를 제거한 케일 잎을 올린 다음 120~140도에서 20분간 굽는다. 마지막으로 케일 칩에 향신료를 살짝 뿌려 주면 끝이다.

다른 십자화과 채소들

방울다다기양배추와 겨자무도 매우 건강하다. 겨자무에 건강한 파이토케미컬이 농축된 형태로 들어 있다는 것은 그 매운 맛에서 알 수 있다. 서양의 겨자무든 동양의 고추냉이든 식사 시간에 겨자무를 곁들여라.

냉동 채소는 신선 채소만큼 건강하지 않다. 냉동하기 전에 끓는 물에 살짝 데침으로써 이 채소들의 효소가 활성화되지 않기 때문이다. 사실 그게 냉동식품의 목표이기도 하다. 그래야 더 오래 보존할 수 있다. 이런 식품은 잘게 썰고 기다려 봐야 소용이 없다. 다만 냉동 채소에도 설포라판의 전 단계는 여전히 함유되어 있다. 그렇다면 냉동 채소에다 겨자씨, 루콜라 잎 몇 장, 신선한 브로콜리를 갈아서 넣으면 미로시나아제는 다시 활성화된다.

콩과 식물

콩과 식물에는 양질의 식물성 단백질과 식이 섬유, 다량의 미량 영양소가 들어 있다. 〈히스패닉 패러독스〉도 이 콩과 식물과 관련이 있는 듯하다. 미국으로 이주한 많은 라틴아메리카 인들은 식생활이 건강하지 않은 경우가 많다. 지방을 너무 많이 섭취하고 너무 달게 먹는다. 그러다 보니 과체중이 많다. 그런데 이상하게도 심혈관 질환의 비율은 낮다. 그건 매일 콩을 비롯해 다른 콩과 식물을 섭취하기 때문으로 보인다. 미국 암 연구 협회는 매 끼니 때마다 통곡물이나 콩과 식물을 먹으라고 권장한다.

콩과 식물로 요리한 음식은 무척 다양하고 맛도 기가 막히다. 예를 들면 렌즈콩 면, 병아리콩 후무스,[17] 흰강낭콩 수프나 스튜 같은 것들이다. 그런데 콩과 식물을 좋아하지만, 장내 가스로 힘들어 하는 사람이 많다. 독일인의 콩과 식물 섭취량이 1년에 평균 1킬로그램이 되지 않는 것도 그 때문이다. 이건 얼마든지 바꿀 수 있다. 장내 세균이 콩과 식물에 익숙해지면 장내 가스도 줄어들기 때문이다. 밝은 색의 렌즈콩과 병아리콩은 검정색 강낭콩이나 풋강낭콩보다 소화가 잘된다. 일반적으로 녹두도 소화가 쉽다. 게다가 소금, 후추, 정향, 마늘, 생강, 강황, 월계수 잎을 넣는 것도 소화를 돕는 요령이다.

직접 조리한 콩보다 장내 가스를 덜 차게 하는 통조림 콩을 구입한다면 염분을 줄이기 위해 물로 잘 씻어내야 한다. 하지만 여러분이 선호해야 할 콩은 당연히 신선한 콩이다.

대두는 가공하지 않고 발효된 상태가 가장 소화가 잘된다. 인도네시아가 원산지인 템페처럼 말이다. 템페는 얇게 썰어서 프라이팬에 살짝 구워 간장 소스에 찍어 먹으면 일품이다. 아쉽

---

17 Hummus. 으깬 병아리콩에 기름, 마늘, 소금을 섞은 중동 음식.

지만 독일에서는 값이 좀 비싸다. 두유와 두부는 이미 가공된 상태다. 그렇다 보니 두부에는 콩의 좋은 성분이 절반밖에 남아 있지 않고, 두유는 그보다 더 적다. 그럼에도 둘 다 권장할 만한 식품이다. 대두는 특히 유방암의 위험을 낮추는 효과가 있다.

콩으로 만든 채식주의자용 베지 버거에는 당과 소금을 비롯해 다른 기름진 조미료가 많이 들어간다. 그렇다면 기껏해야 고기를 대체한다는 의미 외에는 건강하다고 할 수 없다.

렌즈콩은 여러 측면에서 뛰어나다. 혈당을 낮추고 식이 섬유가 풍부한 프리바이오틱스 중 하나다. 조리 시간이 20~25분으로 비교적 짧고, 수프로 만들어 먹든 파스타 소스에 넣든 맛이 좋다.

루피너스도 콩과 식물로서 단백질이 무척 풍부하다. 게다가 루피너스로 만든 스테이크는 맛이 아주 좋다. 직접 요리할 수 없다면 소금과 다른 첨가물이 너무 많이 들어가지 않은 것을 골라야 한다.

인슐린 수치와 당뇨에 미치는 콩과 식물의 긍정적 효과는 〈이른바 두 번째 식사 효과Second-Meal-Effect〉를 통해 길게 유지된다. 이 효과는 일종의 지연 식사로서 작용물질을 여러 시간에 걸쳐 서서히 방출하는 지연 약물과 유사하다. 한 임상 실험에서 첫째 날에는 환자들에게 아침 식사로 붉은 렌즈콩 1인분을 제공했고, 둘째 날에는 당 함량이 높은 식사를 제공했다. 이튿날 렌즈콩을 먹은 그룹이 비교 그룹보다 인슐린 수치가 낮았다. 이 효과는 블루베리의 경우와 비슷하게 렌즈콩 때문만이 아니라 장내 세균의 활발한 공동 작업 때문이기도 하다. 장내 세균은 서두르지 않고 렌즈콩을 소화시키면서 혈당과 인슐린 상승을 억제하는 대사 물질을 생산한다.

비트

고혈압 환자들이 천연 식품을 통한 보완 치료법을 물을 때 내가 가장 먼저 추천하는 것이 비트 주스다. 연구 데이터에 따르면 비트 주스 250ml나 같은 양의 신선한 비트를 매일 섭취하면 혈압 강하제와 동일한 효과가 나타난다. 비트에 다량으로 함유된 질산염은 위를 거쳐 혈액 순환계로 흡수된다. 혈액에 있는 질산염의 30퍼센트는 침샘에 저장된다. 입 안과 혀의 세균은 질산염을 아질산염으로 바꾸고, 침을 삼킴으로써 아질산염은 다시 위로 들어간다. 위에서는 위산에 의해 아질산염이 다시 일산화질소로 전환된다. 일산화질소는 우리의 혈관이 좋아하는 물질로서 혈관을 말랑말랑하게 하고 이완시킨다. 비트가 건강에 좋은 것도 바로 장과 침샘의 순환 덕분이다. 또한 혈관을 확장시키는 성질 때문에 심장학에서도 그사이 심부전에 비트 주스를 권장한다.

비트 주스는 혈압만 낮추는 것이 아니라 천연 강장제이기도 하다. 엿새 동안 매일 비트 주스 500ml를 마신 남자는 자전거 에르고미터 테스트에서 다른 음료를 마셨을 때보다 지구력이 더 강했다.

질산염은 구강 위생에서도 특별한 역할을 한다. 비트는 충치를 막는 작용을 하고, 국부적으로 잇몸 염증과 치주 질환에 도움을 준다. 그런데 질산염의 함량은 모든 비트 종이 동일하지 않다. 〈모나리자〉 종은 1리터 당 4,000mg이 넘는 질산염이 들어 있지만, 〈로부시카〉 같은 다른 종은 500mg뿐이다.

어쩌면 여러분은 〈질산염〉이라는 말에 깜짝 놀랐을지 모른다. 암을 유발하는 물질로 의심받으니 말이다. 실제로 경작지에 거름이나 두엄을 너무 많이 주는 바람에 지하수의 질산염 함량이 높아지는 현상을 경고하는 목소리가 끊이지 않는다. 카슬러[18]와 다른 육류 가공품도 아질산염으로 정제하기 때문에 건강하지 않는 것으로 여겨진다. 그러나 채소에 들어 있는 질산염과 아질산염은 다르다. 그것들은 왜 건강할까? 아질산염 자체는 암을 유발하지 않는다. 단백질과 결합했을 때에야 발암 물질인 니트로사민으로 변한다. 니트로사민은 육류에 대량으로 포함되어 있지만, 채소에는 거의 없다. 게다가 채소에 함유된 수많은 파이토케미컬은 아질산염이 니트로사민으로 바뀌는 것을 막는다. 대신 좋은 일산화질소를 만들어 낸다. 그 때문에 독일 연방 위해 평가 연구원도 채소에 함유된 질산염에 대한 경고를 대폭 완화했다. 장점이 훨씬 많기 때문이다.

18 Kassler. 소금에 절여 훈제한 돼지고기. 얇게 썰어 빵에 얹어 먹거나 두툼하게 썰어 프라이팬에 구워 먹는다.

푸른잎채소

푸른잎채소는 최대한 많이, 그것도 매일 먹어야 한다. 근대, 시금치, 버터헤드 상추, 꽃상추, 양상추, 들상추처럼 잎이 녹색인 채소는 많이 먹는 게 좋다. 파스타나 감자 요리에도 넣어 먹어라. 푸른잎채소는 심장병, 뇌졸중, 치주 질환을 예방하고, 수명을 늘린다. 푸른잎채소에는 모든 식물의 신비한 무기인 엽록소를 비롯해 파이토케미컬과 오메가3 지방산이 듬뿍 들어 있다. 푸른잎채소의 많은 성분은 지방에 녹는다. 그 때문에 시금치를 올리브유로 정제하거나, 샐러드드레싱에 호두나 볶은 참깨를 섞는 것이 좋다. 잎채소는 비트와 마찬가지로 질산염이 다량 함유되어 있다.

버섯

버섯에는 면역계를 강화하는 특수 미량 영양소가 풍부하다. 그 때문에 특정 질병에 사용하는 의학용 버섯들도 있다. 영지버섯, 잎새 버섯, 동충하초가 그렇다. 일반 식용 버섯도 면역계의 활동을 돕고, 항알레르기 작용을 한다. 귀리의 경우처럼 베타글루칸 덕분이다. 특히 잎새 버섯과 표고버섯, 느타리버섯, 양송이버섯은 항암 작용도 하는 것으로 증명되었다.

사과

개인적으로 사과는 꼭 슈퍼 푸드에 넣고 싶다. 〈하루에 사과 한 개면 의사가 필요 없다〉는 격언은 여전히 유효하다. 사과는 수많은 파이토케미컬 덕분에 아주 유익하다. 이 물질들은 항당뇨 효과와 암 예방 효과가 있다. 이런 효과에는 사과 껍질에 풍부한 퀘르세틴이 중요한 역할을 한다. 클라우스 라이츠만의 표현을 빌리자면 사과 껍질을 벗기는 행위는 의료 과실이나 다름없다.

사과의 큰 장점은 실용성이다. 사과는 어떤 자리에서도 잘 어울리고, 껍질을 통해 이상적으로 보호되고, 도구 없이 먹을 수 있고, 오래 보존된다. 물론 가을철 수확 직후에 신선한 상태로 먹는 것이 가장 좋다. 보존 기간이 길어지면 파이토케미컬 성분도 빠져나가기 때문이다. 그렇게 되면 하루에 한 개만으로는 의사를 멀리하기에 충분하지 않다.

음료

물

이상하게 들릴지 몰라도 물은 슈퍼 푸드다. 아니 좀 더 정확히 말하자면 슈퍼 드링크다. 물은 단연 가장 건강한 음료로서 우리 몸에 필수적이다. 그렇다면 얼마나 마셔야 할까?

하루에 적어도 2~3리터를 마시되 그냥 맹물로 마시는 것이 가장 좋다. 익숙한 권고다. 이 생각이 어디서 유래했는지는 더 이상 확인되지 않는다. 다만 과학적 근거는 없다. 사우나 후나 운동으로 땀을 많이 흘렸을 때, 또는 설사병으로 수분이 많이 빠져나갔을 때는 당연히 우리 몸의 수분 대사는 다시 균형을 찾아야 한다. 한창 공부할 나이에 수분이 부족하면 집중력에 장애가 생기고 능률이 떨어지는 것은 연구로 증명되었다. 게다가 수분 부족은 사람을 지치게 하고 맥없이 만든다. 환자들도 물을 너무 적게 마시면 매번 두통을 호소한다.

심장과 혈관이 건강한 사람이 하루에 최소한 물을 다섯 잔 마시면 심장병 예방 효과가 있다. 충분한 수분 공급은 담석, 만성 방광염, 방광암을 막아 준다. 한 연구에서는 1년에 적어도 세 번 이상 방광염을 앓는 여성을 두 집단으로 나누었다. 한 집단은 1년 동안 평소 습관대로 물을 마셨고, 다른 집단은 매일 추가로 1.5리터를 더 마시게 했다. 더 마신 쪽의 결과가 좋았다. 방광염 발병 횟수가 절반가량 줄었으니까. 2018년에는 한 연구팀이 신장 기능에 가벼운 장애가 있는 사람들(주로 노년층이다)을 상대로 물을 더 마셨을 때 증세가 호전되는지 검증했다. 놀랍게도 그렇지 않았다. 결과는 반대였다. 신장 기능은 중간 정도 신장이 약한 사람들이 물을 더 많이 마시지 않을 때 오히려 개선 효과가 있었다.

샤리테 병원의 미하엘 보슈만 연구팀에 따르면 식사 15~20분 전에 마시는 물 한 잔은 포만감을 주고 물질대사를 자극하고, 그로써 체중 감량이 좀 더 쉬워진다고 한다.

일반적으로 인간의 몸은 물을 적게 마시는 것에 익숙해져 있었을 것이다. 그건 오랜 인류사를 돌아보면 충분히 짐작이 간다. 석기 시대에 물병을 배낭에 넣고 다니거나 테이크아웃 커피를 들고 다니던 사람이 어디 있었겠는가? 특별한 경우를 제외하고는 끊임없이 물을 마시는 건 좋지 않다. 물을 너무 많이 마시면 혈관에 부담을 주고, 심장 순환 기능에 손상이 생기고, 심지어 혈압까지 높아질 수 있다. 체내 수분의 과도한 증가는 그렇지 않아도 할 일이 많은 신장에 부담이 된다. 따라서 내 충고는 이렇다. 몸이 보내는 신호에 주의하라. 목이 마를 때 물을 마시는 건 당연히 좋다. 하지만 갈증이 없을 때는 억지로 마실 필요가 없다. 고령인 경우에만 갈증감이 병적으로 줄어들 때가 많다.

우리 몸의 수분 상태는 간단한 실험으로 확인할 수 있다. 물 두 잔을 마시고, 한 시간 안에 거의 비슷한 양의 소변 (환한 색)을 본다면 체내의 수분 상태는 정상이다.

어떤 물을 마시는 것이 좋을까?
수돗물이 좋다. 병에 넣어 판매하는 물보다 미생물 오염이 적다. 수돗물은 판매되는 생수와 광천수보다 더 엄격한 기준으로 통제되기 때문이다. 게다가 가격도 저렴하다.

> 식사 중에는 물을 마시지 마라. 소화력을 떨어뜨리지 않
> 으려면 식사 직전과 중간에 물을 마시지 말아야 한다. 이
> 건 아유르베다에서 온 지혜다.

식수는 전 세계적으로 급속도로 성장하는 시장이 되었다. 거대 기업들은 벌써 오래전에 물 사업에 뛰어들었다. 그 때문에라도 우리는 광천수에 대한 과장 선전을 비판적으로 바라보아야 하고, 그들이 내거는 약속을 믿지 말아야 한다. 안타깝게도 그사이 많은 지역의 수돗물이 더 이상 예전처럼 절대적으로 권장되지는 않는다. 지하수 속의 잔류 약물 때문인데, 그런 약물로는 호르몬, 항불안제인 벤조디아제핀, 항생제, 조영제, 소염 진통제 같은 것들이 있다.

인도에 서식하던 흰등독수리는 1990년대에 소염 진통제 때문에 멸종 지경에 이르렀다. 그때까지 인도 아대륙에서 개체 수가 가장 많았던 이 독수리 종은 소의 사체를 먹고 죽어 나가기 시작했다. 그전에 소염 진통제으로 치료를 받은 소들이었는데, 이 약물의 작용물질이 독수리 몸속으로 들어가 신부전을 일으킨 것이다. 독일에서는 다행히 지하수의 소염 진통제 농도가 그리 높지 않지만, 폭넓게 사용되는 이 약물은 수돗물에서 여전히 발견되고 있다.

현대적인 정화 기술에도 불구하고 지금까지는 이 잔류물

을 제거하지 못하고 있다. 독일 심장 학회는 2017년 수질 문제를 연구했는데, 그 결과 시중에서 널리 판매되는 혈압 강하제 발사르탄 잔류물이 정화 시설에서 검출되었다. 심장 학회는 다른 혈압 강하제를 권고했지만, 그것으로는 당연히 문제가 해결되지 않는다. 그 때문에 연방 환경청은 정화 시설을 한 단계 더 늘려 네 단계로 확충하는 계획을 세우고 있다. 우리 자신도 약을 하수구나 변기에 버리지 않음으로써 지하수를 지키는 일에 적극 나서야 한다.

그사이 많은 사람이 정수기를 가정에 들여놓았다. 그런 만큼 정수기 광고도 점점 늘고 있지만, 건강상의 장점을 지나치게 과장할 때가 많다. 값은 비싸지만 성능이 뛰어난 정수기는 분명 약물과 중금속, 그 밖의 달갑지 않은 물질을 효과적으로 거른다. 하지만 그게 정말 건강에 중요한지는 말하기 어렵다. 예를 들어 너무 철저하게 정화하는 바람에 역삼투압 현상으로 기존의 좋은 무기질까지 제거되는 경우가 많다. 실제로 무기질이 적은 물은 깔끔한 맛이 나지만, 물은 무기질의 주요 공급원이다.

드러그스토어[19]에서 판매하는 저렴한 정수기 제품은 권장하지 않는다. 필터를 자주 교체하지 않으면 세균 오염의 위험이 크기 때문이다. 가격이 비싼 정수기는 수도관에 직접 연결

---

19 일반 의약품, 화장품, 건강 보조 식품, 생활용품, 미용제품 등 다양한 품목을 파는 체인점형 소매점.

해서 사용한다.

시중에서 판매되는 광천수를 마신다면 무겁더라도 유리병에 든 제품을 선택하는 것이 좋다. 페트병은 비스페놀 A 같은 의심스러운 연화제가 생수에 배출된다. 연화제가 건강에 미치는 많은 나쁜 영향, 그중에서도 특히 호르몬계에 미치는 영향은 그사이 분명하게 증명되었다. 비스페놀 A는 장내 세균에도 나쁜 작용을 한다. 특히 고온에서는 페트병의 해로운 성분이 벗겨져 나온다. 페트병의 물을 한 모금 마셨을 때 플라스틱 맛이 난다면 즉시 버리는 것이 좋다.

독일에는 광천수 공급원이 풍부하다. 지역에서 생산된 광천수를 구입하는 것이 환경에 유리하다. 좋은 물을 마시려고 이탈리아 광천수를 알프스 너머까지 운반할 필요는 없다. 땅을 파지 않고 자연스레 표면으로 올라오는 샘에서 나오는 물이 특히 신선하다.

생수든 광천수든 장 기능 개선, 장내 가스 억제, 식욕 증진 같은 건강상의 효과는 입증되지 않았다. 여행을 다녀 보면 독일을 빼고 거의 대부분의 나라에서 주로 생수를 마시는 것을 거듭 확인할 수 있다. 독일에서는 왜 그렇게 광천수를 좋아하는지 알 수 없다. 개인적으로는 생수와 광천수의 중간 맛을 좋아한다.

물은 충분히 마시되 갈증이 날 때 마셔라. 목이 마른 느낌이 없다면 억지로 마실 필요는 없다. 수돗물과 유리병에 든 물을 선택하고, 페트병에 든 물은 기피하라. 그리고 여러분 입맛에 맞는 물을 마셔라.

커피

커피는 의학에서 롤러코스터급 변화를 겪었다. 19세기와 20세기에는 에너지와 활력을 주는 일종의 〈강장제〉로 평가받았다. 이후 카페인 성분 때문에 많은 사람에게 버림받은 긴 고난의 시절이 이어졌다. 그러다 20년 전쯤 이 검은 음료는 화려하게 컴백했다. 심지어 만병통치약이라는 말까지 나돌았다. 그건 분명 과장이다. 비록 지금까지의 연구로는 상당수 질병이 커피로 예방될 수 있다고 하더라도 말이다. 파킨슨병, 제2형 당뇨, 심혈관 질환, 신장병, 간질환, 간염, 통풍, 담석, 폐 기능 장애, 우울증, 장암, 유방암, 전립선암, 심지어 초기 치매 같은 질병들이다. 수많은 연구 중에서 가장 인상적인 건 커피의 수명 연장 효과다. 2018년의 한 연구에 따르면 하루에 여덟 잔을 마시면 수명이 늘어날 가능성이 있다고 한다. 그러나 굳이 그 정도로 마실 필요는 없다. 하루에 서너 잔이면 충분하다. 어떤 종류의 커피든 상관없고, 카페인 없는 커피도 건강에 이롭다.

  그런데 커피에는 부작용도 있다. 이것은 특히 치료 단식을 할 때 뚜렷이 알 수 있다. 평소에 규칙적으로 커피를 마시던 사람이 갑자기 단식을 하면 두통이 찾아온다. 그건 나를 포함해서 많은 사람이 그렇다. 〈커피 금단 현상〉이다.

잠드는 데 문제가 있는 사람은 커피를 마시지 않는 것이 좋다. 스트레스가 있을 때 커피를 많이 마시면 정반대 결과로 이어질 때가 많다. 카페인이 활력을 주고 힘든 일을 더 쉽게 견디게 해줄 거라는 기대 때문에 당장 필요한 휴식이 또다시 미루어지는 것이다. 그런 상태에서 계속 커피를 마시다 보면 결국 탈진과 번아웃이 나타날 수 있다.

임신 중에 커피를 마시면 조산 비율이 높아지고, 신생아의 저체중이 염려된다. 커피는 많은 사람의 위에 부담을 준다. 이런 속 쓰림은 로스팅 방식 때문에 생길 때가 많다. 〈시간이 돈〉이라는 모토에 따라 원두를 고열에서 1~2분간 로스팅하면 쓴 물질과 산이 다량으로 생성된다. 낮은 온도에서 좀 더 길고 조심스럽게 로스팅하면 위는 자극을 덜 받고, 소화도 잘된다. 짧게 로스팅한 원두라면 커피에 우유를 약간 넣는 것도 소화 부담을 줄이는 한 방법이지만, 그렇게 하면 안타깝게도 커피의 좋은 효과가 줄어든다. 필터 커피도 소화가 잘될 때가 많다. 콜레스테롤을 약간 높인다는, 원두에 함유된 기름(카페스톨과 카와웰)이 필터에 의해 걸러진다.

커피는 사람마다 다르게 작용한다. 내 지인은 오후 2시 이후 커피를 마시면 잠을 못 잔다. 나는 저녁 9시에 에스프레소를 마셔도 놀랄 정도로 잘 잔다. 실제로 커피 대사가 빠른 사람과 느린 사람이 있다. 그런데 커피를 마시는 사람들의 유전자와 물질대사를 조사한 2018년의 연구에 따르면 대사 방식은 원두의 긍정적 효과에 영향을 주지 않는다고 한다.

마지막 항목에서도 커피는 그사이 명예를 회복했다. 염기가 풍부한 영양식을 지지하는 사람들은 커피가 몸에 산 부담을 준다고 믿는다. 하지만 반대다. 커피는 그 자체로 염기성이다. 커피를 마신 뒤의 속 쓰림은 원두에 함유된 타닌 성분 때문으로 약간의 위산이 식도로 올라온 것일 뿐이다.

커피는 건강한 영양에 도움이 된다. 커피를 내리는 방식은 의료적 효과에 영향을 끼치지 않는다. 하루에 두서너 잔이 가장 좋다. 블랙으로 마시든 아몬드 우유나 두유, 귀리 우유를 넣어서 마시든 상관없다. 다만 원두는 〈미디엄 로스트〉가 좋다.

이탈리아는 커피의 낙원이다. 허름한 주유소에서도 기가막힌 에스프레소를 뽑아내는 멋진 커피 머신이 비치되어 있다. 독일의 전자동 커피 머신으로 내리는 커피와는 비교가 안 된다. 여러분도 나처럼 커피를 좋아한다면 정말 좋은 커피 머신에 투자하라. 고전적인 모델도 정기적으로 점검하고 청소하면

20~30년은 거뜬히 사용할 수 있다. 커피는 너무 오래 로스팅하지 않은 원두를 구입해서 마실 때마다 신선한 상태로 갈아 마시는 것이 좋다. 그런 원두는 대부분 위에 부담을 주지 않는다.

차

자연 요법에서는 수천 년 전부터 약초를 차로 우려 마셨다. 독일에서는 몸이 좋지 않으면 보통 캐모마일 차나 허브차를 찾는다. 그런데 여기서 말하는 차는 나무처럼 크게 자라는 카멜리아 시넨시스, 즉 차나무에서 나온 차다. 고전적인 차들은 대개 차나무의 신선한 잎으로 만드는데, 찻잎을 가공하는 방식에 따라 녹차, 홍차, 백차로 나뉜다. 특히 홍차는 발효 과정을 거치기 때문에 색이 검다.

녹차나 홍차의 건강 효과는 이미 충분히 증명되었다. 특히 녹차는 일상적인 음료로도 자주 권장된다. 매일 마시는 녹차 두세 잔은 혈압과 콜레스테롤, 혈당을 낮추고 체중 감량을 돕는다. 다발성 경화증과 홍반성 낭창 같은 면역 질환, 유방암과 전립선암 같은 몇몇 암에도 보호 작용이 있는 것으로 추정된다. 녹차를 많이 마시는 아시아 국가들에서는 유방암 비율이 눈에 띄게 낮다(물론 이것은 콩 섭취와도 연관이 있다). 또한 녹차는 알레르기와 비염에도 효과가 있는 것으로 확인되었다.

녹차는 스트레스도 완화시킨다. 뇌전도 검사에서 뇌파 흐름은 녹차를 마신 지 몇 분이 지나지 않아 바로 뚜렷이 진정되었다.

　나는 녹차의 건강 효과가 그 속의 정말 다양한 성분 때문이라고 생각한다. 요즘 특히 녹차에서 가장 중요한 건강 성분으로 조명 받는 것은 파이토케미컬의 하나인 에피갈로카테킨갈레이트(EGCG)이다. EGCG는 심지어 초파리 실험에서 수명 연장 효과를 나타내기도 했다. 일본산 녹차는 대체로 다른 나라 녹차보다 파이토케미컬, 특히 EGCG 함량이 더 높다. 녹차를 의료용으로 섭취하고 싶다면 오래 우려내야 한다. 보통은 은은한 맛과 향기 때문에 2~3분 우리는 것이 좋다고 하지만, 건강에 도움이 되는 작용물질은 10분이 지나야 완전히 우러나온다. 물론 맛은 더 쓰고 강해지면서 약물과 비슷해진다. 아무튼 오래 우려낸 일본 녹차 한 잔은 뜨거운 물에 짧게 우린 중국차보다 폴리페놀이 100배 이상 들어 있다.

　가루 녹차인 말차(마차)도 권장할 만하다. 하지만 나는 개인적으로 맛이 깔끔한 일본산 센차를 좋아한다. 찻잎 몇 장만 넣고 우려도 놀라운 맛을 경험할 수 있다.

　녹차 추출물은 권하지 않는다. 간에 대한 부작용을 배제할 수 없기 때문이다. 녹차 자체에는 부작용이 거의 없다. 저녁에 마셨을 때 커피의 카페인과 비슷한 성분이 수면 장애를 일으킬 수 있는 점만 빼면 말이다. 홍차는 치아를 변색시킬 수 있다.

　차에도 커피와 동일한 원칙이 적용된다. 영국인이나 동프리스틀란트 사람들은 항의하겠지만, 우유를 넣고 마시지 마라. 우유가 차의 건강 증진 효과를 없애 버린다. 이는 약을 먹고 곧바로 반대 약을 먹는 격이다.

스무디

과일을 씹어 먹고 싶지 않다면 죽처럼 걸쭉하게 으깨서 마셔라. 그러면 안토시안과 폴리페놀 같은 귀중한 파이토케미컬은 사라지지 않는다. 식이 섬유와 결합된 이 물질들은 장내 세균으로부터 분리되어 혈액순환의 길로 들어간다. 과일을 압착해서 즙을 내면 과일에 함유된 가장 좋은 성분은 제거된다. 다만 스무디의 과육은 바람직하다. 따라서 투명한 사과 주스보다는 과육이 있는 탁한 사과 주스를 마셔라. 스무디를 만들 때는 너무 달지 않도록 조심해야 한다. 단 과일과 신 과일을 섞거나 채소와 향신료를 넣어라(푸른잎채소, 셀러리, 생강). 베리류는 스무디로 만들어 먹기 좋다.

스무디는 적당량을 먹어야 한다. 스무디 1리터는 과일 열 개에 해당하는데 그렇게 많이 먹는 것은 건강에 좋지 않다. 많은 양의 과당이 위와 장에 부담을 주고, 지방간을 촉진할 수 있다.

알코올은 마시지 말아야 한다

알코올은 조금만 마셔도 건강상의 위험을 안고 있다. 2018년 음주 습관 및 알코올로 인한 피해 실태를 지금껏 최대 규모로 조사한 국제 질병 부담 연구가 내린 결론이다. 이 연구에 따르면 알코올은 한 잔만 마셔도 득보다 실이 많다. 물론 하루에 한두 잔 마시면 심장병으로 사망할 위험이 조금 낮아진다는 보고가 있기는 하지만, 외견상의 그런 긍정적 효과도 알코올로 인한 치명적 결과(암, 간경변증, 고혈압, 결핵, 교통사고)에 비하면 너무 미미하다. 음주는 사망 원인과 건강상의 문제에서 흡연과 고혈압에 이어 세 번째를 차지한다.

그로써 우리는 막대한 문제에 직면해 있다. 알코올 소비가 사회적으로 깊이 뿌리 내려 있고, 널리 퍼져 있는 독일은 특히 더 그렇다. 독일 남성은 94퍼센트, 여성은 90퍼센트가 규칙적으로 술을 마신다. 하루에 알코올 10그램(대략 포도주 한 잔)을 마시면 술로 인한 질병 위험은 0.5퍼센트, 20그램은 7퍼센트가 높아진다. 이 수치는 갈수록 현기증이 날 정도로 가속도가 붙는다.

미국 국립 보건원(NIH)이 2018년 주류업계로부터 1억 달러의 후원금을 받고 시작한 알코올 소비에 관한 연구를 3개월 만에 중단한 것은 용기 있는 결단이었다. 국립 보건원 책임자들이 내부 기준을 무시하고 주류업계 관계자들과 만나 연구 방향을 공동으로 논의한 사실이 밝혀진 것이다. 주류업계의 의도는 분명하다. 알코올이 암을 촉진한다는 사실이 너무 비중 있게 다루어지지 않았으면 좋겠다는 것이다.

알코올이 암 발병을 촉진한다는 사실은 틀림없다. 알코올로 흡수된 에탄올은 알코올탈수소효소(ADH)에 의해 아세트알데히드로 바뀐다. 이 중간 산물이 물질대사에서 DNA를 손상시키는 것으로 보인다. 2018년 영국 의학 전문지 『란셋The Lancet』에 발표된 또 다른 연구는 알코올의 수명 단축 사실을 증명했다. 이를 위해 선진 19개국의 83편 연구 결과와 규칙적으로 술을 마시는 60만 명의 자료가 분석되었다. 그 결과 알코올은 일주일에 100그램(매일 포도주 한 잔 반)부터 남녀 모두에게 수명을 단축시켰다. 알코올 섭취량이 350그램이면 수명은 4~5년까지 줄었다. 영국 일간지 「가디언」은 다음과 같은 제목의 기사를 실었다. 〈매일 포도주를 한 잔씩 마실 때마다 수명은 30분씩 줄어든다.〉 따라서 의학적 권고는 오직 한 가지일 수밖에 없다. 적게 마시는 것이 낫고, 한 방울도 입에 대지 않는 것이 최선이다. 나는 이 메시지가 모든 사람에게 지지받지는 못한다는 사실을 잘 안다. 레드와인이 건강하다는 전설의 토대는 매우 효과적인 식물성 물질 레스베라트롤과 퀘르세틴이다. 적 포도의 껍질에 있는 이 물질은 실제로 건강에 아주 좋다. 하지만 이 물질의 흡수율은 알코올과 함께 섭취하지 않을 때 더 높다. 그러니 포도를 먹거나 포도 주스를 마시고, 포도주는 단념하라. 알코올은 일반적으로 건강 증진 효과가 전혀 없다. 아니, 오히려 반대다. 심장 건강에 좋다는 말도 그사이 의문시되고 있다.

심지어 『영국 의학 저널』은 그간 끈질기게 주장되어 온 알코올의 건강 증진 효과가 실은 통계 오류(또는 뛰어난 마케팅)에 기인한 것으로 보인다고 보도했다. 무알코올 맥주나 포도주를 시험해 보라. 인간은 습관의 동물이고, 약간의 인내심만 있으면 어떤 습관도 바꿀 수 있다는 점을 명심하자. 여러분이 지금까지 술을 마시지 않았다면 이후로도 입에 대지 않는 것이 좋다.

소금

소금이 슈퍼 푸드에 포함된 걸 보고 의아해하는 사람들이 있을 것이다. 소금을 많이 먹지 말아야 한다는 말은 귀에 못이 박히도록 들었고, 8~12그램에 이르는 독일인의 일일 소금 섭취량(4~6그램이 최적이다)이 매우 높다는 사실은 웬만한 사람이면 다 알고 있기 때문이다. 그럼에도 소금은 우리 몸에 없어서는 안 될 기본 성분이다. 소금을 둘러싼 전쟁은 그냥 아무 이유 없이 벌어진 게 아니다.

소금은 영양학이 얼마나 복잡한지를 보여 주는 전형적인 예이다. 상충되는 연구 결과가 끊임없이 발표되면서 의사들도 대부분 소금 섭취에 대한 권고를 내놓기가 조심스러워졌다. 우리는 분명 소금을 너무 많이 먹는다. 그러나 문제는 식탁 위의 소금이 아니라 소금이 너무 많이 들어간 식품이다. 이 식품 목록의 맨 위를 차지하는 것이 소시지(다른 보존제를 사용하지 않는 유기농 소시지에도 점점 소금 함량이 높아지고 있다), 치즈, 그리고 모든 인스턴트식품이다. 특히 냉동 피자, 육수 스톡, 겨자, 케첩은 소금 함량이 무척 높다.

된장국과 간장은 소금 맛이 바로 느껴지지만, 발효된 콩의 좋은 성질 덕분에 좋지 않은 면이 상쇄된다. 나는 류머티즘이나 다발성 경화증 같은 면역 질환이 있는 환자에게 소금을 적게 먹으라고 권고한다. 고혈압의 경우는 개인마다 좀 다르다. 인간은 전 세계적으로 3분의 1이 소금에 민감하다. 소금을 먹으면 혈압이 상승한다는 말이다. 그건 곧 3분의 2는 소금이 혈압에 영향을 주지 않는다는 뜻이다. 그 때문에 고혈압 환자에게 일률적으로 소금을 금지하는 것은 합리적이지 않다. 나는 환자들에게 4주 간의 자가 실험을 권한다. 4주 동안 소금을 거의 섭취하지 않고 가급적 빵을 적게 먹고 나서 혈압을 체크해 보라는 것이다. 독일에서는 빵이 강력한 소금 공급원 중 하나다. 반면에 지중해 연안에서는 전통적으로 소금을 넣지 않고 빵을 굽는다.

진화적으로 우리 몸은 소금을 많이 받아들일 필요가 없었다. 신장에 소금을 잘 붙잡아 두는 능력이 있었기 때문이다. 그런데 염장으로 식품을 보존하는 문화가 발달하면서 소금 섭취는 급격히 늘어났고, 그와 함께 소금 문제가 시작되었다.

의사와 영양학자들은 수년 전부터 식품에 들어가는 소금과 지방, 당의 양을 줄이자고 식품업계를 설득하고 있다. 그러나 나쁜 맛이 그런 성분들로 가려지고, 그로써 식품업계는 많은 돈을 벌기 때문에 그 설득은 지금까지도 성공을 거두지 못하고 있다.

소금이라고 다 똑같은 소금일까?

소금의 종류는 의외로 다양하다. 물론 어떤 소금이든 화학적으로는 별 차이가 없다. 결국 97퍼센트까지 염화나트륨으로 이루어져 있다는 말이다. 반면에 맛 차이는 상당히 크다. 일반식용 소금은 눅눅한 맛이 날 때가 많다. 소금이 굳어지는 것을 방지하려고 고결 방지제를 첨가하기 때문이다. 나는 염전에서 바닷물로 만드는 순수 천일염을 좋아한다. 그런데 안타깝게도 천일염에서 점점 많은 양의 미세 플라스틱이 검출된다. 그건 고급 플뢰르 드 셀[20] 천일염도 마찬가지다. 천일염은 햇볕이 뜨겁고 바람이 잔잔한 날에만 해수면에서 나무 삽을 이용해 얻는다. 암염은 지하에서 채취한 소금이다. 엄밀하게 말하면 암염도 수백만 년 전에 건조된 천일염이다. 당시 바다는 아직 깨끗했다. 그렇다면 천일염보다 좋은 암염을 고르는 것이 좋아 보인다.

20 Fleur de Sel. 프랑스 게랑드 지방에서 전통 수작업 방식으로 생산한 천일염.

집에서 요리할 때 소금 대신 향신료를 사용하라. 소금 대신 갖가지 맛좋은 향신료로 몇 번 요리하다 보면 소금을 별로 넣지 않고도 충분히 먹을 수 있다는 사실을 알게 된다.

영양 보조제

사실 선진국에서는 전반적으로 영양 상태가 좋아 비타민과 무기질 결핍이 드물기 때문에 영양 보조제를 따로 복용할 필요가 없다. 다만 몇몇 예외는 있다.

- 비건식 영양을 실천하는 사람은 비타민 B12를 따로 섭취해야 한다. 알약이건 액상 형태건, 아니면 주사의 형태건.
- 많은 양의 생리혈로 철분이 부족한 여성은 철분제를 복용하거나 철분을 함유한 통곡물과 채소를 비타민 C와 함께 먹어야 한다.
- 신부전증 환자는 비타민 D를 보충해야 한다. 대부분의 다른 질병에서는 비타민 D 혈중 농도가 확연하게 낮지 않다면 복용할 필요가 없다.
- 임신부는 예방 차원에서 엽산을 복용해야 한다.
- 노약자는 경우에 따라 비타민과 무기질이 더 필요할 수 있다.

● 그건 일부 급성 중병에도 해당한다(예를 들어 암 질환).

이런 예외를 제외하면 영양 보조제는 따로 복용하지 않는 편이 좋다. 그보다는 과일과 채소, 통곡물, 향신료처럼 자연에서 얻을 수 있는 천연 영양제를 섭취하라. 그럼에도 영양 보조제를 복용하고 싶다면 먼저 의사와 상담하라.

건강한 식품이 꼭 비싼 건 아니다

가능한 한 적은 돈으로 많은 칼로리를 제공하는 건 패스트푸드다. 그러나 칼로리는 우리 몸에 소중한 유일 가치가 아니다. 영양소의 가치는 어떨까? 건강한 식품은 얼핏 보면 냉동 피자보다 비싸 보인다. 하지만 영양소 면에서 보면 건강한 채소는 패스트푸드보다 훨씬 싸게 먹힌다.

하버드 대학의 학자들은 식품 가격과 영양소 함량을 비교하는 체계를 개발했다. 채소는 인스턴트식품보다 비싸 보이지만 건강상의 가치는 훨씬 더 높았다. 수치로 환산하면 가공하지 않은 채소는 인스턴트식품보다 영양소 가치가 6배나 더 높았다. 육류와 비교하면 채소는 3분의 1의 가격에 48배나 더 많은 영양소를 구입하는 셈이다.

더 저렴한 가격으로 더 많은 영양소를 얻고 싶다면 육류와 유제품은 집지 말고 콩과 식물과 견과류, 통곡물 같은 제품을 구입해야 한다. 대용량으로 포장된 저렴한 식품들 중에 유통기

한이 지나 버리는 상품이 얼마나 많은지를 생각하면 더더욱 그렇다. 여러분의 돈을 좀 더 건강하고 장수에 도움이 되는 식품에 투자할 것을 호소한다. 충분한 이득이 남는 일이다.

결론: 더 잘 먹고 더 오래 살기 위한 수칙

다음 열다섯 가지 규칙을 명심하자.

- 많은 푸른잎채소
- 많은 콩과 식물
- 건강한 지방: 견과류와 건강한 기름은 풍부하게
- 좋은 제철 과일
- 소금은 적게, 향신료와 양파, 마늘, 허브는 많이
- 통곡물은 많이, 흰 밀가루는 아예 먹지 않거나 적게
- 설탕과 단것 줄이기
- 육류, 햄, 소시지, 달걀은 아예 먹지 않거나 적게 먹기
- 우유는 전혀 먹지 말고, 유제품은 적게
- 생선은 아예 입에 대지 않거나 적게 먹기
- 간식으로 과자 먹지 말기
- 음료: 커피, 차, 물은 마시고 술과 소프트드링크, 레모네이드는 전혀 마시지 않거나 적게
- 가공식품은 적게
- 식사 습관(천천히, 느긋하게, 오래 씹기)
- 간단하게 단식하기(간헐적 단식, 치료 단식)

3부
간단하게 단식하고 더 오래 살자
─ 치료 단식, 단식 모방 식이법, 간헐적 단식

1
단식이 우리에게 중요한 이유

오늘날 모든 만성 질환의 70퍼센트는 잘못된 영양 섭취에 원인이 있다. 물론 우리처럼 물질적으로 풍요한 나라에서는 이미 영양 결핍이나 영양실조는 먼 나라 이야기다. 우리를 병들게 하는 건 오히려 영양 과잉이다. 끊임없이 먹음으로써 우리 몸에 필요 이상으로 영양을 공급하는 것이 문제를 일으킨다는 말이다.

수백만 년 동안 배고픔은 우리 몸의 일상적 동반자였다. 그건 1974년 에티오피아에서 발견된 320만 년 전의 두개골 화석 〈루시〉만 봐도 알 수 있다. 우리 몸의 체계는 장시간 아무것도 먹지 못하는 상황에 맞추어져 있다. 하지만 우리 현대인들은 반대로 살고 있다. 하루에 열 번도 넘게 칼로리를 섭취한다. 식사 시간뿐 아니라 중간에도 계속 뭔가를 먹기 때문이다. 수많은 과자나 달달한 식품이 과연 삶의 질을 높여 주는 즐거움일까? 나는 그렇지 않다고 생각한다. 식품업계의 배만 불리는 일이다.

아무튼 우리 몸의 물질대사는 지속적인 음식물 섭취로 과부하가 걸렸다. 수십 년 전부터 무엇을 먹어야 하는지에 대한 논의는 활발하게 이루어졌지만, 언제 얼마나 자주 먹어야 하는지는 부각되지 않았다. 사실 이 문제에 대한 답을 찾는 것은 굉장히 중요하다. 지난 20년 동안의 연구 결과에 따르면 규칙적으로 단식하는 모든 생명체는 수명이 20~30퍼센트 늘어났기 때문이다. 비록 많은 연구가 아직은 동물에 국한되고 인간에 대한 최종 결론까지 내려진 것은 아니지만, 충분히 지침으로 삼을 만하다. 단식을 통해 우리 기관과 조직의 물질대사 지표가 인상적으로 개선되는 것이 뚜렷이 보이기 때문이다. 어떤 약도 이만큼 수명을 연장하는 효과를 내지 못한다.

치료 단식이든 간헐적 단식이든 단식의 장점은 분명하다. 쉽게 실천할 수 있고, 돈이 적게 들고, 질병의 치료와 예방에 매우 효과적이라는 것이다. 게다가 단식은 견디기가 어렵지 않고, 전체적으로 건강과 활력에 긍정적으로 작용한다. 체중 관리나 감량에도 좋은 것은 두말할 필요가 없다. 마지막으로 치료 단식과 간헐적 단식은 정말 놀랍게도 좀 더 강렬하게 집중하면서 음식을 즐길 수 있게 해준다.

단식은 굶는 것이 아니다

단식을 해본 적이 없거나 단식에 비판적인 사람들이 자주 하는 말이 있다. 뭐 하러 자발적으로 굶어 가면서까지 삶의 커다란 행복인 먹는 즐거움을 포기하느냐는 것이다. 오해다. 단식은 결코 먹는 즐거움에 반대하지 않는다. 오히려 단식 뒤에는 먹는 즐거움이 더 커진다. 삶의 모든 영역이 그렇듯 영양에서도 중요한 것은 균형이다. 단식은 우리 몸의 균형에 기여한다.

굶는 것과 단식을 혼동하면 안 된다. 비슷한 점이 없진 않지만 근본적으로 다르다. 비유하자면 단식과 굶는 것은 스스로 좋아서 움직이거나 운동하는 것과 겁에 질린 상태에서 호랑이에게 쫓겨 도망치는 것과 비슷하다. 단식은 항상 자발적이다. 〈영양 및 치료 단식 의사 협회〉의 강령에도 그렇게 적혀 있다. 굶는 것은 그렇지 않다.

최근 연구들에 따르면 사람은 공복감을 누구나 똑같이 느끼는 건 아니다. 우리는 대개 정말 배가 고파서라기보다 때가 됐거나 맛있는 파스타 앞에 앉는 것이 즐거워서 먹는다. 그런데 군침 도는 음식이 앞에 있으면 갑자기 배가 고파진다. 아니, 좀 더 정확히 말하면 식욕을 느낀다. 미국의 소비자 행동 연구자 브라이언 완싱크는 이런 습관을 〈아무 생각 없이 먹기〉라고 불렀고, 독일에서는 이런 배고픔의 심리를 〈즐거운 배고픔〉 또는 〈쾌락적 배고픔〉이라고 말한다.

여러분은 언제 배고픔을 느끼는가? 배고픔은 어떤 느낌으로 다가오는가? 여러분은 배가 고픈 느낌을 전체적으로 정밀하게 관찰해 보아야 한다. 그런 측면에서 단식은 큰 도움이 된다. 정말 배가 고픈 것과 단순히 습관적으로 식욕을 느끼는 것의 차이를 명확하게 깨닫게 해 주기 때문이다.

단식은 어떻게 자가 치료를 촉진할까?

치료 단식이건 간헐적 단식이건 예방과 치료 면에서 매우 효과적이다. 이 말은 곧 단식이 기존의 질병을 완화하거나 치료할 수 있을 뿐 아니라 많은 질환의 발병까지 예방할 수 있다는 뜻이다. 치료 단식은 이미 그 말 안에 그런 뜻이 내포되어 있고, 실제로 그런 능력이 충분하다. 치료 단식은 오랜 전통으로 뿌리내린 단식 형태다. 예전에는 종종 단식이 비만하거나 가진 자들의 〈지방 제거〉나 〈몸속 찌꺼기 제거〉를 위한 〈사치스런 호사〉 정도로 비웃음을 받았다면 그사이 치료 단식은 자연 요법과 혁신적인 영양 의학계에서 가장 중요한 치료법 중 하나로 자리 잡았다. 게다가 현재의 연구 상황에 따르면 간헐적 단식보다 더 효과적이다.

　몇 년 전부터 치료 단식은 많은 전문 병원에서 류머티즘과 만성 통증 치료에 효과적으로 투입되고 있다. 또한 당뇨와 고혈압, 지방간, 고지혈증에도 빠르고 뚜렷한 효과를 보인다. 그뿐이 아니다. 특정 식품에 대한 불내성, 과민성 장 증후군, 염증성 장 질환, 알레르기, 그리고 다발성 경화증 같은 신경 질환에도 증세의 뚜렷한 완화와 병의 더딘 진행이 관찰된다. 게다가 현재 베를린 이마누엘 병원에서는 암에 대한 화학요법 시 단식을 보완 치료제로 투입하는 방안을 연구하고 있다.

우리 삶에서 먹는 것의 비중을 고려할 때 나는 환자들이 정말 손쉽게 단식을 실천하는 걸 보면서 매번 놀라움을 금치 못한다. 무거운 식사나 폭식을 했을 때 에너지가 충만하지 못하고 정신적으로도 흐릿한 상태가 되는 경험은 누구나 한번쯤 해봤을 것이다. 식곤증이라는 말이 그냥 나온 게 아니다. 반면에 단식을 하면 몸이 가벼워진다. 심지어 기분이 좋아지고 희열감까지 느끼는 환자가 많다. 이런 경험을 한 환자들은 더더욱 단식 규정을 충실히 지키고, 적극적으로 동참한다.

여러분도 시험 삼아 단식을 해보았으면 한다. 일정 시간 동안은 규칙적으로 음식을 섭취하지 않고도 얼마든지 잘 지낼 수 있다는 것을 깨닫게 될 것이다. 게다가 단식 뒤에는 음식 하나하나의 맛을 더욱 강렬하게 느낄 수 있을 뿐 아니라 더 건강하게 먹어야겠다는 마음까지 생긴다.

나는 어떻게 단식을 알게 되었을까?

내게 단식은 자연 요법의 가장 강력한 치료법이다. 여기서 말하는 단식은 비교적 긴 치료 단식이다. 이건 나 혼자만의 의견이 아니다. 과거의 단식 의사들도 최상급의 표현을 아끼지 않았다. 프라이부르크 의사이자 치료 단식의 선구자인 구스타프 리틀린은 단식을 〈메스 없이 하는 수술〉이라고 했다. 심지어 유럽에서 가장 유명한 단식 요법의 창시자인 오토 부힝거는

〈왕도〉라는 말까지 사용했다.

　나는 청소년기 시절 아버지가 주말에 단식을 할 때 밀의 씨눈 외에는 아무것도 먹지 않으면서도 전혀 아쉬움 없이 잘 지내는 것을 보며 자랐다. 아버지에게는 단식이 의학적 자연 요법이었다.

　나는 의학을 공부할 때 퍽 당혹스러웠다. 예과와 본과 시절뿐 아니라 내과에서 전문의 교육을 받던 첫 2년 동안에도 단식이라는 말을 한 번도 듣지 못했다. 그런 만큼 당시 베를린 자유 대학과 현재 샤리테 병원의 자연 요법과 교수인 말테 뷔링 교수 밑에서 레지던트 생활을 시작할 때의 충격은 실로 컸다. 실습 첫날 나는 고혈압, 당뇨, 류머티즘, 장 질환 등 여러 만성 질환에 시달리는 환자들에게 7~10일 동안 치료 단식이 처방되는 것을 보았다. 그때 특히 놀라운 것은 환자들이 단식을 무척 쉽게 받아들인다는 사실이었다. 일반식을 달라거나, 병원 카페테리아에서 몰래 음식을 사 먹는 환자는 단 한 명도 보지 못했다. 하루 이틀 조금 불안정한 적응 기간이 지나고 나면 거의 모든 환자에게서 기분 상승과 통증 완화가 나타났다.

　나는 의학적 검사로 단식의 전체적인 효과를 확인하는 법도 뷔링 교수에게서 배웠다. 우리 레지던트는 매일 단식 환자의 혀를 관찰했는데, 거기서 인상적인 변화를 확인하는 데는 특별한 기술이 필요하지 않았다. 처음엔 무척 심하게 끼던 설태가 서서히 변색되었고, 단식 며칠이 지나자 대부분 사라지거나 건강한 선홍빛 혀가 드러났다. 피부와 결합 조직에서도 똑같은 현상이 관찰되었다. 처음에는 대개 거칠고 불안정한 피부가 며칠 만에 깨끗해지고 진정되었다. 많은 통증 환자에게서는 표피 밑의 진피도 부드러워졌다. 요통 환자는 대개 결합 조직을 포함해 근육이 뻣뻣하게 경직되어 있었다. 나는 이런 환자들에게서 일어나는 변화를 날마다 규칙적으로 관찰할 수 있었다. 결합 조직은 좀 더 부드러워지고 탄력적으로 변했고, 많은 통증이 단식 하나만으로 개선되었다. 가장 흥미로운 건 얼굴 변화였다. 뷔링 교수는 이것을 〈단식 안색〉이라 불렀다. 환자들은 대개 심한 통증 때문에 무척 칙칙하고 긴장된 얼굴로 병원에 들어왔다. 심지어 고혈압과 당뇨 환자는 살짝 부은 얼굴에 부종과 다크 서클, 피부 홍반, 두피 건선까지 있었다. 그런데 이런 증세들은 단식 며칠 뒤부터 사라지거나, 아니면 적어도 상당히 호전되었다. 회진을 다니다 보면 환자들에게서 이런 말을 자주 들었다. 「남편이 그러네요. 제 얼굴이 젊을 때처럼 화사하고 활기가 넘친다고요.」

나는 수련 기간에 유명한 단식 병원들과 영양 및 치료 단식 의사 협회 회원들도 알게 되었다. 보덴제 근처 위버링겐의 부힝거 빌헬미 병원에서 개최된 국제회의는 아직도 기억이 생생하다. 내가 처음 참석한 단식 관련 회의였다. 단식 전문 의사들은 잇달아 인상적인 환자 사례를 보고했다. 생리학자와 생화학자들은 단식 메커니즘을 설명했고, 외국에서 온 의사들은 단식과 치료 효과 사이의 통계를 발표했다. 나는 이렇게 놀라운 의료 경험들이 강단 의학에서 배척되는 것이 도저히 이해되지 않았다.

특히 다른 영역도 아니고 영양학에서 단식을 배격하고, 여러 위험과 요요 효과를 언급하는 것은 납득할 수 없었다. 단식의 긍정적인 효과와는 달리 단식의 위험과 요요 효과는 과학적으로 증명되지도 않았는데 말이다. 아마 이처럼 그릇된 평가가 나오게 된 데에는 체중 감량을 위한 갖가지 다이어트에 대한 실망감이 크게 작용한 것으로 보인다. 사실 1970년대부터 1990년대까지는 체중 감량 효과가 결코 지속적으로 이어지지 않는 온갖 상충되는 다이어트 방법이 끝없이 나왔다.

단식은 치료의 왕이다

치료 단식의 효과는 분명하다. 혈압과 혈당, 염증 수치, 환자의 감정에 아주 빠르고 뚜렷하게 작용한다. 그런 의미에서 치료 단식은 우리 몸의 〈새 출발〉 또는 〈리셋〉이라 할 수 있다. 거기다 뭔가 어려운 상황을 자신의 힘으로 극복했다는 자기 효능감까지 더해진다. 스스로 무언가를 해냈다는 자신감은 정말 중요하다. 그걸 한번 경험하면 일상적인 영양 섭취나 운동 습관 면에서도 장기적인 변화를 이끌어낼 수 있기 때문이다. 그렇다면 용기를 내자. 〈우린 할 수 있다!〉

우리 이마누엘 병원의 자연 요법과에서는 매년 1,500명의 입원 환자 가운데 1,000명가량이 의학적 치료 차원에서 단식을 한다. 의학에서는 치료 방법이나 약물을 비슷한 효과의 다른 방법으로 대체할 때가 많다. 나는 의사로서 단식을 포기하고 싶지 않다. 단식은 실제로 〈치료의 왕〉이다.

나는 에센 미테 병원에 근무하던 시절 첫 단식 연구에서 환자 약 1,800명의 식습관과 생활 습관을 비교했다. 한 그룹은 입원해 있는 동안 평균 7일간 치료 단식을 했고, 다른 그룹은 일반 식사를 했다. 6개월 뒤 단식 그룹은 일반식 그룹과 명확한 차이를 보였다. 단식을 경험한 사람들은 더 건강하게 먹었고, 운동도 더 많이 했다.

얼마 전 한 환자가 퇴원하고 몇 주 뒤 이런 편지를 보냈다. 〈저는 지난 5월 통증 치료와 치료 단식을 위해 이마누엘 병원 자연 요법과에 입원했는데, 치료 단식은 제 삶에서 정말 결정적이고 긍정적인 경험이었습니다. 체중 감량과 혈액 수치 개선, 통증 완화 외에도 온몸의 감각이 예리하게 되살아나면서 음식의 맛과 냄새, 자연의 소리를 완전히 새롭게 느낄 수 있게 되었습니다.〉

단식이 20세기에 거의 잊힌 것은 놀랍다. 2차 대전 뒤 유럽과 미국에서는 그간의 결핍을 보상하려는 듯 〈탐식의 물결〉이 일었다. 말 그대로 〈기름진 시절〉이었다. 하지만 그때만 해도 매 끼니 사이엔 긴 휴식 시간이 존재했다. 그러다 지난 20년 전부터 중간 중간에 끊임없이 스낵과 스무디, 초코바, 과자를 집

어 먹게 되었다. 미국 국립 건강 영양 조사에 따르면 1970년대
의 평균적인 미국인은 하루에 세 번 식사를 하면서 중간에 아
무것도 먹지 않았다. 당시 독일에서도 최소한 할아버지 할머니
들은 이렇게 말했다. 「먹는 건 식사 시간에만 먹는 거야.」「식
사 전에 군것질을 하면 밥맛이 없어져.」 그때만 해도 하루에 몇
시간씩 아무것도 먹지 않는 것은 일반적인 일이었다.

　그러던 것이 달라졌다. 지금은 많은 사람이 다음과 같이 먹
는다. 아침에 버터와 잼을 바른 빵이나 크루아상을 먹고, 설탕
을 넣은 커피를 마신다. 10시나 11시쯤 오전 간식을 먹고 얼마
후 점심을 먹는다. 구내식당에서 먹는 음식은 대부분 건강에
좋지 않다. 오후 3시쯤 가벼운 허기가 찾아오면 달달한 군것질
거리를 찾는다. 저녁을 먹고 나서는 텔레비전을 보면서 감자칩
이나 초콜릿을 먹는다. 종합하면 하루에 예닐곱 번 식사를 하
는 셈이다. 테이크아웃 커피나 알코올, 다른 단 음료는 계산에
넣지 않았다.

　미국 소크 연구소의 유명한 간헐적 단식 연구자 사치다난
다 판다에 따르면 현재 미국인들은 하루에 평균 일곱 번에서
아홉 번까지 식사를 한다. 그러니까 16~18시간 동안 음식을
먹고, 잘 때만 먹지 않는다. 판다는 이런 식습관을 〈비정상〉이
라고 부른다. 맞는 말이다. 끊임없이 먹는 것은 현대 사회의 산
물이다. 우리 선조들은 아침에 일어나 잠들기까지 부지런히 먹
을 것을 입에 넣지 않았다. 이런 점을 고려하면 비만, 당뇨, 고

혈압, 장 질환이 전 세계적으로 심각한 문제로 부상한 것은 놀랍지 않다.

단식을 둘러싼 일곱 가지 선입견

❶ 단식은 배고픔이다

미리 잘 준비된 단식이나 부힝거 치료 단식처럼 공고하게 확립된 방법을 쓰면 하루나 이틀 뒤에는 배고픔을 전혀 느끼지 않거나 조금만 느낀다. 배고픔은 특히 저녁에 심하게 느껴진다. 따라서 병원에서 단식하는 것이 아니라면 저녁에는 영화나 연극 관람 같은 문화생활을 하거나 일찍 잠자리에 드는 것이 좋다.

단식에 대한 반응은 사람마다 다르다. 어떤 이는 단식 중에 강한 배고픔을 자주 느끼기도 한다. 이럴 때 내가 할 수 있는 위안은 한 가지뿐이다. 더 오래 더 자주 치료 단식을 할수록 우리 몸은 놀랄 정도로 빠르게 적응해서 단식 사나흘 뒤에는 배고픔이 사라지고, 혹시 찾아오더라도 허기를 극복하기 한결 수월해진다.

❷ 단식을 하면 비타민 결핍이 생긴다

그렇지 않다. 우리 몸은 어떤 형태의 비타민 결핍 없이 1~4주까지 손쉽게 음식을 끊을 수 있다. 게다가 부힝거 치료 단식에서는 주스나 죽으로 일정량의 비타민과 무기질을 공급한다.

❸ 단식은 제로 다이어트다

미국에는 물과 무설탕 차 외에는 아무것도 허용하지 않는 단식 형태가 있다. 하지만 유럽의 단식 기법에서는 딱딱한 음식을 못 먹게 하지만, 의도적으로 주스나 채수 형태로 소량의 칼로리는 허용한다. 위를 안정시키고, 소량의 칼로리 섭취로 근육 분해를 막기 위해서다.

❹ 단식할 때 주스는 마음껏 마실 수 있다

단식할 때 갈증 정도에 따라 물과 무과당 차는 많이 마셔도 된다. 그러나 야채와 과즙의 양에는 제한이 있다. 하루에 두 번 100~150ml만 허용된다. 며칠 동안 단식했는데도 몸무게가 줄지 않는다고 하소연하던 환자 두 명이 기억난다. 단식 상황을 묻자 한 환자는 하루에 네다섯 번 많은 양의 스무디를 마셨다고 한다. 그렇다면 체중이 줄지 않은 건 이상한 일이 아니다. 과일에는 과당이 있고, 스무디 한 잔에는 여러 조각의 과일이 들어 있다. 특히 칼로리가 많은 바나나가 베이스로 들어갈 때가 많다. 스무디 네다섯 잔은 1,500~2,000칼로리에 해당한다. 다른 환자는 단식 차에 꿀을 넣었다고 했다. 꿀을 얼마나 넣었냐고 묻자 대략 이틀에 꿀 한 잔을 먹었다고 했다. 그렇다면 하루에 꿀 30그램 정도를 먹은 셈이다. 물론 단식할 때도 약간의 꿀은 허용되지만, 하루에 30그램은 아니다. 꿀 100그램에는 약 300칼로리가 들어 있다. 500ml 잔에 든 꿀을 이틀 동안 먹었다면 하루에 750칼로리 이상을 섭취한 셈이다. 여기다 죽과 주스를 더하면 1,100칼로리다. 이는 칼로리 제한 식이법은 될 수 있지만 단식은 아니다.

❺ 단식은 심장 근육 조직을 분해하기 때문에 위험하다
이 선입견의 근거는 1970년대에 미국에서 초고도 비만 환자들의 비만 치료를 위해 수개월 동안 실시된 제로 다이어트에 관한 보고서들이다. 이 다이어트 과정 중에 실제로 심장 순환 장애로 사망한 사례가 더러 있었다. 그러나 수개월 동안의 벼락치기 다이어트는 치료 단식과 아무 관련이 없다. 느긋한 산책과 철인 3종 경기만큼 다르다는 말이다. 이후 호텔이나 요양원에 머물면서 단식 같지도 않은 단식을 하는 사람들과 비교하면 병원에서 정확한 규정에 따라 단식하는 수만 명 환자들 중에는 심장 부작용으로 인한 돌발 사고가 없었다.

❻ 단식하면 몸의 찌꺼기와 독이 제거된다
단식 방법을 홍보하는 문구 중에 〈디톡스〉, 즉 해독과 찌꺼기 제거라는 말이 유행처럼 번지고 있다. 물론 단식으로 혈당과 콜레스테롤 같은 많은 혈중 수치가 개선되는 것을 일종의 찌꺼기 제거로 이해할 수는 있다. 하지만 우리 몸에는 원래 광석을 제련하고 남은 광재나 난로를 때고 남은 재 같은 찌꺼기는 없다. 또한 지방 조직에 축적되는 납과 수은 같은 중금속이 단식

으로 제거되는 것도 증명되지 않았다. 다만 단식을 하면 오토 파지, 즉 세포의 자기 정화와 정비 과정이 강력하게 촉진되는 것은 사실이다. 이것은 찌꺼기 제거와 불분명한 해독 작용보다 의학적으로 훨씬 중요하다.

❼ 요요 효과

우리 몸은 지속적으로 에너지를 소비한다. 모든 기관과 체세포가 쉼 없이 자기 일을 수행하기 때문이다. 이때 우리 몸이 정상적인 상태를 유지하는 데 필요한 최소한의 에너지를 기초 대사량이라고 한다. 그건 우리가 잠을 자거나 소파에 가만히 앉아 있을 때조차 사용하는 에너지다. 초기 연구에 따르면 조금 긴 단식이나 장시간의 배고픔 상태에서는 우리 몸의 모든 과정이 이 기초 대사량으로 제한된다. 다시 말해 물질대사 자체가 단식 모드로 넘어가면서 불필요한 에너지 낭비를 막는다. 그건 느려진 심장 박동이나 단식 중 빈번하게 느끼는 오한에서 알 수 있다. 우리 몸이 에너지를 아끼려고 체온을 떨어뜨린 것이다.

긴 단식이나 긴 굶주림 뒤에 다시 음식을 먹기 시작할 때 우리 몸의 물질대사는 바로 원상복귀하지 않고 한동안 기초 대사 모드로 돌아간다. 그렇다 보니 단식이 끝나자마자 바로 단식 이전처럼 먹는다면 요요 효과가 생길 수밖에 없다. 그러나 그건 현실에선 무척 드문 일이다. 내 경험상 장시간 단식한 사람은 대부분 기존의 식습관을 바꾸었다. 소시지와 감자튀김 같은 음식은 입에 대지 않거나, 최소한 더는 그렇게 자주 먹지 않았다. 따라서 부힝거 빌헬미 병원을 비롯해 대형 단식 전문 병원의 장기 데이터에서는 요요 효과가 전혀 보고되지 않는다. 그럼에도 그 효과가 빈번하게 나도는 건 다이어트 실패와 연계해서 상상한 오해일 뿐 결코 사실이 아니다.

간헐적 단식을 하면 요요 효과 자체가 완전히 일어나지 않을 수 있다. 심지어 최신 자료에 따르면 간헐적 단식은 기초 대사량까지 높인다고 한다. 2000년의 한 연구는 간헐적 단식이 지방 연소를 58~64퍼센트까지 높인다는 사실을 밝혀냈다. 그렇다면 간헐적 단식을 하면 우리 몸은 예전보다 더 힘차게 지방을 연소한다.

노벨상과 단식의 작용 원리

치료 단식이든 간헐적 단식이든 단식의 치료 효과를 이해하려면 우리 몸이 음식과 음식 섭취 중단에 어떻게 반응하는지 그 근본 원리를 아는 것이 중요하다.

음식물 섭취와 음식물 단념의 두 가지 물질대사 프로그램은 태곳적부터 인간 몸속에 깊이 각인되어 있다. 몸은 이 두 프로그램 사이를 지속적으로 오간다. 마치 전원 스위치를 바꿔 켜듯 끊임없이 이 프로그램을 전환하려면 우리 몸에는 고도의 조절 능력과 정교한 생화학 시스템이 필요하다. 그렇다면 단식에서는 아주 놀라운 일이 일어나는 셈이다. 세계적인 단식 연구자이자 분자과학자 프랑크 마데오는 단식 중에 바뀌는 세포 과정을 면밀히 연구했다. 그에 따르면 체세포는 유해하고 오래된 성분을 분해한 뒤 재처리한다. 일본의 요시노리 오스미는 2016년 세포의 오토파지 연구로 노벨 생리 의학상을 받았다. 무엇보다 단식이 촉진하는 몸의 자가 치료 과정을 밝힌 공로에 대한 인정이었다. 마데오는 이렇게 말한다. 「정교한 물질대사 시스템을 단식만큼 그렇게 대대적이고 특이하게 바꾸는 것은 없다. 임신 상태나 심장 수술조차 그렇게 바꾸지는 못한다.」

식사와 단식에 대한 몸의 반응

우리는 식사할 때 지금 당장 필요한 것보다 더 많은 에너지를 섭취한다. 그러면 우리 몸은 영리하게도 당장 필요하지 않은 에너지를 일단 저장해 둔다. 이건 아주 중요하다. 언제 다시 먹을 수 있을지 모르기 때문이다. 어쨌든 과거 수백만 년 동안의 인류는 그랬다. 과잉 공급된 칼로리는 간 속에 글리코겐이라는 당의 형태로 저장된다. 그런데 저장할 수 있는 글리코겐의 양은 제한되어 있다. 용량이 가득 차면 우리 몸은 궁핍한 시기에 대비하려고 다른 곳에 지방으로 비축하기 시작한다. 이 비축물이 악명 높은 〈옆구리 살〉과 〈뱃살〉이다. 이처럼 불필요하거나 과잉 공급된 탄수화물은 체지방 형태로 저장된다.

이 과정은 식사 시 분비되는 인슐린이 주도한다. 이 호르몬에는 두 가지 기능이 있다. 한편으로는 소화와 탄수화물의 분해 과정에서 생성되는 당을 곧장 체세포로 보내 에너지로 쓰게 해 준다. 다른 한편으로는 앞서 말했듯이 당장 불필요한 에너지를 저장한다. 인슐린 상승 수치는 우리가 먹는 음식물에 좌우된다. 탄수화물, 특히 순수 당은 인슐린 수치를 가장 빨리 상승시킨다. 단백질도 그사이 밝혀졌듯이 비록 더디긴 해도 인슐린 수치를 상승시킨다. 반면에 지방은 곧바로 흡수되기 때문에 인슐린에 미치는 영향이 적다.

근본적으로 우리 몸의 원리는 아주 간단하다. 몸은 두 가지 상태밖에 모른다. 배부른 상태(높은 인슐린 수치)와 단식 상태(낮은 인슐린 수치)다. 우리는 음식물 에너지를 저장하지 않으면 연소시킨다. 중요한 건 두 상태의 균형이다. 균형이 깨지면 몸무게는 늘 수밖에 없다. 어쨌든 대부분의 사람이 그렇다.

들어오는 음식이 없는데도 에너지가 필요하면 일단 우리 몸은 간에 저장된 글리코겐을 꺼내 쓴다. 오늘날 우리가 알고 있는 바에 따르면 남자는 간의 글리코겐을 다 꺼내 쓰기까지 보통 16~24시간, 여자는 14~20시간가량이 걸린다. 저장된 글리코겐이 모두 소진되었는데도 또 다른 에너지가 필요하면 우리 유기체는 복잡한 과정으로 당을 만들어 내기 위해 아미노산, 즉 단백질을 분해한다. 그와 동시에 지방 분해도 자극을 받으면서 에너지 획득을 위해 비축된 지방이 분해되기 시작한다. 비축된 지방은 장기를 둘러싼 내장 지방의 형태로 존재할 때가

단식이 우리 몸에 미치는 영향

점막과 피부	혀는 장 점막의 거울과 같다. 단식 후 처음 2~3일 동안은 설태가 심하게 끼다가 차츰 없어지고, 마침내 선홍빛 혀가 드러난다. 지방산이 케톤체로 전환될 때 피부와 폐를 통해 아세톤이 분비된다.
뇌와 신경계	전달 물질의 대사가 변하고, 스트레스 호르몬이 일시적으로 상승했다가 차츰 감소하고, 세로토닌이 분비되고, 기분이 좋아지고, 신경계가 이완되면서 안정되고, 능률이 향상되고, 새로운 신경 세포가 생성된다.
심장 순환계	맥박과 혈압, 콜레스테롤 수치가 떨어지고, 심장 신경의 이완 지표인 심박 변이도가 개선된다.
위장관	위와 장은 소화의 짐을 덜고, 발효 산물과 독은 적게 생성되고, 장내 미생물 군집의 다양성은 확대되고, 면역계의 부담은 줄고, 죽은 세포 물질은 제거된다.
신장	단식 기간 동안 신장의 해독 기능은 상승한다. 소변은 고체와 액체 성분으로 이루어져 있는데, 그중 하나가 단백질 대사의 최종 산물인 요소(尿素)다. 단식을 하면 더 많은 요소가 배출된다.
췌장	인슐린 생산이 줄고, 췌장 기능이 회복된다.
간	지방산이 케톤체로 전환되고, 글리코겐이 분해되고, 성장 호르몬 IGF-1이 감소하고, 콜레스테롤 생산이 줄어든다.
지방 조직	비축된 지방이 대체 에너지원으로 사용된다. 지방이 분해되고, 전달 물질에 변화가 일어난다. 예를 들어 렙틴 생산이 줄고, 염증이 억제된다.
근육 조직과 관절	단식은 통증을 완화하고, 관절의 부담을 덜고, 류머티즘과 관절염의 염증을 억제하고, 근육 능력을 향상시킨다.

많지만, 허리 주변에도 있다. 여기서 얻은 지방산은 대부분의 신체 조직이 바로 사용할 수 있는 에너지다.

뇌만 예외다. 지방산이 혈뇌 장벽을 통과하지 못하기 때문이다. 이 장벽은 병원체와 독성 대사산물, 약물처럼 위험한 것들이 뇌에 들어오는 것을 막아 주는 일종의 보호 필터다. 뇌도 정상적인 활동을 하려면 에너지원으로서 당이 필요한데, 그런 당이 외부에서 공급되지 않으면 다른 슈퍼 에너지 공급자를 끌어들여야 한다. 단식을 할 때 비교적 빨리 분비되는 케톤이 그중 하나다. 케톤은 뇌로 들어가 거기서 물질대사가 가능하다는 장점이 있다. 오늘날 우리는 케톤이 뇌 건강에 도움이 되고 유익하다는 것을 안다. 다발성 경화증과 파킨슨병 같은 신경 질환과 심지어 치매도 이 슈퍼 연료인 케톤에 의해 개선될 수 있다는 자료가 점점 쌓여 나가고 있다.

얼마나 오래 단식할 수 있을까?

단식은 일단 아무것도 먹지 않는다는 뜻이다. 우리 몸은 단식과 식사라는 두 가지 프로그램으로 돌아가는데, 그렇다면 논리적으로 아무것도 먹지 않을 때가 곧 단식이다. 영어로 아침 식사가 〈breakfast(단식을 끝내다)〉인 것도 결코 우연이 아니다. 우리는 무의식적으로 매일 이런저런 형태로, 특히 밤에서 아침 식사 전까지 단식을 한다(야간 근무처럼 특수 경우를 제외하면 말이다). 그렇다면 단식은 이례적이거나 나쁜 일이 아니라 이미 일상생활의 한 부분이다. 특히 의식적으로 간헐적 단식을 선택한다면 일상의 아주 긍정적인 부분이 될 수 있다.

따라서 단식은 몸에 좋지 않은 에너지 결핍으로 이어지지 않는다. 우리 몸은 이미 만반의 준비를 하고 있고, 몸속 비축물만 있으면 몇 주 동안 계속 단식을 할 수도 있다. 다만 단식 기간은 비축된 지방에 좌우된다. 아주 마른 사람(나도 이런 부류여서 이 문제를 잘 안다)은 열흘 이상 단식하는 것이 어렵다. 비축물이 거의 바닥나면서 몸이 스트레스를 받기 때문이다. 반면에 옆구리 살이나 뱃살이 많은 사람은 의사의 적절한 안내를 받으면 2~3주나 6주 동안도 단식할 수 있다. 심지어 매일매일 기분이 더 좋아지는 것을 느낀다. 물론 이런 사람도 언젠가는 비축물이 다 떨어진다. 갑자기 육체적으로나 심리적으로 더 이상 좋지 않은 느낌이 들면 그런 상태에 도달했다는 것이다. 피로감과 능률 저하는 몸이 우리에게 보내는 또 다른 신호다. 이제 그만! 단식을 중단할 때야!

치료 단식이든 간헐적 단식이든 분명히 정해져 있거나 과학적으로 검증된 표준 기간은 없다. 다만 내가 보기에 치료 단식은 한 번에 최소 5일에서 최대 28일까지 중단 없이 해야 하고, 단식 일수에 따라 1년에 2~4회 이상 하지 않는 편이 좋다.

2
최고의 방법은 치료 단식이다

치료 단식은 19세기 미국에서 시작되었다. 하지만 거기선 지난 수십 년 동안 망각의 늪에 빠졌다. 결국 단식을 의학적으로 정착시키는 데 결정적인 역할을 한 사람은 한 독일 의사와 한 오스트리아 의사였다.

오토 부힝거식 단식

때는 1920년이었다. 과잉과는 거리가 한참 먼 시절이었다. 제 1차 세계 대전이 끝난 것도 불과 2년 전이었다. 전쟁과 흉작, 기근이 독일 전역을 강타했고, 모두가 고기와 빵, 밀가루를 갈망했다. 사람들은 먹을 수 있는 건 무엇이든 먹었다. 하지만 의사 오토 부힝거는 그 시절에 이미 자신의 길을 걷고 있었다. 헤센 주 베라 강변의 작은 마을 비첸하우젠에서 단식 요법으로 환자들을 치료한 것이다. 많은 조롱과 비판이 쏟아졌음에도 그의 성공적인 단식 요법은 사람들의 입을 타고 널리 퍼졌다. 점점 더 많은 사람이 그의 병원으로 찾아와 신기한 단식 요법을 직접 체험하고 싶어 했다. 나중에 바트 피르몬트에 생긴 부힝거 요양원은 몇 년 만에 취리히 비르허 베너 병원과 테신의 몬테 베리타와 함께 생활 개혁 운동의 가장 중요한 장소로 자리 잡았다.

오토 부힝거는 1878년 다름슈타트에서 태어났다. 건강한 몸을 타고나지 못해 아동기와 청소년기에는 감기와 편도선염, 유행성 감기를 달고 살았다. 의대 수업을 마친 뒤에는 해군 군의관으로 근무했다. 해군 시절 좋지 않은 식생활과 과도한 알코올 섭취로 더욱 건강을 망친 부힝거는 영양 치료와 생활 습관 의학의 가능성에 열광하기 시작했다. 그러다 16년 뒤, 그러니까 1917년에 군대를 떠나야 했다. 심한 관절염과 신장병 때문이었다. 얼마 뒤에는 지팡이에 의지하지 않으면 걷는 것조차 힘들었다. 주변 사람들이 그에게 프라이부르크의 단식 의사 구스타프 리틀린을 찾아가라고 권했다. 미국 단식 의사들의 영향으로 단식을 자연 요법의 가장 강력한 치료법으로 여기는 인물이었다. 리틀린의 전제는 이랬다. 〈배고픔은 최고의 요리사이고, 단식은 최고의 의사다.〉 리틀린과 함께한 19일 동안의 단식 요양은 부힝거에게 치료와 각성의 순간이었다. 〈19일 뒤 나는 비쩍 말랐지만, 모든 관절을 마치 청년 때처럼 다시 자유롭게 움직일 수 있게 되었다.〉

그 뒤로 부힝거는 죽을 때까지 자연식 위주로 먹으면서 규칙적으로 단식했다. 바로 이게 어릴 때부터 항상 병약하고 건강 문제로 군 생활까지 포기해야 했던 그가 88세에 세상을 떠날 때까지 건강을 유지한 비결이었다. 더구나 그는 의사로서의 삶을 모두 〈치료 단식〉에 바침으로써 오스트리아 의사 프란츠 크사버 마이르와 함께 독일어권 단식 의학의 대표적인 인물이 되었다. 오늘날 위버링겐과 스페인 남부 해안의 마르베야에 있는 부힝거 빌헬미 병원은 단식의 등대와 같은 곳이다.

부힝거식 단식에서는 매일 액체 형태로 일정량의 칼로리를 섭취한다. 간에서의 지방 분해를 방해하지 않으려고 그 양을 일반적으로 200~300칼로리로 제한하지만, 경우에 따라선 최대 500칼로리까지 먹기도 한다. 딱딱한 음식은 명확한 금지 대상이다. 음식을 씹으면 배고픔이 촉진될 수 있기 때문이다. 부힝거식 단식은 현재 유럽에서 가장 애용하는 방법으로 보통 주스 단식이라 불리기도 한다.

이 치료 단식에는 다양한 치료 프로그램이 마련되어 있다. 치료 단식은 단순히 칼로리 공급 제한에 그치는 것이 아니라 인간의 몸에 대한 총체적인 치료를 목표로 삼기 때문이다. 거기엔 다양한 형태의 운동 요법과 긴장 이완 방법이 포함되어 있다.

운동은 산을 호흡으로 내뱉게 하고, 긴장 이완은 우리 몸의 광범한 전환을 이상적으로 도와준다. 물론 이완과 절대적 휴식이 단식의 전제 조건은 아니다. 많은 사람이 단식을 하면서도 정상적으로 일한다. 다만 건강에만 좀 더 집중하고 싶다면 긴장 이완 및 운동 프로그램을 추천한다.

그 밖에 다른 단식 방법에서는 보통 해독이라는 말로 과장되기도 하는 배출 작업이 시행된다. 일단 첫날엔 장의 내용물을 비우고, 이어 저온 사우나에서 땀을 흘리고, 따뜻한 천이나 팩으로 간 부위를 감싸고, 물과 차를 많이 마신다. 이는 몸의 재생 과정을 돕고, 체세포에서 유해 물질이 밖으로 나가게 해준다. 우리 병원 환자들은 매일 간 부위에 뜨거운 천과 보온 물주머니를 차례로 올린 다음 30분 정도 찜질을 한다. 단식 기간 중에는 간이 더 열심히 일을 해야 하는데, 그러면 온기를 통해 간의 혈액 순환이 촉진되기 때문이다. 이 방법은 최근에 프라이부르크 대학 연구팀에 의해 효과가 증명되었다.

F. X. 마이르식 단식

프란츠 크사버 마이르는 1875년 오스트리아 슈타이어마르크 주의 산골 마을 그뢰프밍에서 태어났다. 청소년기에 그는 동물 관찰을 통해 건강의 근본 요소가 영양과 소화임을 깨달았다. 게다가 당시에 벌써 오늘날의 뜨거운 관심사 중 하나인 장 문제에 주목했다. 그는 의대에 다닐 때뿐 아니라 나중에 카를스바트에서 의사 생활을 할 때도 소화에 문제가 있으면 건강이 얼마나 나빠지는지 거듭 확인했다. 그러다 보니 그에게 치료의 핵심은 소화가 잘 되는 식사와 단식을 통한 장의 안정이었다.

게다가 잘 씹지 않고 빨리 삼키는 것도 소화 불량의 원인이 될 수 있기에 〈꼭꼭 씹어 먹기〉와 연결된 단식 기법을 발전시켰다. 이건 미국에서 잘 씹어 먹기 운동을 펼친 유명한 호레이스 플레처의 영향이었다. 1849년에 태어난 플레처는 치즈 장사로 돈을 번 사업가였다. 중증 비만이었던 그는 점점 심각해지는 건강 문제로 고통을 겪었다. 그러다 지인의 권고로 음식을 거의 완전히 분해가 될 정도로 꼭꼭 오래 씹기 시작했다. 그 상태에서는 음식이 더 이상 아무 맛이 나지 않았고, 액체처럼 삼킬 수 있었다. 플레처는 이 방법과 하루에 한 번만 먹는 간헐적 단식으로 단시간에 25킬로그램을 감량했다. 추가로 운동도 하기 시작했다. 어떤 날은 자전거로 100킬로미터를 넘게 달려도 관절통이 느껴지지 않았고, 몸 상태도 이상이 없었다. 이후 그는 자신의 긍정적인 건강 사례로 유명해졌고 이후 꼭꼭 씹어 먹는 식사법의 옹호자가 되었다. 충분하게 씹어 먹는 플레처식 식사법은 시리얼의 발명자 윌 키스 켈로그 같은 동시대인들에 의해서도 널리 퍼졌다.

마이르 역시 씹기를 단식 요법의 중요 요소로 받아들였다. 단식하는 사람은 빵(하루 전의 빵이 가장 좋다)을 입 안에 넣고 30~40번 씹은 뒤 약간의 액체와 함께 삼킨다. 이 과정은 장의 부담을 덜고, 침 효소를 통해 음식물이 일차로 소화되기에 소화를 촉진시킨다. 그뿐 아니다. 의식적으로 천천히 씹어 먹음으로써 음식에 좀 더 집중하는 법을 배우고, 포만감도 인지

한다. 마이르식 단식에서 이 점은 무척 중요하다. 늦어도 첫 번째 포만감이 찾아왔을 때 식사를 중단하기 때문이다. 천천히 오래 씹으면 포만감이 더 빨리 찾아오고, 그러면 아무래도 덜 먹게 된다. 앞서 언급했듯이 오키나와 주민뿐 아니라 일본인 전체가 80퍼센트의 포만감만 느끼는 〈하라 하치 부〉 방식으로 식사를 한다.

마이르식 단식에서는 곡물과 차를 비롯해 소화가 잘 되는 음식을 섭취한다. 마이르는 잘 씹은 빵을 함께 삼키는 액체로 우유를 선택했지만, 오늘날 이것은 더 이상 단식 음식으로 권장되지 않는다. 동물성 단백질은 최근의 학술 자료가 보여 주듯 단식 효과를 일부 상쇄시키기 때문이다. 그 때문에 나는 좀 더 현대적인 대안으로 두유와 아몬드 우유, 귀리 우유를 권한다.

3
치료 단식의 치료 및 예방 효과

단식은 의사와 환자에게 영양과 생활 습관을 바꾸면 한 질병에서 얼마나 많은 일이 일어날 수 있는지를 보여 주는 훌륭한 본보기다. 물론 모든 질병이 영양과 운동, 스트레스 완화로 치료되거나 예방될 수 있는 것은 아니다. 그러나 상당수의 중요 질병에서 그 효과는 놀랍기 그지없다.

특히 고혈압과 제2형 당뇨 같은 만성 질환에는 치료 단식과 간헐적 단식의 조합이 좋다. 게다가 단식은 체중을 줄이는 좀 더 확실한 수단으로도 훌륭하다.

현재의 연구 결과, 특히 그중에서도 실험실 자료는 굉장히 인상적이다. 물론 유익한 효과가 항상 모든 인간에게 획일적으로 적용되지는 않고 아직 해결되지 않은 문제도 많다. 그럼에도 그 자료들은 우리 의사들에게 상당히 매력적이다. 다만 암에 미치는 단식의 영향에 대해 단정적으로 말하는 것은 아직 조심스럽다. 하지만 특히 다음 질병에서 단식의 효과는 뚜렷이 증명되었다.

고혈압

대다수 사람은 단식을 하면 혈압이 25~30mmHg정도 떨어진다. 혈압 강하제보다 효과가 큰 수치다. 나는 단식의 혈압 강하 효과와 관련해서 앨런 골드해머의 연구를 언급하고 싶다. 골드해머는 오래전부터 캘리포니아에서 단식 병원을 운영하면서 환자 수천 명을 치료했다. 그가 쓴 방법은 순수한 물 단식이었다. 그러니까 우리가 별로 권하지 않는 제로 다이어트다. 그럼에도 단식을 통한 혈압 개선 효과는 상당히 주목할 만하다. 그의 연구에는 환자 174명이 참가했고, 단식 전후에 혈압을 측정했다. 피험자들은 열하루 동안 단식을 했고, 이후 엿새 동안 단계적으로 보식 과정이 이어졌다. 수축기 혈압 수치는 평균 37mmHg가 떨어졌고, 3단계 중증 고혈압에서는 심지어 60mmHg가 떨어지기도 했다(190에서 130으로). 이는 약으로는 무척 힘들게 도달할 수 있는 수치다. 그것도 몇 가지 부작용을 감수하면서 말이다. 아무튼 혈압과 물질대사에 미치는 단식의 긍정적인 영향은 장기적으로 심근 경색이나 뇌졸중 같은 혈관 질환의 발병 위험도 낮춘다.

나는 단식하는 내 환자들을 보면서 단식 이후에도 가공하지 않은 채식 위주로 먹고 거기다 운동까지 곁들이면 고혈압은 충분히 극복할 수 있다고 확신한다. 장차 약을 끊을 가능성도 무척 크다. 물론 단식을 했는데도 혈압에 큰 변화가 없다면 당연히 약은 계속 복용해야 한다.

류머티즘

류머티즘에서 단식의 효과는 1991년에 이미 면역학자 옌스 셸센크라그를 주축으로 한 스칸디나비아 연구진에 의해 증명되었다. 단식 열흘 만에 거의 모든 류머티즘 증세가 인상적일 만큼 빠르게 개선되었다. 단식 전에 확인되었던 손의 붓기와 혈중 염증 수치, 그 밖의 다른 통증이 급격하게 좋아진 것이다. 이는 단식 의사 오토 부힝거가 몸소 겪은 일일 뿐 아니라 내가 환자들에게서 규칙적으로 관찰하는 경험과도 일치한다. 그사이 류머티즘에 대한 치료 단식의 효과는 심지어 메타 분석으로도 증명되었다. 메타 분석이란 갖가지 연구 결과를 비교 분석한 연구다.

　관절증은 그사이 국민병이 되었다. 이 질병은 류머티즘 관절염과는 달리 염증이 일차적 문제가 아니라 장시간 관절에 가한 과도하고 잘못된 부담이 문제다. 물론 관절증에도 염증이 어느 정도 나타난다. 그러다 보니 관절 부종 때문에 고생하는 환자가 많고, 가끔 관절 부위가 발갛게 부어오르는 발적까지 생긴다. 단식 요법은 이런 증상에 효과가 좋다. 특히 염증 개선은 눈에 확 띈다. 게다가 단식 이후엔 체중 감량과 연결된 영양 전환도 한결 수월하게 이루어질 수 있다. 체중을 줄이면 관절은 부담을 던다. 종합하자면 단식은 관절증에 대해 다양하게 사용해 볼 수 있는 아주 유망한 치료 방식 중 하나다. 단식할 때 관절통과 근육통이 줄어든다면 이 질병들에서도 약을 줄일 가능성은 매우 높아진다. 예를 들어 진통제 같은 것들 말이다. 그 밖에 단식은 고콜레스테롤이나 만성 장 질환에서도 비슷한 효과가 관찰된다.

당뇨

의학적으로 단식은 제2형 당뇨 환자에게 상당히 유익하다. 인슐린 주사를 맞아야 하는 환자가 단식을 하면 거의 예외 없이 인슐린 수요가 줄어들기 때문이다. 게다가 이 효과는 단식 이후에도 꽤 오래 유지된다. 이건 매우 바람직한 일이다. 인슐린은 당 수치를 낮추기는 하지만 당뇨의 원인이 되는 비만을 촉진하기 때문이다. 인슐린은 그야말로 살을 찌게 한다. 그 메커니즘을 다시 설명하자면 다음과 같다. 인슐린의 주 임무 중 하나는 혈액 속의 포도당을 세포로 보내 당을 에너지로 쓰게 하는 것이다. 인슐린 저항성이 있는 제2형 당뇨의 경우 세포는 더 이상 이 호르몬에 반응하지 않는다. 그러면 당은 세포 속으로 스며들지 못하고 혈액에 남는다. 그 결과 몸은 더 많은 인슐린을 생산한다. 혈당은 인슐린 분비의 기폭제 역할을 하기 때문이다. 이것은 끊임없이 높은 인슐린 수치를 초래한다. 당을 제거하기 위한 것이지만 실제로는 그렇게 하지 못한다. 혈중 높은 인슐린 농도는 체내 지방 분해를 방해하고, 염증과 세포 노화를 촉진한다.

이로써 당뇨의 악순환이 시작된다. 인슐린이 제대로 작동하지 않아 몸은 더 많은 인슐린을 생산하지만, 그럼에도 인슐린은 여전히 제 기능을 수행하지 못한다. 그러면 인슐린 주사의 양을 늘려도 별 소용이 없다. 인슐린 저항성이 있는 경우에는 양을 늘려도 효과가 없기 때문이다. 이는 항생제 내성과 비슷하다. 항생제 내성은 처음엔 더 많은 항생제로 극복할 수 있다. 하지만 그건 오래가지 않고 항생제 투여와 저항성 반응의 악순환만 강화한다. 해결책은 오직 반대편에 있다. 저항성 세균이 더는 증식할 수 없도록 항생제의 양을 급격하게 제한하는 것이다.

당뇨의 악순환도 그런 식으로 깰 수 있다. 단식을 하면 세포는 원기를 회복하고, 인슐린도 갑자기 예전의 기능을 되찾는다. 이건 우리 병원에서 단식 전후로 환자에게 투여하는 인슐린의 양을 보면 바로 알 수 있다. 단식 전에는 매일 80이나 100을 투여해야 했다면 단식 후에는 20이나 30이면 충분했다. 심지어 어떤 환자는 인슐린을 투여할 필요조차 없었다. 그렇다면 당뇨에서도 단식은 어떤 약물로도 얻지 못하는 결과를 드러냈다.

우리 병원에서는 수년 전부터 단식이 제2형 당뇨에 미치는 이 놀라운 효과가 반복적으로 관찰되고 있다. 두 차례의 소규모 연구에서는 혈압을 비롯해 최근 3개월 동안의 평균 혈당을 나타내는 당화혈색소(HbA1c) 수치와 다른 위험 수치들도 빠르게 떨어지는 것이 증명되었다. 또한 제2형 당뇨가 있는 비만 환자를 대상으로 실시한 다른 두 차례 연구도 치료 단식 일주일 후 벌써 혈당 조절이 뚜렷이 개선되고, 그 효과가 수개월 동안 지속된다는 사실을 입증했다. 심지어 로스앤젤레스 서던 캘리포니아 대학의 장수 연구소를 이끄는 유명한 노인학자 발터 롱고는 쥐에 대한 실험에서 한층 더 놀라운 효과를 발견했다. 당뇨로 파괴된 췌장의 인슐린 생산 세포가 반복된 단식을 통해 새로 생성되면서 일부 쥐들의 제1형 당뇨가 치료된 것이다. 인간에게서는 이런 기적을 기대하기 어렵겠지만, 제1형 당뇨에서도 단식으로 인슐린 투여량을 상당히 줄이는 것은 가능해 보인다. 우리는 현재 비텐/헤르데케 대학과 공동으로 이 부분에 대한 연구를 진행하고 있다.

종합하자면 단식은 당뇨 환자에게도 무척 유익할 수 있다. 당뇨와 인슐린 저항성은 현재 매우 많이 퍼져 있을 뿐 아니라 앞으로도 계속 증가하는 추세다. 제2차 세계대전 직후에는 독일에 당뇨 환자가 거의 없었지만, 지금은 제2형 당뇨 환자가 8백만 명에 이른다.

제2형 당뇨 환자가 유의할 점

단식 중에는 인슐린 투여를 잠시 중단하거나 양을 줄여야 한다. 물론 사전에 의사와의 상담이 필요하다. 당뇨에 무척 빈번하게 처방되는 메트포르민도 단식 중에는 복용하지 말아야 한다.

제2형 당뇨

조기 은퇴한 뮌헨 출신의 간호사 크리스티나 씨(57세)는 제2형 당뇨, 류머티즘, 다발성 신경병증(PNP)을 앓고 있다. 다발성 신경병증은 신경 섬유가 손상되어 사지에 반복적으로 강한 통증이 나타나는 병이다. 크리스티나는 치료 단식과 영양 전환으로 통증을 극복하고 있다.

단식이 통증의 악순환을 끊었다.

나는 영양이 온몸에 영향을 준다는 사실을 직접 내 몸으로 겪었다. 제2형 당뇨와 류머티즘, 그리고 다발성 신경병증이라는 팔다리 신경통을 앓은 것이 벌써 30년 전부터였다. 그 긴 세월 동안 인슐린 투여량은 계속 많아졌고, 살은 계속 쪘다. 이 호르몬은 혈당만 조절하는 것이 아니라 식욕도 높였기 때문이다. 그러다 보니 언제부터인가 키 156센티미터에 몸무게가 84킬로그램이나 나갔다. 게다가 몸이 불면서 관절통은 더 심해졌다.

내가 올바른 영양에 관한 책을 찾아 읽기 시작한 게 그때쯤이었다. 나는 국수와 쌀, 감자 같은 탄수화물을 끊었다. 그건 어렵지 않았고, 몇 주 만에 5킬로그램 가까이 빠졌다. 그런데 그보다 더 신기한 일이 일어났다. 신경통이 거짓말처럼 사라진 것이다. 그때까지는 어떤 약도 듣지 않았다. 약을 먹을 때만 잠시 괜찮다가 다시 도지던 신경통이 어느 순간 그냥 없어진 것이다. 이런 와중에 어머니가 한쪽 청각을 잃은 데 이어 한쪽 시력까지 약해지는 바람에 간병이 필요한 상황이 되었다. 나는 스트레스가 심했다. 그와 함께 관절이 비명을 지르기 시작했다. 아침에는 거의 일어나지 못할 지경이었다. 영양 전환에 관한 내 성공담을 들은 류머티즘 전문의는 이마누엘 병원 자연요법과의 도움으로 예전의 목표를 다시 시도해 보지 않겠느냐고 물었다.

나는 그러겠다고 한 뒤 실제로 베를린 반제 호숫가의 그 병원에 2주 동안 입원했다. 치료 단식 첫날에는 일단 밥과 채소만 먹었고, 인슐린 약은 처음엔 줄였다가 나중엔 아예 끊었다. 둘째 날부터는 하루에 야채즙 150ml이 세 번 나왔고, 점심과 저녁에는 묽은 단식 수프가 나왔다. 어떤 때는 당근 수프, 어떤 때는 감자 수프였다. 거기다 물과 연한 차를 마셨다. 단식은 내게 놀라울 정도로 쉬웠다. 배가 고팠던 적이 정말 한 번도 없었다. 다만 혈당 수치가 나빠지지 않을까 걱정이 되기는 했다. 하지만 혈당도 긍정적으로 반응했다. 특히 밤에는 약간 저혈당까지 찾아왔다. 물론 그런 가운데에도 혹시 몰라 새벽 2시 경이면 항상 간호사가 혈당을 체크했고, 가끔은 약간의 포도당을 투여 받았다. 단식은 7일 동안 놀라울 정도로 순조롭게 진행되었지만, 다리에 물이 차는 바람에 중단해야 했다.

그럼에도 단식 결과는 놀라웠다. 병원에 들어올 때 74킬로그램이었던 몸이 69킬로그램으로 줄었고, 인슐린 투여량도 평소의 4분의 1정도면 충분했다. 게다가 통증이 없어졌고, 류머티즘 약도 먹을 필요가 없었다. 집에 있을 때 통증이 가끔 다시 찾아왔지만, 강도는 예전에 비할 바가 아니었다. 기적을 기대하는 건 너무 큰 욕심이었다. 아무튼 나는 단식을 하면서 예전에 서로 상승 작용을 하던 통증의 악순환 고리를 끊었다. 지금도 탄수화물을 먹지 않는 식이법을 유지하고 있는데, 앞으로는 채식으로 갈아탈 생각까지 하고 있다. 지금껏 나는 소시지와 고기를 자주 먹었는데, 그것이 내 류머티즘의 염증을 더 자극했다는 사실도 알게 되었다. 고기를 단번에 끊는 시도는 성공하지 못했지만, 두부와 아마씨 고기, 그리고 빵에 발라 먹는 유기농 제품을 시험 중이다. 나는 고기를 줄이고, 3개월마다 1~2킬로그램씩 계속 빼려고 노력하고 있다. 지금까지는 무척 순조롭다.

집에 있을 때 신경통이나 관절통이 찾아오면 나는 병원에서 배운 대로 하려고 애쓴다. 가령 통증 부위에다 찬물을 붓거나 마른 목욕솔로 문지르는 방법이다. 솔직히 내가 배운 것을 모두 실천하려면 다른 일을 할 시간은 없을 것이다. 그건 불가능하다. 배운 대로 해보는 것도 중요하지만 살기도 해야 하니까 말이다. 그러나 몇 가지는 내 몸에 아주 긍정적인 작용을 하는 것을 깨달았고, 이제 그것을 규칙적으로 실행하고 있다. 가령 간 부위에 따뜻한 습포를 올려 두고 있으면 몸과 마음이 진정되면서 정말 쉬고 있다는 느낌이 든다. 또한 영양 전환을 통해 물질대사가 더 원활해진 것도 간에 도움이 된 듯하다. 간은 독성 물질을 걸러내는 역할을 하니까. 이제 내 몸은 정말 더 깨끗하고 건강해진 것 같다.

알레르기

알레르기에 미치는 단식의 영향에 대해서는 이제 막 과학적 연구가 시작되고 있다. 그러나 나는 이미 많은 임상 자료를 모아 두었고, 그를 토대로 알레르기 환자에게도 단식이 뚜렷한 효과가 있다고 주장한다. 이건 비염과 알레르기성 천식에도 해당된다. 심한 알레르기성 천식 때문에 우리 병원을 찾았던 브란덴부르크의 한 과수 농부를 또렷이 기억한다. 그는 단식 사흘 만에 스스로도 놀랄 정도로 모든 증세에서 완전히 벗어났다. 물론 단식 후에도 식이법의 전환을 통해 이 효과를 지속시키는 것이 중요하다. 이와 관련해서는 간헐적 단식 부분을 참조하기 바란다.

피부 질환

단식은 마른버짐이나 건선이 있는 사람에게도 류머티즘만큼 효과가 좋다. 이것은 피부에 직접 드러나는 증상뿐 아니라 염증성 관절 질환, 예를 들어 그리 드물지 않은 건선성 관절염에도 해당된다. 이런 맥락에서 나는 모든 건선 환자에게 단식과 단식 이후의 보완 요법으로서 자연식과 채식을 권한다.

아토피 피부염과 주사,[1] 그리고 다른 피부 질환에서는 단식 효과가 그리 명확하게 확인되지는 않는다. 혈관 확장으로 얼굴에 홍반이 생기는 주사에서는 호전되는 일이 무척 많지만, 아

---

1 주로 코와 뺨 등 얼굴의 중앙 부위에 생기는 만성 출혈성 질환.

토피 피부염에서는 경과가 변덕스럽다. 물론 이런 질환의 경우도 규칙적인 단식이 증세를 완화할 수 있는지 개인적으로 시도해 볼 만한 가치는 충분하다고 생각한다.

장 질환

몇몇 장 질환은 치료 단식으로 호전된다. 크론병, 궤양성 대장염, 과민성 장 증후군 같은 만성 염증성 장 질환(CED)이 그렇다. 그 메커니즘은 이렇다. 오늘날 우리가 알기로, 장 질환의 한 가지 중요한 원인은 장내 미생물 군집의 균형 상실이다. 단식은 미생물 군집의 다양성을 증가시키고, 그로써 장기적으로 만성 염증성 장 질환에 긍정적인 영향을 준다. 게다가 단식이 끝나갈 무렵과 끝난 뒤엔 장 점막이 새롭게 구축된다. 이 메커니즘은 프랑스의 유명한 펭귄 연구자 이본 르마호가 발견했다. 펭귄은 새끼 양육을 분담한다. 한 파트너는 둥지를 지키고, 다른 파트너는 먹이를 구해 온다. 남겨진 파트너를 위해 먹이를 구하러 간 펭귄은 몇 주 동안 아무것도 먹지 못한다. 마호는 펭귄의 이런 제로 다이어트가 특히 장 점막을 새롭게 바꾼 것을 확인했다. 이 역시 확장된 의미에서 자기 정화 시스템이라고 할 수 있다.

신경 질환

미국 존스 홉킨스 대학의 세계적인 신경 과학자 마크 맷슨은 단식이 뇌와 신경 세포, 그리고 몇몇 신경 질환에 미치는 긍정적인 효과를 증명했다. 쥐들은 지방과 과당이 많은 음식을 먹이자 과도하게 뚱뚱해졌을 뿐 아니라 머리도 둔해졌다. 심지어 새끼 쥐들까지 학습과 기억력에서 문제를 드러냈다. 그런데 단식을 시키자 쥐들은 다시 건강을 되찾았다.

규칙적 단식과 간헐적 단식이 치매와 다발성 경화증, 파킨슨병, 뇌졸중 같은 만성 신경 질환과 간질에 예방 효과가 있다는 것은 실제로 수많은 실험으로 증명되었다. 단식은 무엇보다 신경 세포 보호 인자와 성장 인자 BNDF(뇌유래 신경 영양 인자)의 분비를 증가시킨다. 이는 뇌세포의 죽음을 막을 뿐 아니라 특히 해마에서 뇌세포의 새로운 생성을 고무한다. 해마는 기억과 학습, 방향 감각을 담당하는 기관이다.

해마는 왜 단식에 성장으로 반응할까? 얼핏 들으면 이해가 안 되는 말처럼 들릴 수 있지만, 진화생물학적으로는 충분히 의미가 있다. 그러니까 양식이 적은 지역에서 늘 배고픔에 시달리며 살아가야 한다면 먹을 것이 어디에 있고, 지난번에 위험을 어떻게 피했는지 잘 기억하는 것은 생존에 유리하다는 말이다. 단식 중에는 BDNF의 증가 말고도 물질대사 영역에서 뇌에 좋은 많은 전환이 일어난다. 특히 내가 언급하고 싶은 것은 단식할 때 지방산에서 생성되는 물질대사산물 케톤이다. 케톤은 병들었거나 당을 소화하는 데 어려움이 있는 뇌세포에 일종의 〈치료 양식〉이다. 그 때문에 가령 간질에는 의도적으로

케톤 식이법, 저탄고지 단식은 권장하지 않는다

케톤 식이법은 탄수화물을 거의 완전히 포기하는 〈당 단식〉을 의미하는데, 단식할 때처럼 자기 정비 과정과 미토콘드리아의 생성을 촉진한다.

케톤 식이법이 신경 질환에 효과가 있다는 단서는 계속 늘어나고 있다. 이 식이법은 간질 치료, 특히 어린이 간질 치료에 투입된다. 이 경우 효과는 확실하고, 까다로운 치료 국면을 극복하는 데 도움이 된다. 다만 다른 신경 질환에 대한 효과는 아직 충분히 입증되지 않았다.

케톤 식이법은 단점도 분명하다. 탄수화물의 완전한 포기는 통곡물 제품에 있는 건강한 탄수화물과 식이 섬유도 먹지 않는다는 뜻이다. 그건 혈관 질환의 발병 위험을 높일 뿐 아니라 장내 세균에도 좋지 않다. 고기와 유제품을 많이 섭취하면 건강에 안 좋은 포화 지방과 염증을 촉진하는 동물성 단백질이 대량으로 들어오기 때문에 혈관과 심장에 문제가 생긴다. 이런 이유에서 우리는 동물성 지방을 최대한 식물성 지방으로 대체한 케톤 식이법 연구를 독자적으로 실시했다. 그러나 아무리 식물성 지방으로 바꾼다고 해도 케톤 식이법은 결국 편중된 영양으로 드러났다.

인터넷에 들어가 보면 케톤체가 혈중에 지속적으로 많은 케토시스 상태일 때 체내에서 실제로 어떤 일이 벌어지는지 제대로 알지도 못하면서 케톤 영양을 마치 〈만병통치약〉처럼 찬양하는 사이트가 여럿 있다. 케톤 영양은 난치성 간질이라는 특수 질환에는 분명 의미가 있다. 또한 간헐적 단식에서의 가벼운 케톤 상승이나 치료 단식에서의 〈케톤 요법〉은 세포에 도움이 되는 것으로 보인다. 그러나 탄수화물의 포기가 전체적으로 우리의 건강에 유익한지는 앞으로 더 연구되어야 한다. 세포와 물질대사에 안 좋은 영향을 끼칠 수도 있기 때문이다.

케톤 식이법이 투입된다. 치료 단식과 간헐적 단식을 통해서도 뇌에 더 많은 케톤을 공급하는 것이 가능하다.

마크 매트슨은 간헐적 단식의 놀라운 실험 결과를 근거로 규칙적인 단식이 뇌 질환을 예방할 수 있다고 확신한다. 유전적 소인에 따른 뇌 질환이라고 하더라도 말이다. 하지만 그건 사람에 대한 연구를 통해 최종적으로 밝혀져야 할 일이다.

이와 관련해서 우리 연구팀은 세계에서 최초로 임상 실험을 했다. 프리데만 파울이 이끄는 샤리테 병원 신경과와 발터 롱고 연구팀의 공동 연구였다. 그 결과 치료 단식과 케톤 식이법이 다발성 경화증 환자의 삶에 긍정적인 영향을 끼친다는 사실이 증명되었다. 우리는 현재 진행 중인 좀 더 큰 규모의 연구에서 이 효과가 확증되길 기대한다.

매우 심각한 신경 질환 중 하나인 루게릭병은 안타깝게도 단식으로 효과를 얻지 못하고, 오히려 악화되는 결과를 보였다. 2014년 〈아이스 버킷 챌린지〉 기부 캠페인으로 세계적인 주목을 받은 근위축성 측색 경화증(ALS)이 이 병의 정식 이름이다.

　반면에 섬유근육통 같은 신경 통증 증후군은 단식으로 호전되었다. 우리는 한 연구를 통해 단식을 사용한 자연 요법이 코르티손과 다른 진통제를 사용한 기존 치료보다 더 효과적임을 증명했다.

편두통과 두통

편두통과 만성 두통은 무척 고통스럽고 빈번한 질환이다. 병원에서는 뇌에서 세로토닌을 다량으로 분비시키는 약물로 치료하는 경우가 많은데, 진통제 ASS와 이부프로펜도 자주 처방된다. 이런 약들의 문제점은 일정 한계치부터는 약물 자체가 오히려 두통을 유발하거나 강화할 수 있다는 사실이다.

　두통이나 편두통을 완화하고 장기적으로 두통 발생을 아예 막거나 빈도를 줄이려고 많은 의사들이 단식을 권장하는데, 그 성공률이 꽤 높다. 단식을 하면 뇌에서 두 가지 일이 일어난다. 일단 더 많은 세로토닌이 분비된다. 이 효과는 단식 이후에도 계속되는데, 단식 후에 기분이 좋아지는 이유도 그 때문이다. 다른 한편으로 단식도 일종의 금단이다. 중독성 물질인 진통제를 해독하는 작용을 한다는 말이다. 이런 이유에서 단식 초기에는 약물 금단으로 인해 두통이나 갑작스런 편두통이 나타날 수 있다. 이럴 때 우리는 자연 요법적 수단으로 환자의 고통을 덜어 준다. 중요한 건 악순환의 고리를 끊으려면 이 고통을 이겨내야 한다는 것이다. 하루 이틀 잘 견뎌 끝까지 단식을 이어가면 편두통과 두통은 대부분 단식 이전보다 훨씬 드물게 발생하고, 효과도 지속적일 때가 많다.

심리 질환

단식에 의한 기분 상승은 단식 희열이라는 말이 나올 정도로 유명한 현상이다. 이는 앞서 언급한 행복 호르몬 세로토닌의 작용일 가능성이 높지만, 엔도르핀처럼 몸 자체에서 생성된 〈행복 물질〉 덕분이기도 하다. 나도 개인적 연구에서 기분을 고조시키는 단식의 항우울 작용을 반복해서 관찰할 수 있었다.

> **주의 사항** 단식은 경미하거나 중간 정도의 우울증에만 시도되어야 하고, 중증 우울증에는 시도하면 안 된다. 갑작스럽게 증세가 악화될 위험이 있다.

가능성의 영역, 암과 단식

아직 연구가 충분히 이루어지지는 않았지만, 암에서도 단식은 특별한 역할을 하는 듯하다. 수많은 동물 실험 결과에 따르면 단기 단식은 암 질환에 예방뿐 아니라 치료 효과까지 있는 것으로 드러났다. 작용 원리는 단식 상황에 대한 건강한 체세포와 암세포의 복잡한 반응 차이에 있다. 건강한 체세포는 단식할 때 생기는 케톤을 잘 처리하지만, 암세포는 그러지 못한다. 그로 인해, 그리고 인슐린의 성장 인자 mTor와 IGF-1의 중단으로 인해 변종 암세포는 불리한 물질대사 상황에 빠진다. 반면에 건강한 체세포는 우리 속에 깊이 뿌리내려 있는 단식 물질대사로 무리 없이 넘어간다.

현재까지의 임상 실험에서 가장 명확하게 증명된 것은 화학 요법과 병행한 60~84시간 단식이다. 첫 예비 연구에서 우리는 화학 요법을 받으면서 단식한 암 환자와 일반식을 먹은 환자를 비교했다. 그 결과 피로감과 삶의 질 면에서 단식 환자가 눈에 띄게 나았다. 현재 우리 연구팀에서는 화학 요법과 72시간 단식의 병행 효과를 좀 더 큰 규모로 연구하고 있다.

발터 롱고는 또 다른 길을 걸었다. 특별한 영양소 조합을 통해 마치 지금 단식을 하고 있는 것처럼 우리 몸을 속이는 〈단식 모방 식이법Fasting-Mimicking Diet〉을 개발한 것이다. 현재 발터 롱고 연구팀은 화학 요법 중에 그런 식이법의 효과를 검증하기 위해 여러 연구를 진행하고 있다. 화학 요법과 연결된 단식 모방 식이법 제품의 이름은 〈케모리브〉이다.

결과는 앞으로 1~2년 안에 나올 것으로 기대된다. 그때까지는 실제로 권장할 수 없다.

어쨌든 발터 롱고의 선구적 성과는 정말 놀랍다. 그는 건강한 체세포와 암세포가 단식에 완전히 다르게 반응한다는 사실을 밝혀냈다. 또한 효모 세포와 세균을 다년간 연구하면서 이것들을 굶기면 여러 독으로부터 보호된다는 사실도 알아냈다. 효모 세포와 세균을 굶겼더니 그들의 물질대사가 일종의 겨울잠 모드로 들어간 것이다. 암세포는 그 반대다. 이런 보호 모드를 모른다. 그 때문에 굶주린 상태에서는 양분이 될 만한 것은 모두 받아들이고, 그로써 화학 요법 중에 들어온 세포 독소까지 마구잡이로 먹어치운다. 이런 발견은 당연히 모든 암 전문가에겐 꿈이나 다름없다. 지금껏 화학 요법은 암세포뿐 아니라 건강한 체세포까지 공격하는 부작용으로 고민이 아주 컸기 때문이다.

이로써 발터 롱고는 건강한 세포와 암세포의 본질적 차이를 발견했다. 건강한 체세포는 유전적으로 양분 공급이 중단되면 곧바로 단식 모드로 전환하는 능력을 갖고 있다. 단식 모드에서는 세포의 모든 기능이 하향 조정되고, 단백질 합성은 억제된다. 그로 인해 세포 내에서는 더 이상 많은 일이 일어나지 않지만, 외부의 해로운 영향과 독으로부터는 자신을 지킬 수 있다. 반면에 암세포는 암유전자라는 변이 유전자를 갖고 있다. 이 유전자로 인해 암세포는 외부 자극이나 신호 없이도 계속 성장할 수 있다. 아울러 암유전자는 암세포가 독성 물질에 더 쉽게 손상되게 한다. 이 상태에서는 세포의 보호막 역할을 하는 문이 모두 열려 있기 때문이다. 발터 롱고는 몸의 이런 상태를 〈스트레스 저항성 차이〉라고 부른다. 단식은 스트레스를 의미하고, 암세포는 그로 인해 상처를 입는다. 건강한 세포는 자동으로 보호 모드로 전환함으로써 단식에 훌륭하게 대처한다. 암세포는 자기 본성에 맞게 높은 활동성을 유지하면서 계속 성장하다가 화학 요법에 의해 대폭 감소된다. 반면에 체세포는 단식 중에 휴식 모드로 전환되어 잔뜩 웅크린 채 자기 정화와 같은 생명 유지 조치에 집중하고, 그로써 저항력이 강해진다. 암세포는 그 특징에 맞게 계속 활동하면서 증식하고, 화학 요법의 독에 상처를 입는다.

발터 롱고는 다년간의 실험을 통해 스트레스 저항성의 차이를 계속 증명해 나갔다. 그러나 동물 실험만으로는 당연히 충분치 않다. 인간 유기체는 그보다 훨씬 더 복잡하기 때문이다.

암 연구의 현 상태

발터 롱고 연구팀은 인간 환자를 대상으로 실시한 첫 연구에서 단식을 통한 화학 요법의 부작용 감소를 동물 실험만큼 명확하게 증명하지 못했다. 그러나 소규모로 진행한 두 번의 연구(화학 요법을 받는 유방암 환자 13명과 20명)에서는 단식 환자들이 비단식 환자들보다 부작용이 적고, 세포 속 건강한 유전 정보의 손상도 적은 것으로 나타났다. 그러나 피험자들의 수가 너무 적어 일반화하기 어렵다.

2014년 우리 병원에서도 독자적인 연구를 실시했다. 화학 요법을 받기로 한 유방암 환자와 난소암 환자 50명이 대상이었다. 우리는 화학 요법 내내 환자들의 기분, 컨디션, 삶의 질, 부작용을 기록했다. 그런데 일부가 중간에 치료를 중단했고, 일부는 다른 치료를 선택하거나 방대한 질문에 대답할 시간적 여유가 없어 총 34명의 자료만 최종적으로 얻었다. 이들은 모두 미리 정한 순서에 따라 화학 요법 4~6주 주기의 절반 시점에 단식을 하거나 일반식을 섭취했다. 단식은 화학 요법 36시간 전부터 치료 후 24시간까지 총 60시간 넘게 실시했다. 결과는 발터 롱고의 가설과 일치했다. 단식 환자들은 화학 요법을 훨씬 잘 견뎠고, 삶의 질 면에서도 피해가 적었다.

이런 결과에도 불구하고 화학 요법을 받으면서 단식을 하는 건 현재로선 조심스럽다. 그것을 공식적으로 권장하기에는 너무 이르다는 종양학자들의 비판은 전적으로 타당하기 때문이다. 모든 조건을 검토하고 몸무게를 철저히 관리한 뒤 면밀한 규정에 따라 단식하는 것이 가장 중요하다. 현재 우리는 좀 더 큰 규모의 다른 연구에서 이런 요구들을 충분히 고려하고 있다. 이와 관련해서 로스앤젤레스의 동료들도 자신들만의 방식으로 연구를 계속 진행하고 있다. 우리는 늦어도 2~3년 안에 화학 요법과 단식의 병행이 누구에게 도움이 되는지 좀 더 정확히 말할 수 있기를 기대한다.

단식이 단순히 암 환자에게 도움이 되는 걸 넘어 암을 퇴치할 수 있을지는 현재로선 동물 실험으로만 확인이 가능하다.

암세포를 굶겨 죽인다는 건 정말 멋진 생각이지만, 그게 그리 간단한 일이 아니다. 하지만 건강한 식이법과 주기적 단식의 조합이 암 치료에 실질적인 큰 도움이 될 가능성은 충분해 보인다. 그사이 건강한 식이법으로 바꾸었더니 유방암과 장암의 발생률이 크게 떨어진 것으로 나타났기 때문이다.

주의 사항 당신이 암 환자라면 의사의 지시 아래 연구의 틀 안에서 단식하는 것이 좋다. 이때 몸무게가 너무 빠지지 않도록 조심해야 한다. 저체중은 금물이다!

암환자든 만성 질환자든 우리는 단식 이후에 당을 적게 섭취하는 채식 위주의 영양으로 바꿀 것을 권한다. 그러면 질병과의 싸움에서 면역계의 기능이 강화된다. 또한 최근의 연구 자료에 따르면 죽이나 즙 같은 단식 음식에는 동물성 단백질과 정제당을 가급적 넣지 말아야 한다. 따라서 부힝거 단식 같은 비건식이 유리해 보인다. 즙의 종류를 선택할 때도 과당 함량이 높은 과즙보다는 야채즙이 좋다.

발터 롱고의 단식 모방 식이법

오랫동안 연구에만 몰두하던 발터 롱고는 단순히 단식을 권장하는 수준을 넘어 더 적극적으로 홍보하기로 마음먹고 단식을 위한 식품을 시장에 내놓았다. 판매 수익금은 모두 단식 연구를 지원하는 재단으로 들어갔음에도 많은 비판이 쏟아졌다. 나는 부힝거 빌헬미 병원에서 열린 한 세미나에서 그를 처음 만났을 때 물었다. 「왜 단식 상품이 필요한 거죠?」 그의 대답은 도발적이었지만 충분히 공감이 갔다. 「굶는 건 당신들 독일인처럼 별난 사람들만 좋아하지, 여기 미국인들은 안 그래요.」 단식의 효과가 아무리 과학적으로 증명되어도 문화적으로 단식 전통이 없는 나라에서는 널리 퍼지기가 어렵다는 뜻이다. 미국 같은 곳에서는 전혀 먹지 않거나 조금만 먹는 것은 상상할 수가 없다. 그래서 생각해낸 것이 단식을 더 쉽게 해주는 상품이었다. 발터 롱고는 음식을 완전히 끊는 대신 어느 정도의 칼로리를 제공하고 싶어 했다. 그 무렵 여러 실험을 통해 동물성 단백질이나 당의 포기만으로도 단식 효과가 일부 나타나는 것을 확인했기 때문이다. 이 둘을 포기하면 〈올바른〉 단식처럼 인슐린, IGF-1(암 위험을 보여 주는 지표), mTOR(세포에서 염증 증가를 촉진하는 효소)의 농도가 뚜렷이 낮아졌다. 이 관찰에 고무되어 그는 단식 모방 식이법, 즉 위장 단식을 개발하게 되었다. 이런 의미에서 나는 롱고의 식이법도 긍정적으로 본다. 질병의 종류에 따라 단식 모방 식이법은 세분화된다. 가령 암에서는 4일간의 케모리브 식이법, 대사 질환과 예방에는 5일간의 프롤론 식이법이 제공된다. 한 코스는 보통 5일로 이루어져 있다. 첫날엔 1,100칼로리, 이후엔 700~800칼로리를 섭취한다. 중증 비만이나 심한 대사 증후군의 경우는 단식 모방 식이법을 매달, 또는 두 달에 한 번 닷새 동안 실시한다.

발터 롱고는 이런 토대 위에서 칼로리는 크게 제한하지 않으면서 당과 동물성 단백질을 제거한 단식 프로그램 〈프롤론〉을 개발했다. 변형된 5일 단식을 위한 5일치 식이법이었다. 단점은 값이 비싸다는 것이고, 장점은 장보기와 칼로리 계산, 조리에 신경 쓸 필요가 없다는 것이다. 하루치 식량으로 봉지 수프, 견과류 바, 채소 크래커, 즙이 공급되었다. 완전 채식에다 당 함량도 무척 낮았다. 나는 이 단식 프로그램의 효과를 사람에게 검증할 최대 규모의 임상 연구에 동참했다. 우리는 캘리포니아에서 자원자 100명을 모집했다. 피험자의 절반은 3개월에 걸쳐 5일치 프롤론을 먹었고, 다른 그룹은 평소처럼 먹었다. 3개월 뒤(그사이 총 세 번의 단식이 실시되었다) 단식 모방 식이법 그룹은 좋은 결과를 보였다. 참가자들은 살이 빠지고, 혈압이 떨어지고, 혈중 지방이 개선되고, 성장 인자 IGF-1 수치가 감소했다.

단식 모방 식이법이 미래일까? 과한 포장과 재료의 신선함 부족이 마음에 들지 않지만, 몇몇 질병의 치료에는 어쩌면 올바를 수도 있다고 생각한다. 물론 화학 요법과 단식의 병행이 가장 좋다. 그러나 요즘 같은 시기에는 단식 대체품을 한 꾸러미로 받는 것도 실용적이기는 하다. 게다가 내용물도 정확한 규정에 따라 처방되어 있고, 단식 상담이나 장보기로 시간을 낭비할 필요가 없어서 좋다.

그러나 건강하거나 가벼운 질병이 있는 사람이 예방 차원에서 단식을 하거나 시험해 보고자 한다면 그런 제품은 필요 없다. 단식 모방 식이법이 장차 어떤 위상을 차지할지는 두고 볼 일이다.

4

단식의 또 다른 효과들

면역계 강화

발터 롱고와 또 다른 연구자들은 면역계와 염증 반응, 줄기 세포 생산에 미치는 단식의 효과를 반복적으로 관찰했다. 치료 단식이 최소한 체내의 그런 영역에 도움을 주는 건 확실했다. 최근 몇 년 사이 면역계가 장내 미생물 군집의 종류와 구성에 결정적인 영향을 받는다는 사실도 밝혀냈다. 2016년 오스트리아의 한 연구팀은 부힝거식 단식 이후 미생물 군집에 변화가 있는지 조사했다. 그랬더니 실제로 장내 세균 종이 다양해졌는데, 이는 건강한 면역계의 필수 요소다.

교원병[2]이나 알레르기 같은 면역 질환과 다발성 경화증 같은 만성 신경 질환에도 단식이 훌륭한 보조 치료제라는 단서가 점점 늘어나고 있다.

---

2 피부, 힘줄, 관절 등의 결합 조직에 변성이 생기는 질환.

감기와 감염병에 대한 효과

단식은 잦은 유행성 감염병에도 도움이 될 때가 많다. 심지어 감기는 단식을 시작할 좋은 계기이기도 하다. 다들 알다시피 감기에 걸리면 우리는 자연스럽게 식욕을 잃는다. 이럴 때는 억지로 먹으려 하지 말고 본능에 따라 굶어야 한다. 감기에 이어 3~5일 동안 단식하면 장기적으로 여러분의 면역계는 강화된다.

몸에 열이 나는 것도 단식의 좋은 출발점이 될 수 있다. 단식은 일반적으로 염증 과정을 억제한다.

단식은 체중 감량 다이어트가 아니다

단식을 하면 몸무게에 어떤 변화가 생기는지 궁금해 하는 사람이 많다. 하지만 단식에서 중요한 건 체중 감량이 아니다. 몸무게 감소는 단식의 〈부수 효과〉일 뿐이다. 따라서 체중 감량만 목표로 삼고 식생활이나 생활 습관의 변화를 추구하지 않는 사람에게는 이 치료를 권하지 않는다. 다행히 대부분의 사람에게 단식은 지속적으로 영향을 주는 체험이자, 더 건강한 생활 방식으로 이끄는 이상적인 수단이다.

요즘은 과체중의 원인을 몇 년 전보다 좀 더 다양한 관점에서 바라본다. 그럼에도 대개 너무 많은 칼로리 섭취와 너무 적은 칼로리 소비(운동 부족)를 비만의 주원인으로 꼽는다. 호르몬상의 원인이나 임신, 갑상선 질환, 약물 복용으로 인한 과체중은 제외하고 말이다.

생리학적으로 단식의 체중 감량 효과는 어느 정도 명확하게 정해져 있다. 몸은 에너지를 얻기 위해 지방을 분해한다. 체지방 1그램을 분해하면 약 9칼로리의 에너지가 나온다. 여자와 남자에 따라 다르고(여성은 남성보다 400칼로리 정도 적게 소비한다) 어떤 활동을 하는지에 따라서도 다르지만, 우리는 보통 하루에 2,000~3,000칼로리를 소비한다. 그렇다면 단식을 하면 하루에 평균적으로 지방 300~400그램을 태우는 셈이다. 더 이상은 불가능하다.

그럼에도 단식을 하면 대개 그보다 살이 더 많이 빠진다. 이는 소금 공급 중단, 수분을 배출하는 호르몬의 증가, 낮은 인슐린 수치로 인해 우리 몸에서 상당량의 수분이 빠져나가기 때문이다. 인슐린은 보통 소금과 물을 신장에 잡아 두는 역할을 한다. 저탄수화물 식이법으로 식사를 하면 처음엔 자주 소변을 보는 것도 그 때문이다. 어쨌든 단식에서 추가적인 체중 감량이 발생하는 이유는 일차적으로 수분 손실에 있다. 이건 실망할 일이 아니다. 수분 배출은 아주 좋은 일이다.

처음 며칠은 단백질도 약간 분해된다. 그게 이미 손상된 단백질인지 좋은 단백질인지는 불분명하다. 아무튼 지방보다는 적지만 단백질도 1그램을 분해하면 4.1칼로리의 에너지가 생성된다. 단식을 하면 하루에 단백질 30그램 정도가 분해되고, 이로써 초기에 추가로 체중 감량이 발생한다.

호르몬 변화로 인해 단식 첫날부터 많은 양의 나트륨이 체내에 축적된 액체와 함께 배출된다. 그로써 다리 부종과 손이나 얼굴의 붓기가 줄어든다. 부종이 의학적으로 문제가 될 만큼 심각했던 환자는 체중이 일주일에 무려 10킬로그램까지 줄기도 한다. 빠져나간 살이 체내에 과도하게 축적된 수분이라는 사실은 단식하는 사람에게 깊은 인상을 준다. 나중에 실망감을 막기 위해서라도 그걸 아는 것은 중요하다. 어쨌든 나중에 정상적인 식사로 돌아가고, 그로써 다시 소금이 든 음식을 먹으면 수분 손실의 일정 부분은 다시 채워진다. 그런데 단식은 맛에 대한 감각을 변화시키고, 그로써 단식이 끝난 뒤에도 소금을 적게 사용하는 사람들이 많다. 그 결과 어느 정도의 부종은 지속적으로 사라진다. 그러나 앞서 말했듯이 체중 감량이 단식의 중심에 놓여서는 안 된다. 단식에서 일차적으로 중요한 것은 다른 문제이고, 체중 감량은 그저 기분 좋은 덤일 뿐이다.

「옆 침대의 사람은 8킬로그램이나 빠졌는데 나는 일주일 내내 2킬로그램밖에 안 빠졌어요.」 회진을 돌 때 내가 자주 듣는 하소연이다. 그럴 때마다 나는 단식으로 살덩어리, 즉 지방이 감소하는 건 누구나 똑같다는 말로 환자들을 위로한다. 기초 대사량과 활동량에 따라 차이가 있지만, 모든 사람은 단식을 하면 일주일에 지방 조직이 2~3킬로그램 빠진다. 더 이상은 아니다. 나머지는 체내 수분이 빠지는 것이다. 그럼에도 치료 단식은 체중 감량의 열쇠다. 비만과 그로 인해 여러 질병으로 고생하는 사람에게 단식은 지금의 상황을 바꿀 좋은 출발점이다. 내 몸을 리셋하기에 이만큼 좋은 것은 없어 보인다.

수면에 대한 효과

단식을 하면 수면도 바뀐다. 다만 어떻게 바뀔지는 개인마다 퍽 다르다. 단식 중에 잠을 덜 자거나 밤중에 자주 깨도 전혀 불편하게 느끼지 않는 사람이 많다. 물론 반대 경우도 있다. 어떤 사람은 잠이 모자라는 것 같고, 자더라도 개운치 않다고 느낀다. 내 경험상 단식 초기에 피로감을 심하게 느끼는 사람이 대개 그렇다.

단식은 기분을 좋게 한다

비교적 긴 단식을 하면 감정 상태가 긍정적으로 변하고 기분이 좋아진다는 보고가 계속 이어지고 있다. 나는 그게 사실인지 궁금해서 내 환자들에서 준비한 질문지를 돌렸다. 우리는 매일 그런 식으로 단식 환자 스스로 자신의 감정 상태에 등급을 매기게 했는데, 늦어도 평균 4일째부터는 기분이 개선되었다. 다만 기분 좋은 상태가 모두에게 행복감으로까지 상승하지는 않았다. 물론 그런 사람도 드물지 않았다. 단식을 하면 뇌에서 행복 호르몬 세로토닌을 비롯해 기분을 좋게 하는 다른 호르몬(엔도르핀)이 다량으로 분비된다는 것은 이미 과학적으로 증명되었다. 그건 진화론적으로도 설명이 가능하다. 비축된 식량이 바닥난 상태에서 우리 석기 시대 선조들이 동굴에만 우울하게 머물러 있었다면 우리는 살아남지 못했을 것이다. 속에서 밝은 기운이 나와야 힘든 상황에서도 새로운 식량을 찾아 나섰을 테니까 말이다.

단식 의사로서 나의 오랜 경험에 비추어 보면 비만인 사람이 마른 사람보다 평균적으로 더 기분이 좋아진다. 그건 호르몬의 변화가 더 강력하게 일어나기 때문으로 보인다. 물질대사 호르몬의 변화는 대개 비만인 사람에게 더 두드러지는데, 이는 단식에 더 유리하게 작용한다. 지방 분해 과정에서 발생하는 케톤도 기분을 좋게 하는 작용을 한다. 마지막으로 먹지 않고도 얼마든지 잘 지낼 수 있고, 살이 빠지면서도 더 건강해지는 것은 몸과 마음에 참으로 놀라운 경험이다. 단식의 이런 플라세보 효과는 결코 과소평가될 수 없고, 우리의 기분을 상당히 고조시킨다.

성생활과 생식력에 대한 효과

단식이 성생활에 미치는 영향과 관련해서는 온갖 전설과 신화가 난무한다. 단식을 하면 성호르몬 테스토스테론과 에스트로겐이 감소한다는 것은 명확하게 입증되었다. 또한 일명 크론 요법(적절한 영양과 칼로리 제한)을 실시하는 사람들을 통해 지속적인 영양 결핍이 불임을 일으킨다는 사실도 알려져 있다. 그건 충분히 납득할 수 있다. 기초 대사량의 유지에만 골몰하

는 순간에는 우리 몸이 자손 생식에 신경 쓸 겨를이 없기 때문
이다. 다만 나중에는 완전히 달라진다. 많은 환자들이 단식 이
후에 왕성한 성욕을 느꼈다고 말한다. 단식 병원 게시판에 잔
뜩 붙어 있는 신생아 사진과 감사 인사 카드가 그 증거다.

단식은 건강 지킴이다

단식은 건강상의 문제에 대응하는 효과적인 치료법일 뿐 아니
라 경이로운 예방법이기도 하다.

이런 목적으로 매년 수천 명의 건강한 사람이 단식 모임, 시
민 학교, 수도원에서 단식 지도자나 의사의 인도 아래 단식을 한
다. 나는 건강한 사람들의 이런 외래 단식을 조사했고, 그 결과를
2013년 국제 의학 전문지 『대체 의학 연구 Complementary
Medicine Research』에 발표했다. 이 연구에는 한 여성 단식 지도
자의 제안에 따라 여성만 30명이 참여했다. 남성을 배제한 건
다른 특별한 뜻이 있는 게 아니라 자신의 건강을 위해 뭔가 할
때는 여성이 훨씬 의욕적이고 적극적이기 때문이다(지금 이
대목을 읽는 남성 독자들에게는 남성 일반에 대한 나의 편견을
사죄드린다). 평균 나이 49세의 참가자 30명은 단식 전후에 의
학적으로 면밀한 검사를 받았고, 혈중 지방과 혈압, 호르몬 수
치에다 혈당 대사까지 측정되었다. 단식 일주일 뒤 강력한 효
과가 입증되었다. 단식을 시작할 때 비만이던 여성들은 6킬로
그램까지 체중이 빠졌고, 수축기 혈압은 16mmHg, 심장 건강

에 중요한 LDL-콜레스테롤 수치는 30포인트가 떨어졌으며, 인슐린 수치도 14에서 3mg/dl로 내려갔다. 게다가 기분과 심리 상태(우울증, 불안감), 피로, 수면의 질도 눈에 띄게 개선되었다.

후속 연구에서는 지방간 회복도 확인되었다. 최근 연구에 따르면 지방간도 과체중과 그로 인한 건강상의 부정적인 결과에 좋지 않은 영향을 끼친다고 한다. 25년 전 처음으로 간 초음파 검사를 할 때만 해도 나는 환자들에게 이렇게 말했다. 「지방간이 있기는 하지만 위험하지는 않습니다.」 그러나 이제는 더 이상 그렇게 말하지 않는다. 우리는 그사이 지방간이 당뇨와 고혈압까지 촉진한다는 사실을 알고 있다.

단식을 하면 인슐린, 소금-호르몬 대사, 지방간 상태는 며칠 안에 급격히 회복된다. 나는 몇몇 연구에서 일주일간의 치료 단식 이후 세포가 인슐린에 다시 민감하게 반응하고, 혈압이 급속도로 떨어지는 것을 확인했다. 단식 전문가 프랑수아 빌헬미 드 톨레도와 부힝거 빌헬미 단식 병원의 슈테판 드린다와 공동으로 진행한 다른 연구에서는 지방간 환자들의 상태가 치료 단식 이후 뚜렷이 호전되었다. 이건 곧 단식을 하면 몸만 날씬해지는 것이 아니라 간도 날씬해진다는 말이다.

단식을 하지 말아야 할 사람은?

어린이, 청소년, 임신부, 수유하는 엄마들

성장에 많은 에너지가 필요한 시기에는 단식이 적합하지 않다. 따라서 어린이와 청소년은 단식을 하면 안 된다. 임신부와 수유를 하는 엄마도 치료 단식은 금물이다. 적당한 간헐적 단식은 가능하다. 그것으로 체중만 줄지 않는다면.

식이 장애와 저체중이 있는 사람

거식증이나 폭식증 같은 식이 장애를 앓은 적이 있는 사람은 며칠씩 단식하면 안 된다. 이런 사람은 경험적으로 단식을 매우 잘할 수 있지만, 식이 장애가 도질 가능성을 배제할 수 없다. 따라서 이런 사람에게는 단식을 권하지 않는다.

저체중이거나 다른 이유로 살이 많이 빠진 사람에게도 장기간의 (치료) 단식은 권하지 않는다. 단식 의사들은 대개 체질량지수(BMI) 19를 하한선으로 본다. 의심스러운 경우는 항상 담당 의사와 논의해야 한다.

저체중임에도 질병 치료의 보조 수단으로서 단식을 해야 한다면 반드시 전문가의 감독 아래 단식해야 한다.

고도 비만증

적당히 비만인 사람은 단식이 어렵지 않다. 단식으로 급속히 살이 빠지는 것을 확인했기에 단식 이후에도 계속 체중을 줄이기 위해 식이법을 바꾸는 사람이 많다. 지금껏 병원에서 반복적으로 단식한 경증 비만 환자들의 자료를 보면 대체로 요요 현상은 생기기 않는다. 그러나 체질량지수 45이상의 고도 비만에서는 치료 단식이 신중하게 검토되어야 한다. 고도 비만 환자들은 식이 장애나 폭식 장애, 또는 영양 과다의 원인이 되는 심리적 스트레스에 시달릴 때가 많다. 이런 경우는 규칙적인 건강식이나 간헐적 단식을 시도하거나 비만 치료 수술 같은 다른 의학적 조치를 고려하는 편이 낫다. 당연히 여기서도 주치의나 전문의와의 상담이 필요하다.

단식을 해서는 안 되는 질병들
부작용 가능성이 높아 장기간의 치료 단식이 권장되지 않는 질병이 있다.

- **통풍**: 과거에 통풍 발작이 있었다면 단식 중에 도질 수 있다. 단식과 그로 촉발된 물질대사 때문에 혈중 요산 수치가 상승하면서 다시 통풍 발작이 생길 수 있다는 말이다. 요산만 상승하고, 통풍 발작을 겪은 적이 없다면 단식을 시도해 볼 수 있다. 하지만 반드시 사전에 병원에서 혈중 요산 수치를 체크해야 한다.
- **담산통과 담석증**: 담산통과 담석증을 앓는 사람은 단식을 조심해야 한다. 현재 앓고 있거나 최근 몇 개월 사이에

산통을 앓았다면 단식을 하면 안 된다. 단식 중이나 끝난 뒤에 산통이 생길 수 있다. 초음파 검사에서 담석이 보이기는 하지만 통증이 없다면 병원에 입원해서 의사의 관찰 아래 단식하는 것은 가능하다.

- **심장 질환, 중증 간 기능 장애, 신장 기능 장애**: 심장이나 간, 신장에 중한 손상이 있는 사람은 단식을 하면 안 되거나, 특수 병원에서 의사의 감독 아래 단식해야 한다. 단식은 많은 간 질환(예를 들어 중증 지방간)에 좋은 치료법이지만, 이 경우에도 의학적 통제가 필요하다.

- **망막 박리**: 망막 박리, 급성 감상선 질환, 희귀 유전적 대사 장애는 절대 단식을 하면 안 된다.

- **제1형 당뇨**: 제2형과 제3형 당뇨에는 단식이 훌륭한 치료법이지만, 제1형 당뇨는 그렇지 않고 예외적으로만 시도되어야 한다. 물론 제1형 당뇨 환자 중에도 단식으로 긍정적인 결과를 얻은 사람이 있지만, 그조차도 전문의의 동의 아래 전문 병원에서만 이루어져야 한다.

- **우울증**: 가벼운 우울증에는 단식이 도움이 되지만, 중증 우울증은 단식을 포기해야 한다. 단식 첫날부터 생긴 몸과 마음의 변화에 한층 더 예민해질 수 있기 때문이다. 그러면 우울증이 더 악화될 수 있다.

약을 복용하는 중에도 단식을 할 수 있을까?

규칙적으로 약을 복용하고 있다면 의사의 지시 아래 치료 단식을 해야 한다. 시작은 병원에서 하는 것이 가장 좋다. 치료 단식을 할 때는 일부 약을 중단하거나 상당히 제한해야 하기 때문이다. 그런 약으로는 메트포르민 같은 항당뇨병제, 수분을 배출시키는 혈압 강하제, 또는 마르쿠마르 같은 혈액 응고 방지제가 있다. 단식을 하면 피임약의 효과는 약해지고, 진통제는 평소보다 더 강하게 위를 자극할 수 있다. 모든 종류의 비타민과 갑상선약, 혈압 강하제, 항우울제는 계속 복용해도 된다.

간헐적 단식에는 특별히 중지하거나 제한해야 할 약은 없다. 다만 당뇨의 경우 인슐린의 양은 적절히 조절되어야 한다.

주의 사항 단식(치료 단식과 간헐적 단식)에서 약의 복용이나 중단은 항상 의사와 상담해야 한다.

5
치료 단식의 실천 프로그램

치료 단식의 가장 중요한 물음들

처음 단식을 하는 사람은 당연히 궁금한 게 많을 수밖에 없다. 무슨 일이 내게 일어날까? 아무것도 먹지 않는 건 어떤 느낌일까? 내가 잘 견뎌 낼까? 배가 너무 고프지는 않을까? 기력이 빠지지는 않을까? 혹시 부작용이 있으면 어떡하지?

그사이 우리는 수많은 단식 과정을 통해 이런 물음에 대한 답을 얻었다. 개인마다 느끼는 건 다르지만, 보편적으로 단식이 어떤 느낌일지는 얼마든지 미리 말할 수 있다.

치료 단식은 우리가 자연적인 방법으로 도달할 수 있는 가장 강력한 신체 전환 프로그램 중 하나다. 사우나 방문이나 자전거 투어, 코감기 같은 작은 자극과 도전조차 우리의 일반적 건강 상태에 뚜렷이 영향을 준다는 점을 고려하면 치료 단식이 개인에게 상당히 많은 변화를 일으키는 것은 분명하다. 따라서 먹는 체제에서 굶는 체제로의 전환이 쉽게 이루어지도록 우리는 하루 이틀 단식 준비 기간을 두고, 그 뒤에 본격적인 단식과 종료, 사흘간의 보식이 이어진다.

관장은 꼭 필요할까?

변비나 과민성 장 증후군에 시달리는 사람은 대부분 장이 비어야 훨씬 편안해진다. 단식에서는 이 소화 기관에 무척 특수한 상황이 발생한다. 장을 비우는 일, 즉 배변은 보통 음식을 섭취함으로써 자극을 받는다. 아침에 일어났을 때 처음엔 별다른 움직임이 없다가 아침이나 점심 식사를 하고 나면 얼마 뒤 소식이 와서 화장실을 찾는다. 의학자들은 이것을 위-대장 반사라고 부른다. 위는 음식물이 채워지면 이 정보를 복강 신경을 통해 장으로 보낸다. 아래쪽 소화 기관에 새로운 것이 들어갈 자리를 마련하기 위해서다. 그런데 단식에서는 음식이 들어오지 않기 때문에 이 반사가 더는 일어나지 않는다. 그 때문에 경우에 따라 단식 시작 전에 남아 있던 장의 내용물이 좀 더 오래 장에 남게 된다. 그러면 기분이 별로 좋지 않다. 단식에서 배변을 촉진하는 것도 그 때문이다.

대부분의 단식 기법에서는 처음에 글라우버 소금이나 황산마그네슘처럼 관장용 소금으로 배변을 유도한다. 게다가 단식 중에도 규칙적인 관장이 권장되는데, 가령 부힝거식 단식에서는 이틀에 한 번씩 관장이 이루어진다. 장이나 배변, 관장이라는 말 자체를 몹시 부끄러워하는 미국에서만 대개 장을 비우는 일을 단식 과정에 포함시키지 않는다. 발터 룽고 역시 환자들에게 관장하는 것을 〈도저히 생각할 수 없는 일〉로 여긴다. 단식 효과는 세포와 분자 영역에서 진행되지 장을 통해 일어나는 것이 아니라고 생각하기 때문이다.

그러나 우리 병원에서 두 가지를 모두 경험한 환자들, 즉 관장하고 단식하기와 관장 없이 단식하기를 모두 경험한 환자들 중에서는 장을 비움으로써 배고픔을 더 적게 느꼈다고 말하는 사람이 많다. 다시 말해 관장을 통해 단식이 더 편하고 쉽게 진행된 것이다. 단식을 시작하고 처음 이틀 동안 드물지 않게 발생하는 두통과 피로감, 통증도 관장으로 완화되었다. 그 때문에 우리 병원에서는 단식 시작 전의 관장과 단식 중의 규칙적 관장을 꾸준히 권장한다. 물론 환자가 동의할 때만 말이다. 관장을 하지 않는다고 해서 단식이 성공하지 못하는 건 아니기 때문이다.

간헐적 단식에서는 관장이 필요 없다. 장기간의 치료 단식에서도 배변이 줄곧 원활하게 이루어진다면 반복적인 관장은 필요하지 않다. 먹는 게 없는데도 계속 화장실을 간다는 게 이상하게 들릴지 모른다. 하지만 많은 사람의 경우 장은 꾸준히 일을 한다. 장은 단순히 음식물이 내려와야 소화를 진행하는 수동적인 관이 아니다. 체액은 장 속으로 계속 활발하게 분비되고, 장에서는 점막 세포가 벗겨지는 박리 현상도 끊임없이 이루어진다. 그러다 며칠 만에 장내 미생물 군집은 벌써 변화를 보인다.

유럽에서는 관장을 동반한 단식이 전통적으로 확립되어 있지만, 개인적인 선호와 소화 능력에 따라 관장을 해도 되고 하지 않아도 된다.

관장

관장은 직장과 대장 일부를 깨끗이 씻어 내는 작업이다. 관장을 위해서는 관장기, 즉 연결 호스가 달린 특수 플라스틱 용기가 필요하다. 이 용기에 미지근한 물 1리터를 채운 뒤 문고리 높이로 건다. 그런 다음 쪼그리고 앉아 기름 칠을 한 연결 호스를 항문으로 20cm 정도 밀어 넣는다. 연결 호스에는 물만 있어야지 공기가 남아 있으면 안 된다. 그렇지 않으면 공기가 장에 들어간다. 이제 꼭지를 열어 연결 호스의 물을 장으로 흘려보낸 뒤 몇 분 동안 기다렸다가 화장실에 간다. 좀 더 간편한 고무 관장기도 있다.

단식 요법의 구성

❶ 감식일(減食日)

단식을 준비하는 하루 이틀 동안에는 커피를 포기하고 의식적으로 적게 먹는다. 대신 밥과 채소를 비롯해 사과, 배, 오렌지 같은 과일을 먹는다. 감식을 하는 이유는 본격적인 단식에 대비해 장 속에 소화하기 쉬운 음식물만 남기기 위해서다. 과일,

채소, 밥이 그런 음식이다. 육류와 당분을 함유한 식품, 빵(특히 흰 밀가루)은 단식할 때 특히 장을 통과하는 시간이 느려지기 때문에 부패하고 발효된다. 그러면 복부 팽만과 복통이 생기고, 좋은 컨디션을 망칠 수 있다.

감식일에는 그리 많은 일이 일어나지 않는다. 다만 주로 저녁에 가벼운 공복감이 생긴다. 규칙적으로 커피를 마시던 사람은 커피 중단 때문에 이때부터나 단식 첫날에 두통이 생길 가능성이 매우 높다. 그러나 두통은 곧 사라진다. 자연 요법으로 관자놀이와 이마에 민트 기름을 바르고 문지르면 두통 완화에 도움이 된다. 관장으로 두통이 좋아졌다고 말하는 사람도 많다.

커피가 비록 그사이 건강식품으로 평가받고, 당뇨와 간질환, 파킨슨병 예방에 좋은 것으로 인정받고 있지만 끊었을 때 두통이 생기는 걸 보면 과도한 커피 섭취도 일종의 중독일 수 있다는 생각이 든다. 단식을 하면서 커피 습관을 끊어 보는 것도 퍽 유익해 보인다. 다만 모든 커피 애호가에게 희소식은 단식 이후에 마시는 커피가 훨씬 맛있다는 사실이다:

❷ 단식 1일차
단식 첫날은 장 청소로 시작한다. 장이 비면 배고픔이 완화된다. 수차례의 배변은 가벼운 순환 장애를 일으킬 수 있으니까 조심해야 한다.

장 청소를 위해 글라우버 소금 20그램(마른 사람)이나 30그램 (통통한 사람)을 물 500ml에 넣고 녹인다. 그런 다음 소금물을 한입에 쭉 들이킨다. 입 안의 짠 느낌이 싫은 사람은 연이어 레몬수를 약간 마시는 것도 괜찮다. 장이 민감하거나 평소에 자주 변을 보는 사람은 글라우버 소금보다 황산마그네슘이나 관장 소금 30그램이 더 낫다.

음식물이 공급되지 않으면 우리 몸에서는 전환이 시작된다. 12~24시간 사이에 간에 저장된 당이 소비되고, 그마저 바닥나면 우리 몸의 대체 연료인 지방을 태우는 호르몬과 조절 신호의 오케스트라 합주가 시작된다. 장기를 둘러싼 내장 지방이 분해된다는 말이다.

단식 초기에 일시적으로 요통을 느끼는 사람이 더러 있다. 나도 그중 한 사람이다. 수분 배출이 추간판에 영향을 주기 때문이라는 말을 자주 듣지만, 아직 과학적으로 해명되지 않은 설명이다. 요통에 대한 납득할 만한 이유는 아직 모른다. 중요한 건 이것이 일시적인 현상이라는 것이다. 만성 요통이나 잦은 요통에 시달리고, 단식 중에 좀 더 강한 요통을 느끼는 사람도 단식 이후엔 통증에서 벗어날 때가 많다. 그건 편두통 환자도 마찬가지다. 단식 초기엔 불쾌한 편두통이 나타날 수 있지만, 단식 이후엔 오히려 꽤 오랫동안 두통이 사라지는 경험을 한다.

❸ 단식 2일차 또는 3일차

단식 둘째 날 또는 셋째 날은 〈위기의 날〉이다. 이때는 우리 몸에서 물질대사 과정이 급격하게 변하는 시기다. 피곤하고, 기력이 없고, 배가 고프고, 기분도 좋지 않다. 그럼에도 의연하게 버텨야 한다. 결국 이날은 지나갈 것이고, 이후부터는 좀 더 쉬워진다. 참는 자에게 복이 온다!

❹ 단식 3일차 또는 4일차

셋째 날이나 넷째 날은 대부분 안정기다. 이제 편안한 느낌의 긍정적인 의학적 효과가 나타난다. 관절 통증이 가라앉고, 수분 축적과 긴장감이 줄고, 높아진 혈압이 정상을 되찾고, 기분은 점점 좋아진다. 호흡할 때 살짝 시큼한 냄새가 나지만, 차를 마시거나 레몬 조각을 씹으면 완화된다. 가끔 피부가 건조해지기도 한다.

몇몇 사람은 시력 장애를 호소한다. 가장 빈번하게 나타나는 장애가 비문증이다. 유리체가 혼탁해지면서 눈앞에 검은 실이나 줄무늬가 떠다니는 것처럼 보이는 증상이다. 그러나 이건 일시적 현상으로 위험하지 않다. 넷째 날부터 환자들은 대부분 몸의 컨디션이 좋아지는 것을 느낀다. 단식 희열을 맛보았다고 말하는 환자도 적지 않다.

나는 여기서 단식을 멈추지 말고 좀 더 길게 이어가는 것이 좋다고 생각한다. 시작할 때 힘든 하루 이틀만 지나고 나면 나머지는 한결 수월해지기 때문이다. 5일 단식을 한다면 매번 최대 3일까지 힘든 날을 다시 버텨내야 한다. 따라서 실질적 이득을 따졌을 때 5일 단식을 두 번 하는 것보다 10일 단식을 한 번 하는 게 낫다.

❺ 단식 종료와 보식일

단식 종료는 단식 프로그램에서 정말 중요한 핵심 요소다. 단식을 제대로 했다면 요요 효과는 생기지 않고, 음식물을 대하는 태도도 장기적으로 변할 수 있다. 첫 번째 단식 뒤 내가 한 행동은 최악이었다. 단식에 대한 보상으로 피자나 케이크를 찾은 것이다. 그건 금물이다. 절대 안 된다. 보식 첫날 아침에는 사과를 천천히 음미하면서 씹어 먹고, 점심과 저녁 메뉴로는 수프가 좋다(단식 시간표는 아래에서 좀 더 상세히 제시하겠다).

치료 단식을 둘러싼 일반적인 질문들

❶ 혼자서 해야 할까, 그룹으로 해야 할까? 최대 며칠이 적합할까?

치료 단식은 집이나 병원에서 할 수 있다. 원칙은 이렇다. 건강한 사람은 집이나 단식원에서 혼자 또는 집단으로 해도 상관없다. 하지만 질환이 있는 사람은 최소한 첫 단식만큼은 단식 경험이 있는 병원에서 해야 한다.

5일 단식 시간표

	감식 1, 2일차	단식 1일차
식사	<ul><li>충분히 마신다. 무단산 물이나 무가당 허브 차 최소한 2.5리터</li><li>아침: 계피와 으깬 사과를 넣고 끓인 귀리죽 50그램</li><li>점심: 현미나 기장으로 지은 밥 50그램에 채소 200그램</li><li>저녁: 야채 감자 수프</li></ul>	<ul><li>충분히 마신다. 무탄산 물이나 무가당 허브 차 최소한 2.5리터</li><li>아침: 글라우버 소금이나 황산마그네슘으로 관장(미지근한 물 500ml에 소금을 녹인 다음 한 입에 쭉 들이켠 뒤 페퍼민트 차 1리터를 마신다)</li><li>점심: 야채즙 250ml(예를 들어 토마토, 비트, 당근)</li><li>저녁: 채수 250ml</li></ul>
보조 프로그램	<ul><li>긴장 이완 명상 같은 방법으로 단식과 내면의 조화 찾기</li><li>야외 운동</li></ul>	<ul><li>장 비우기로 단식 시작(소금물 복용)</li><li>가벼운 체조로 배변 촉진</li><li>휴식 시간</li><li>하루에 한 번(낮이 좋다) 간 부위 온찜질로 간 활동 자극</li><li>저녁: 배변을 하지 않았으면 관장을 한다.</li></ul>
단식 과정	<ul><li>짜지 않은 가벼운 식사</li><li>몸의 수분 배출</li><li>몸의 단식 준비</li><li>소화 기관의 부담 경감</li></ul>	<ul><li>장을 비움으로써 몸이 내부 에너지를 사용하기 시작</li><li>간에 저장된 글리코겐 분해</li><li>계속되는 수분 배출로 혈압 강하</li></ul>

단식 2일차	단식 3일차	
● 충분히 마신다. 무탄산 물이나 무가당 허브 차 최소한 2.5리터 ● 아침: 야채즙 150ml(예를 들어 당근이나 비트) ● 점심: 야채즙 150ml(예를 들어 토마토) ● 저녁: 채수 250ml	● 충분히 마신다. 무탄산 물이나 무가당 허브 차 최소한 2.5리터 ● 아침: 야채즙 150ml(예를 들어 당근이나 비트) ● 점심: 야채즙 150ml(예를 들어 토마토) ● 저녁: 채수 250ml	식사
● 혈액 순환 자극을 위해 아침에 마른 솔 마사지(가능하면 매일 한 번) ● 가벼운 운동과 많은 휴식 ● 하루에 한 번(낮이 좋다) 간 부위 온찜질로 간 활동 자극(30분)	● 혈액 순환 자극을 위해 아침에 마른 솔 마사지(가능하면 매일 한 번) ● 관장으로 장 청소 ● 혀와 입 안의 세심한 관리 ● 가벼운 운동. 예를 들어 적절한 속도로 최소한 30분 산책	뒷받침 프로그램
● 저장된 글리코겐이 거의 바닥나면서 몸은 단식 물질대사로 전환 ● 체지방에서 케톤체가 생산되고, 경우에 따라 전환으로 인한 가벼운 쇠약감이 생길 수 있다.	● 몸이 단식 물질대사로 돌아간다. ● 몸의 자기 정비 활동이 진행된다. ● 물질대사 산물이 강하게 분비된다. 예를 들어 폐를 통해 아세톤이 분비된다. 경우에 따라 입 안이 불쾌해지고, 혀의 색이 변한다. ● 장 청소로 장의 재생을 돕는다.	단식 과정

5일 단식 시간표

	단식 4일차	단식 5일차
식사	• 충분히 마신다. 무단신 물이니 무가당 허브 차 최소한 2.5리터 • 아침: 야채즙 150ml(예를 들어 당근이나 비트) • 점심: 야채즙 150ml(예를 들어 토마토) • 저녁: 채수 250ml	• 충분히 마신디. 무딘신 물이니 무가당 허브 차 최소한 2.5리터 • 아침: 야채즙 150ml(예를 들어 당근이나 비트) • 점심: 야채즙 150ml(예를 들어 토마토) • 저녁: 채수 250ml
보조 프로그램	• 하루에 한 번(낮이 좋다) 간 부위 온찜질로 간 활동 자극(30분) • 혀와 입 안의 세심한 관리 • 가벼운 운동. 예를 들어 적절한 속도로 최소한 30분 산책 • 긴장 완화를 위해 요가나 기공 실시 • 사우나로 혈액 순환 자극	• 하루에 한 번(낮이 좋다) 간 부위 온찜질로 간 활동 자극(30분) • 관장으로 장 청소 • 혀와 입 안의 세심한 관리 • 가벼운 운동. 예를 들어 적절한 속도로 최소한 30분 산책 • 긴장 완화를 위해 요가나 기공 실시
단식 과정	• 몸이 가벼워지고 마음이 편안해진다. • 신경계의 부교감 신경이 활성화되고(긴장 완화 모드), 행복 호르몬 세로토닌이 다량 분비된다. • 세포 자체의 쓰레기 배출(자기 정화) 활동이 지속적으로 진행된다. 쓰레기가 분해되면서 생긴 에너지로 세포는 더욱 강해진다.	• 5일 단식의 주된 효과는 다음과 같다. • 혈당 수치가 떨어진다. • 호르몬 수치가 떨어진다(인슐린, IGF-1). • 혈중 지방 수치가 좋아진다. • 염증 지표가 떨어진다. • 당화 단백질이 분해된다. • 혈압이 떨어진다.

보식 1일차	보식 2, 3일차	
<ul><li>계속해서 충분히 마신다.</li><li>아침: 사과를 생으로나 쪄서 먹는다. 경우에 따라 아마씨 수프도 좋다.</li><li>점심: 야채 감자 수프</li><li>저녁: 현미나 기장으로 지은 밥을 야채와 허브와 함께 먹는다.</li></ul>	<ul><li>계속해서 충분히 마신다.</li><li>아침: 예를 들어 귀리죽 50그램에 사과 한 개나 계피를 곁들인 베리류 100그램</li><li>점심: 샐러드, 또는 야채를 곁들인 감자, 아마씨유나 올리브유 1큰술.</li><li>저녁: 야채 수프</li></ul>	음식
<ul><li>식이 섬유가 풍부하고 짜지 않은 음식을 천천히 꼭꼭 씹어 먹는다. 배불리 먹지 않도록 주의</li><li>경우에 따라 젖산 발효된 양배추 즙을 마신다(250ml).</li><li>간 부위 온찜질</li><li>가벼운 운동과 휴식</li></ul>	<ul><li>식이 섬유가 풍부하고 짜지 않은 음식을 천천히 꼭꼭 씹어 먹는다. 배불리 먹지 않도록 주의</li><li>경우에 따라 젖산 발효된 양배추 즙을 마신다(250ml).</li><li>간 부위 온찜질</li><li>운동을 시작한다.</li></ul>	보조 프로그램
<ul><li>식이 섬유가 풍부하고 짜지 않고 당이 없는 식이는 장내 미생물 구성에 긍정적으로 작용한다.</li><li>물질대사가 다시 원래대로 전환되고, 케톤체 생산이 줄어든다.</li><li>미각이 예민해진다.</li></ul>	<ul><li>몸이 다시 수분을 저장하고, 체중이 증가한다.</li><li>단식으로 예민해진 미각 때문에 이전의 식습관을 바꾸기가 쉽다.</li><li>새로운 경험을 통해 자신감과 자기 효능감이 상승한다. 단식은 내면을 단단하게 하고, 스스로를 소중히 다루게 한다.</li></ul>	단식 과정

단식 기간은 유동적이다. 나는 적어도 5일을 권하는데, 건강한 사람은 7~10일까지, 병이 있는 사람은 14~28일까지 연장할 수 있다. 이때 관건은 개인의 지방 비축량인데, 이건 건강한 사람이든 병이 있는 사람이든 모두에게 해당된다.

치료 단식은 어렵지 않다. 그러다 보니 가격이 비싼 단식 병원을 향해 〈물과 차만으로 돈을 버는 곳〉이라고 농담하곤 한다. 하지만 부당한 지적이다. 단식은 약보다 효과가 좋다. 아니, 효과가 무척 뛰어난 약이나 다름없다. 그 때문에 전문적인 치료를 위해선 어느 정도의 의학적 노하우가 필요하다. 단식 효과를 알약 하나에 집어넣을 수만 있다면 아마 천문학적인 돈을 벌어들일 세계적인 히트 상품이 될 것이다.

❷ 단식 과정을 끝까지 견디는 것은 놀랄 정도로 쉽다

먹을 것이 널려 있는 상황에서 적게 먹는 것은 어렵다. 다이어트가 실패하는 것도 그 때문이다. 그러나 먹을 게 아예 없는 치료 단식은 처음 하루 이틀만 잘 극복하면 정말 놀랄 정도로 쉽다. 적게 먹는 것보다 아무것도 먹지 않는 것이 더 쉬운 이유는 우리 몸이 수백만 년 동안 굶주림에 익숙해져 있기 때문이다. 단식은 태곳적부터 이어져 내려온 인간 삶의 한 부분이다.

단식에서는 어느 정도의 자제력과 자기 규율이 필요하다. 특히 단식 초기에는 내면의 적과 싸워야 한다. 흥미로운 것은 인간이 반복적으로 맞닥뜨려야 했던 강제적 단식에서 수천 년

이 흐르는 동안 자발적 단식의 관념이 발전했다는 사실이다. 이는 거의 모든 세계 종교에 자리 잡은 중요한 요소이자 영적 삶의 형식이기도 하다.

남은 문제는 단식을 어떻게 끝까지 버티느냐이다. 단식 기간에 속임수를 쓰는 일은 결코 드물지 않다. 수사들이 수도원 규정에 따라 아무것도 먹지 말아야 하는 기간에도 뭔가 근사한 걸 마시려고 수도원 맥주를 만들어 낸 것은 우연이 아니다. 그래 놓고 그 맥주에다 재치 있게 단식 맥주, 또는 슈타르크 비어[3]라는 이름을 붙였다. 그런데 이 음료로는 장기적으로 영양이 부족할 수밖에 없었고, 그 때문에 칼로리가 높은 다른 단식 음식을 개발했다. 결국 단식은 육류를 먹지 않는 것으로만 제한되었고, 물고기는 허용되었다. 하지만 어디까지가 물고기일까? 수사들은 물속에서 헤엄치는 모든 생물을 물고기로 해석했다. 따라서 그들은 단식 기간에도 강에서 비버를 잡아먹었다. 어찌나 많이 잡았던지 바이에른 지방에서는 일시적으로 비버 씨가 말랐다고 한다.

일본과 인도의 승려들 사이에서도 단식 규정을 교묘하게 피해 가며 먹는 풍조가 있었다. 상상력에는 공감하지만, 그런 기발한 〈발명〉으로는 단식의 경이로운 효과를 누릴 수 없다.

---

3 Starkbier. 맥아즙의 농도가 진하고, 알코올 도수가 6.5퍼센트를 넘는 독한 맥주.

단식을 끝까지 해내는 나만의 방법

먹고 마시는 것만 빼고 여러분이 좋아하는 일로 관심을 돌려라. 운동을 좋아한다면 운동도 괜찮다. 단식은 혼자 하지 말고 남들과 함께 하라. 배가 고프면 허브차를 마셔라. 건강이 좋아질 거라는 생각만 하라. 그리고 끝까지 해냈을 때 자부심이 얼마나 클지도 생각하라.

❸ 치료 단식은 얼마나 자주 해야 할까?

종교마다 전통적인 단식 규정이 있다. 이슬람에서는 이슬람력으로 9월인 라마단에 단식을 하고, 불교에서는 일부 승려들이 정오 이후에는 음식을 입에 대지 않는다. 유대교에서는 속죄의 날인 욤 키푸르에 금식을 하고, 기독교에서는 재의 수요일부터 부활절 일요일까지 40일 동안 단식한다. 단식은 새 출발과 새 계획과 관련이 있는데다 추위에도 민감하기 때문에 날이 풀리면서 길어지는 늦봄 무렵이 적합하다. 물론 다른 시기도 가능하다. 기독교 전통에서는 축제에 대한 준비의 의미로 성탄절 직전에 또 한 번 단식을 한다.

학계에서는 그사이 1년에 한 번 이상의 단식과 주기적 단식을 긍정적으로 여긴다. 나는 1년에 한두 번 5일에서 10일까지 치료 단식을 권한다. 더 오래 단식할 수 있거나 하고 싶은 사람은 1년에 한 번만 해야 한다.

단식 횟수를 좌우하는 것은 결국 시작할 때의 몸무게다. 과체중인데다가 단식 이후에도 체중을 정상적으로 돌리고 싶다면 더 자주 단식을 해도 된다. 예를 들어 1년에 4~5회도 괜찮다(각각 5일씩). 그러나 저체중인 사람은 삼가야 한다. 면역력이 떨어지고 감염 위험이 높아질 수 있다.

❹ 단식에서 오한과 과체중의 의미
단식하는 동안 지속적으로 추위를 탄다면 이건 에너지를 절약하려고 몸이 의도적으로 체온을 떨어뜨리는 것이다. 그렇다면 불안해할 필요가 없다. 그저 몸속이 조금 상쾌해지는 것일 뿐이다.

다만 오한이 심한 경우에는 장기간의 치료 단식은 권하지 않는다. 기초 대사량이 계속 떨어질 수 있기 때문이다. 그러면 몸은 에너지를 덜 소비하고 비축된 지방을 덜 분해해서 단식 종료 뒤에도 원하는 체중 감량이 어려울 수 있다. 과체중인 사람은 간헐적 단식을 일상으로 끌어들이는 것이 좋다. 지금까지 밝혀진 바에 따르면 간헐적 단식은 기초 대사량을 떨어뜨리는 것이 아니라 오히려 늘린다.

단식할 때 오한이 심하게 든다면 갑상선 검사를 받아 보는 것이 좋다.

❺ 장기 단식 이후의 드문 합병증

장기 단식이 끝나고 다시 음식물을 섭취할 때 나타나는 의학적 합병증을 영양 재개 증후군이라고 한다. 이 증후군은 중환자실에 장시간 입원한 환자나 거식증 환자가 다시 일반식을 먹을 때도 나타나는데, 주로 (오랜 세월에 걸친) 영양 결핍 탓이다. 구체적으로 말하면 몸속의 전해질 저장고가 텅 비었기 때문이다. 여기서 특히 부족한 것은 인인데, 마그네슘 부족도 한 요인일 수 있다. 단식이 끝나고 갑자기 너무 많이 먹으면 인슐린 수치가 상승하면서 신장에다 소금과 물을 붙잡아 둔다. 이는 심장에 부담을 줄 뿐 아니라 조직 내 수분 축적을 초래한다(그건 손가락 관절이 붓는 것을 보면 알 수 있다). 이를 영양 부종이라고 한다. 영양 재개 증후군은 행위 예술가 데이비드 블레인에 의해 대중에게 알려졌다. 2003년 그는 런던의 템스 강 위에 매단 플렉시 유리 상자에서 44일 동안 고형(固形) 음식을 전혀 먹지 않았다. 그로 인해 몸무게가 25킬로그램 빠진 것은 물론이고 근육량과 골량(骨量)도 상당히 많이 빠졌고, 그로 인해 건강까지 손상되었다. 아무 도움 없이 플렉시 유리 상자 안에서 홀로 단식하는 것은 무모한 짓이다.

영양 재개 증후군은 매우 드물다. 지금까지 우리 병원에서 단식한 수천 명의 환자 중에서 단 한 번도 본 적이 없다. 우리는 단식 중에 필요한 때는 중요한 무기질을 염기 가루의 형태로 환자들에게 복용하게 하고, 단식 이후의 보식일에는 염기와 미네랄이 풍부한 음식을 권한다.

단식 준비를 위한 실용적인 조언들

건강한 사람의 첫 단식은 5일이 이상적이다. 병원 밖에서 단식을 해도 상관없다. 다만 질병 치료를 위해서는 그보다 좀 더 긴 단식이 필요하다. 단식은 항상 의사나 단식 지도자와의 긴밀한 협의 아래 진행되어야 한다. 특히 2~3주의 긴 단식 요법은 전문 병원의 관리가 꼭 필요하다.

단식 시작 전에 직장 일이나 가족과 파트너의 상황을 고려해 단식 시기와 기간을 미리 조정하는 것이 좋다. 대부분 금요일이나 토요일에 단식을 시작하는 것을 편안하게 생각한다. 그래야 위기의 순간이 오는 처음 하루 이틀에 스트레스 없이 적응할 수 있다. 물론 이건 주말에 일을 하지 않아도 되는 사람에게만 해당되는 이야기다. 심리적인 준비도 필요하다. 단식 주간에는 약속을 너무 많이 잡지 않아야 한다. 그게 안 된다면 최소한 심리적으로 부담이 가는 약속은 피해야 한다. 여러분은 스스로 꽤 활기차고 원기 왕성하다고 느낄 수 있지만, 실제로는 그 반대일 수 있으니 충분히 휴식을 취해야 한다.

감식과 단식, 보식에 필요한 음식 재료는 단식 시작 전에 모두 사 두는 것이 좋다. 느긋하게 식품을 고르면서 좋은 품질에 주의를 기울여라. 단식 중에 섭취하는 즙이나 수프, 죽은 양이 많지 않기 때문에 유기농 제품이라도 같은 기간에 먹는 일반 식품에 비해 비싸지 않다.

10일 단식(감식 2일, 단식 5일, 보식 3일)을 위한 영양 프로그램과
식품 구입 목록

이틀간의 감식을 위한 가벼운 영양

유기농 식품이 권장된다. 하루에 물이나 허브 차를 2.5리터 정
도 마셔야 한다.

- 식수(무탄산)
- 다양한 허브 차(취향에 따라)
- 납작 귀리 100그램
- 사과 2개
- 계피 1봉
- 현미 100그램이나 기장 100그램
- 채소 400그램(브로콜리, 토마토, 당근, 호박 등)
- 감자 400그램(야채 감자 수프용)
- 채소 400그램(야채 감자 수프용. 예를 들어 당근, 리크, 샐
  러리)
- 허브 한 냄비(예를 들어 파슬리, 차이브)

닷새간의 단식을 위한 가벼운 영양

유기농 식품을 권한다. 하루에 2~2.5리터의 물이나 허브 차를

마시고, 매일 야채즙 250~300ml와 채수 250ml를 먹는다.

즙과 채수는 천천히 마셔라. 같은 양의 과일이나 채소를 통째로 먹을 때와 비슷한 속도로 먹는 게 좋다. 예를 들어 한 숟가락씩 떠먹는다.

러비지, 파슬리, 차이브, 타임 같은 신선한 허브로 점심과 저녁에 먹는 채수의 맛에 변화를 줄 수 있다. 채수는 야채를 넣고 직접 끓인 뒤 건더기를 걸러 내면 된다. 야채즙은 미리 만들어 놓고 먹을 때마다 잠시 데워 먹는 것이 실용적이다.

허브 차는 취향에 따라 준비한다. 팁: 저혈압에는 로즈메리 차, 마음이 불안할 때는 라벤더 차, 속이 불편할 때는 카밀레 차, 입 안의 느낌이 좋지 않을 때는 샐비어 차가 좋다.

- 식수(무탄산)
- 신선한 허브(러비지, 파슬리, 차이브, 타임, 바질)
- 레몬 다섯 개
- 아마씨 100그램(으깨는 게 좋다): 물 250ml에 아마씨 2큰술을 넣고 5분간 끓인 다음 아마씨를 체로 거른다.

  배가 고프거나 속이 안 좋을 때, 그리고 보식할 때 아마씨 수프를 끓이는 방법: 물 250ml에 아마씨 2큰술을 넣고 5분간 끓인 다음 알갱이째 먹는다.
- 1.5리터 착즙 주스(당근, 토마토, 비트, 또는 야채 혼합 주스)

- 채수를 만드는 데 필요한 야채(물 1.5리터에 야채 1.5~
  2kg: 5인분)

  채수를 만들 시간이 없으면 대안으로 토마토 주스 150ml
  를 따뜻한 물 150ml와 섞어서 마시면 된다. 이 경우 즙을
  마시는 정규 식사 시간에는 다른 즙을 선택할 수 있다.

채수 조리법 예

호박 육수: 홋카이도 호박 600그램, 감자 300그램, 대파
1개, 당근 300그램, 월계수 잎 6장, 주니퍼베리 6개, 천
일염 1/2작은술

비트 육수: 비트 500그램, 감자 300그램, 대파 1개, 셀러
리악 300그램, 토마토 200그램, 월계수 잎 6장, 정향
4개, 천일염 1/2작은술

채소를 깨끗이 씻어 자른 뒤 물 1.5리터에 넣고 끓인다.
낮은 불로 한 시간 넘게 끓이는 것이 좋다. 그런 다음 채
소를 체로 걸러 마시거나, 경우에 따라 곱게 다진 파슬리
나 바질, 차이브를 곁들여도 된다.

점액 단식(매일 두세 번 귀리 점액이나 아마씨 점액)

아마씨 300그램(으깬 아마씨가 가장 좋다)이나 고운 납작귀리
300그램.

- 아마씨 점액 1인분: 물 250ml에 아마씨 2큰술을 넣고 5분 간 끓인 다음 아마씨를 걸러낸다.
- 납작귀리 점액 1인분: 물 250ml에 납작귀리 2큰술을 넣고 5분간 끓인 다음 납작귀리를 걸러 낸다.

사흘간의 보식을 위한 가벼운 영양

유기농 식품을 권한다. 하루에 물이나 허브 차 2.5리터 정도를 마셔야 한다.

- 식수(무탄산)
- 다양한 허브 차(취향에 따라)
- 경우에 따라 젖산 발효된 양배추 즙 750ml

보식 1일차
- 사과 1개
- 수프에 들어갈 감자 200그램과 채소 200그램(당근, 대파)
- 현미 50그램 또는 기장 50그램
- 채소 200그램(브로콜리, 토마토, 당근, 호박 등)
- 허브(파슬리, 차이브)

보식 2, 3일차
- 사과 2개나 베리류 200그램
- 납작귀리 100그램

샐러드 1인분: 들상추 50그램, 토마토 2~3개, 파프리카 1/2, 큰다닥냉이 1/2봉, 호두 4알, 아마씨유나 올리브유 1큰술, 후추 약간, 허브

야채 감자 수프 1인분: 감자 200그램, 채소 200~300그램(브로콜리, 토마토, 당근, 호박 등), 커리 가루 1작은술, 아마씨유나 올리브유 1큰술, 후추 약간, 허브

야채 수프/호박 수프(된죽 형태): 물 1리터, 호박 1개, 대파 1개, 감자 1개, 올리브유 1큰술, 경우에 따라 커리 1작은술, 천일염 1/2작은술

야채 수프(묽은 죽 형태): 물 1리터, 작게 썬 당근 300그램, 셀러리악 300그램, 잘게 썬 감자 1개와 대파 1개, 월계수 잎 4장(끓인 뒤 건져 냄), 천일염 1/2작은술, 허브 2냄비(파슬리, 차이브)

단식 중에는 커피를 마시지 않는 것이 좋다. 커피는 타닌과 쓴맛 성분 때문에 각성 작용을 하는데다 식욕을 유발하고 위 점막을 자극할 수 있다. 반면에 차는 아주 훌륭하다. 어떤 종류든 칼로리가 없고 선택의 폭도 넓다. 나는 날이 선선할 때는 몸을 덥혀 주는 생강차나 회향차를 마시고, 여름에는 민트차와 레몬버베나차를 마신다. 하지만 억지로 뭔가 마시려고 할 필요는 없다. 갈증이 나는 대로 따르면 된다.

달달한 과자나 술과도 따뜻하게 작별하라. 남은 과자를 과

감히 버리고, 냉장고에 쓸데없는 군것질거리도 모두 비워라. 물론 사전의 이런 과감한 결정이 반드시 단식 성공으로 이어지는 것은 아니다. 나는 단식 중에도 가족을 위해 요리하고, 음식의 유혹을 느끼면서도 식탁에 함께 앉아 있는 엄마 아빠들을 많이 안다. 그러려면 상당한 자제력이 필요하다.

마지막으로 관장용 소금과 간 찜질용 보온 주머니가 필요하다. 관장을 하고 싶다면 관장기도 마련해야 한다. 즙은 직접 짜도 되고, 신선하게 착즙한 제품을 구입해도 된다. 다만 직접 짠 즙이 열을 가하지 않았기에 훨씬 맛이 진하다. 단맛이 나는 포도나 당근, 사과보다는 씁쓸한 맛이 나는 야채를 즙으로 내는 것이 좋다. 우리 병원의 조사에 따르면 단맛이 나는 즙은 인슐린과 유사한 성장 인자 IGF-1의 수치를 훨씬 덜 떨어뜨린다. 그러면 단식의 전체적인 효과는 약화된다.

단식 보조용품

● 매일 간 찜질을 위한 보온 주머니
● 원활한 피부 혈액 순환을 위한 천연 솔
● 혀를 깨끗하게 관리하기 위한 혀 클리너
● 단식을 시작하기 전 일회성 장 비우기를 위해 물 1/2리터에 넣을 글라우버 소금 30그램 또는 황산마그네슘 30그램(위와 장이 민감하거나 두통, 편두통이 있는 사람은 황산마그네슘을 권한다)

- 단식 기간 중 장 청소를 위해 유연한 연결 호스가 달린 관장기
- 가글용 레몬수. 경우에 따라선 구강 위생을 위해 오일로 가글하는 것도 괜찮다.

운동과 건강 관리 프로그램

단식 기간에는 의식적으로 몸과 마음을 안정시키기 위해 야외에서 산책을 즐기거나 일광욕을 하는 것이 좋다. 오랜 샤워나 라벤더 목욕 같은 긴장 이완 수단도 훌륭하다. 다만 너무 뜨거운 물에 들어가 있지는 말아야 한다. 단식 중에는 혈압이 낮아져 일시적으로 순환 문제가 발생할 수 있기에 욕조에서 일어날 때 조심해야 한다. 너무 빨리 나오면 눈앞이 캄캄해지거나 현기증이 일어날 수 있다.

크나이프식 물 마사지

평소처럼 샤워한 다음 밑에서부터 천천히 위로 올라가면서 찬물로 마사지를 한다. 먼저 오른발 바깥쪽에서 시작해 허리까지 올라갔다가 안쪽 허벅지를 따라 다시 아래쪽으로 내려온다. 다음은 왼발과 왼다리 차례다. 팔도 동일한 원칙에 따라 마사지한 뒤 마지막으로 가슴과 얼굴에 원을 그리듯 찬물을 뿌리고, 마지막으로 등을 마사지한다. 피곤하거나 기력이 없는 날엔 간단한 무릎 냉수 마사지로 충분하다. 이건 두통에도 도움이 된다.

샤워 중에 피부 마찰용 솔을 이용하면 혈액 순환이 자극된다. 샤워기 아래나 욕조에서 하는 크나이프식 물 마사지도 혈액 순환 촉진과 다리 근육 이완에 도움이 된다. 이를 위해서는 직사형 분무가 가능한 샤워기를 준비하는 것이 좋다.

마지막으로 단식과 명상은 기가 막히게 호흡이 잘 맞는다. 각각의 좋은 작용이 서로를 강화하기 때문이다. 꼭 한번 시도해 보기 바란다.

체중

여러분은 매일 몸무게를 재고 변동 사항을 기록할 수 있다. 하지만 실망하지는 마라. 단식에서는 수분 배출 때문에 체중이 감소하기도 한다. 몸무게를 잴 때는 아침에 대변(아직 배변 활동이 있다면)이나 소변을 보고 나서 가벼운 옷차림이나 알몸으로 하는 게 좋다.

단식의 부작용

치료 단식에도 전형적인 부작용이 있다. 하지만 대부분 증상이 가볍고 무엇보다 일시적이다. 단식 초기에는 두통, 가벼운 순환 장애, 메스꺼움, 피로감, 불안정한 수면, 뱃속의 꼬르륵거리는 소리, 요통이 생길 수 있다.

단식으로 인한 위통은 전적으로 채수와 액체만 먹는 대신 점액 음식도 섭취함으로써 피할 수 있다. 예를 들면 쌀과 귀리를 비롯해 다른 점액 형태의 곡물 같은 것들이다. 형태는 다르지만 칼로리는 동일하다. 모두의 입맛에는 맞지 않을 수도 있지만, 위 점막을 보호하는 데는 탁월하다.

부작용에 도움이 되는 방법들

- **두통**: 민트 기름을 관자놀이와 이마에 바른다. 관장이나 뜨거운 족욕도 도움이 될 수 있다.
- **요통**: 통증이 있는 근육 부위에 따뜻한 천이나 보온 주머니를 올려놓는다. 뜨거운 물에 목욕하고, 요가를 한다.
- **속 쓰림**: 치료용 흙이나 아마씨 점액, 귀리 점액을 1작은술 먹는다.
- **배에서 계속 꼬르륵 소리가 날 때**: 감자 즙을 먹거나 카밀레 차를 마신다.
- **추위나 오한**: 생강차나 회향차를 마신다. 뜨거운 물에 목욕하고, 크나이프식 냉온수 마사지를 교대로 한다.
- **순환 문제**: 크나이프식 냉수 마사지를 한다. 마른 솔로 피부를 문지르고 몸을 움직인다. 귀 마사지도 도움이 된다. 로즈메리 차를 마신다.
- **입 냄새가 나거나 입 안이 쓰게 느껴질 때**: 민트 잎 한 장이나 레몬 조각을 씹는다. 입 안 청결에 신경을 쓴다. 아침에 혀 클리너를 이용해 설태를 깨끗이 청소한다. 오일 가글도 도움이 된다.

● **메스꺼움**: 생강차를 마신다.

단식과 영양에 관한 최신 정보와 조언이 실려 있는 사이트

▶ www.prof-michalsen.de

▶ www.naturheilkunde.immanuel.de

6
간헐적 단식, 일상을 위한 천재적인 발견

간헐적 단식이 유행이다. 당연한 일이기는 하지만, 지난 수십 년 동안 유행한 다른 수많은 〈영양 방식들〉에 비하면 놀랄 정 도로 늦다. 왜냐하면 이만큼 간단하면서도 명확한 식이법은 없 기 때문이다. 간헐적 단식은 무척 짧은 간격으로 음식을 먹지 말라는 뜻일 뿐이다. 게다가 이 자리에서 분명하게 밝히건대 간헐적 단식은 결코 다이어트가 아니다. 더 적게 먹으라고 하 지도 않고(물론 부수 효과로 그리 되는 경우가 많다), 영양 전 환을 목표로 삼지도 않는다. 물론 그렇게 하면 좋지만 꼭 그래 야 하는 건 아니다.

치료 단식과 마찬가지로 간헐적 단식에도 여러 방법이 있 다. 단식 시간을 12시간이나 14시간, 또는 16시간으로 정할 수 도 있고, 일주일에 하루나 이틀만 할 수 있으며, 나아가 매일 500~600칼로리만 섭취하는 방법도 있다. 간헐적 단식은 스스 로의 몸에 대한 무리한 요구가 아니라 가장 자연스러운 영양 형태다. 이른바 원시 시대부터 이어져 온 우리 몸의 메커니즘을 다시 떠올리자는 말이다. 앞서 언급했듯이 과거에는 음식이 있으면 먹고 없으면 배고픈 상태로 견뎠다. 그 때문에 간헐적 단식이나 주기적 단식은 충분히 수긍이 갈 뿐 아니라 어렵지도 않고 건강에도 좋다.

거의 모든 다이어트는 실패한다. 몇 주 동안만 적게 먹는 건 우리의 본성에 어긋난다. 단식 이후엔 배불리 먹고 싶고, 그로 인해 지방 저장소가 생각보다 빨리 다시 채워지는 건 이상한 일이 아니다. 하지만 가끔 아무것도 먹지 않는 건 누구나 쉽게 할 수 있다.

인간이 언제부터 규칙적으로 하루 세 끼 식사를 하고, 중간 중간에 간식을 먹을 생각을 했는지는 정확히 모른다. 독일에서는 중세에 이르러 하루 두 번이 아니라 세 번 식사가 점점 습관화된 것으로 보인다. 그런데 이것은 신분에 따라 달랐다. 예를 들어 귀족은 하루에 두 번 먹는 것을 고결하다고 여겼다. 그렇다면 식사 시간의 틀은 자연스런 필연성에 따라 생겨난 것이 아니라 인위적 풍습의 문제였다. 그러나 이 풍습은 자연에 어긋난다. 시간 생물학4 분야의 선구자 사치다난다 판다는 1,200개 유전자가 단식 상태에서야 비로소 활성화된다는 사실을 밝혀냈다. 그

4 chronobiology. 시간과 생명 현상의 관계를 연구하는 학문. 예를 들어 인간은 밤이 되면 졸리고, 여성은 대략 1개월마다 생리를 한다. 이처럼 우리 몸의 리듬이 몸속 어딘가에 있는 생체 시계에 따라 움직인다고 생각하고, 그 비밀을 밝혀내려는 것이 시간 생물학이다.

것도 주로 물질대사에 참여하는 유전자와 면역계를 조절하는 유전자였다. 이는 단식이 우리의 생물학적 근원 프로그램이라는 사실에 대한 뚜렷한 증거다.

예전에 나는 베를린에서 단식에 관한 강연을 한 적이 있다. 그때 베를린 동물원의 안드레아스 크니림 원장이 내 앞 차례로 강연을 했다. 강연에 이은 환담에서 동물원장은 의학계에서 내놓은 단식 구상이 꽤 설득력 있다고 말했다. 자기 동물원의 사자들은 30~40킬로그램의 고기를 한꺼번에 먹어치우고, 이후에는 몇날 며칠 동안 아무것도 먹지 않고 지낸다고 했다. 그런데도 야생 구역의 동물들은 모두 날씬하다고 했다. 다시 말해 비만 상태의 야생 동물은 없다는 것이다. 반면에 오늘날 상당수의 반려견과 반려묘가 우리 인간과 비슷한 과체중 문제를 안고 있다.

나는 간헐적 단식에 관한 연구를 시작하면서 영양 전문가들로부터 많은 비판을 받았다. 그것 역시 새로운 다이어트의 일환일 뿐이고, 다이어트는 이미 무익한 것으로 입증되었다는 것이다. 이 견해에는 큰 오류가 있다. 간헐적 단식은 다이어트가 아니다. 그건 그저 우리의 몸을 과거로 돌리고, 우리의 사고를 바꾸자는 것뿐이다. 우리는 한 끼를 거르면 꼭 해야 할 것을 안 한 것처럼 꺼림칙해 한다. 규칙적으로 먹어야 한다는 습관에 길들여져 있기 때문이다. 한 번 뿌리내린 규범은 무섭다.

간헐적 단식은 새로운 발명이 아니다. 원시 시대부터 늘 있어 왔던 일로서 우리 유전자에 깊이 뿌리박힌 일상사다. 사람들은 단식 몇 시간 뒤에 집중력과 기력이 떨어질 거라고 걱정하지만 오히려 반대다. 기본적으로 간헐적 단식은 대부분의 사람이 생각하는 것보다 훨씬 성공률이 높고 간단하다. 배고픔은 그리 크지 않고, 왔다가 다시 지나가기 마련이다. 배고픈 신호로 잘못 해석될 때가 많은 꼬르륵거리는 소리도 일시적 현상에 지나지 않는다.

간헐적 단식의 기원

많은 경전에 간헐적 단식이 언급되어 있다. 누가복음 18장 12절에 이런 구절이 나온다. 〈나는 일주일에 이틀 금식한다.〉 원래 기독교 문화에서는 전통적인 단식 기간(부활절 전 40일)에 더해 일주일에 두 번 단식하거나 부분 단식을 한다. 수요일은 예수에 대한 배신을, 금요일은 십자가에 못 박힌 날을 기억하면서 말이다. 그러나 이런 식의 기억과 순종 의식은 수백 년이 지나면서 희미해졌다. 하지만 우리 집에서는 부분적으로 유지되었다. 금요일이면 아버지가 감식을 시작했고, 그러면 우리도 고기를 먹지 못하고 채소나 생선을 먹어야 했다(단것도 먹지 못했다).

무슬림의 단식 달인 라마단에는 간헐적 단식이 일상 깊숙이 들어온다. 하루 종일 금식하다가 해가 지면 비로소 먹고 마신다. 이건 폭식으로 변질될 때가 많은데, 많은 연구에 따르면 라마단 단식이 의학적으로 정의된 간헐적 단식보다 효과가 떨어지는 이유 중 하나도 거기에 있는 듯하다. 이슬람의 예언자가 권고한 전통적 방식대로 라마단 단식을 철저히 이행한다면 분명 훨씬 건강할 것이다. 그럼에도 전체적으로 보면 라마단 단식도 건강에 유익하다. 평균적으로 몸무게가 약간 줄고, 혈중 지방과 콜레스테롤 수치가 개선된다. 다만 라마단 단식은 과학적으로 연구하는 데 어려움이 있다. 지리적 위치와 계절에 따라 1일 단식 기간이 9시간에서 20시간까지 다양하게 나뉘기 때문이다. 우리 병원에서는 라마단 단식과 매우 비슷한 종교적 단식, 즉 이란에서 기원한 바하이교의 단식을 연구한 바 있는데, 우리 연구팀의 다니엘라 리프셔는 흥미로운 결과를 내놓았다. 무엇보다 기분이 뚜렷하게 좋아지고, 생체 시계가 1시간 30분 가까이 늦어진다는 것이다.

캘리포니아에는 제7일 안식일 예수 재림교도의 블루 존이 있는데, 이들은 다른 미국인들보다 평균 7년에서 10년 더 산다. 재림교도의 탁월한 건강 상태는 무엇보다 채식 위주의 건강한 생활 방식에서 비롯되었지만, 이중 많은 사람이 오후에 마지막 식사를 끝내고 더 이상 아무것도 먹지 않는 습관은 퍽 흥미롭다. 이 역시 간헐적 단식의 〈시간 제한 식사〉에 해당한다. 그것도 오후 늦게 식사를 마침으로써 야간 단식 시간은 더 길어진다. 재림교도들의 건강을 연구한 프로젝트에서는 이 요인이 부각되지 않았지만, 이런 식사 습관이 수명 연장에 기여했을 가능성은 무척 커 보인다.

간헐적 단식은 의학계 안에서도 이미 오래전에 알려져 있었다. 1839년에 이미 펜실베이니아 출신의 단식 선구자 에드워드 듀이는 긴 야간 단식이나 아침 단식을 치료 수단으로 권고했다. 스스로 아침을 먹지 않았던 그는 『아침 단식 계획과 단식 요법*The No-Breakfast Plan and the Fasting Cure*』에서 아침을 먹지 않으면 한결 기분이 좋아지고, 좀 더 활기찬 컨디션을 유지할 수 있다고 말했다. 그는 아침에 커피만 한 잔 마셨다. 아침 식사는 신경을 약화시키는 습관이라고 확신했기 때문이다. 반면에 하루에 한두 번의 느긋한 식사는 만성 질환의 치료 수단이고, 아침 단식을 하면 몸무게가 줄고 근력이 증가한다고 믿었다. 자신의 몸에 대한 이런 초기 관찰은 퍽 인상적이다. 150년 뒤 연구를 통해 그것이 사실로 확인되었기 때문이다. 듀이는 또 다른 똑똑한 영양 원칙도 표방했다. 몸이 피곤할 때는 먹지 말고 일단 휴식을 취하라는 것이다. 이런 상황은 다들 안다. 직장이나 힘든 활동으로 녹초가 되어 집으로 돌아오면 허기가 밀려온다. 그러면 걸신들린 듯 먹고 또 먹을 때가 많다. 나는 듀이의 조언이 전적으로 옳다고 생각한다. 집에 돌아오면 일단 20분 간 휴식을 취한 뒤 여유를 갖고 천천히 음식을 먹어야 한다. 여러분도 시험해 보라. 더 느긋하게 먹으면 더 적게 먹게 된다.

자연 요법의 간헐적 단식

자연 요법에서는 간헐적 단식이 오래전부터 자리를 잡았다. 치료 단식을 준비할 때나(감식 기간), 단식을 끝냈을 때나, 아니면 치료 단식을 무척 힘들게 버텨낸 환자들에게 간헐적 단식이나 부분 단식이 권고된다. 이때는 800~1,200칼로리만 허용되는데, 소금과 지방, 단백질의 공급 감소가 단식 효과를 불러일으킨다.

배가 고플 때만 먹고, 되도록 소식을 하라는 권고는 일본 오키나와와 중국 전통 의학 등 많은 문화권에서 발견된다. 가끔 단식의 날을 정해 놓고 금식을 하는 종교적 전통도 있다. 미국 유타 주의 모르몬교가 그중 하나다. 유타 주 브리검영 대학의 심장학과에서는 이미 오래전에 흥미로운 연구를 진행했는데, 4,500명이 넘게 참가한 인터마운틴 심장 협업 연구에서는 모르몬 교도들이 다른 주민에 비해 심혈관계 질환에서 뚜렷이 낮은 비율을 보였다. 448명이 참가한 후속 연구에서는 이 신앙 공동체의 월간 단식을 연구했다. 이들은 8세 때부터 매월 단식을 한다. 연구팀은 심장 카테터 검사를 받은 모든 환자에게 월간 단식을 며칠 하는지 묻고 기록했다. 심장 환자의 약 30퍼센트가 간헐적 단식을 실천하고 있었다. 검사 결과, 단식을 하는 사람들은 다른 모든 위험 요인과는 무관하게 관상동맥 질환과 당뇨병에서 발병률이 낮은 것으로 나타났다.

우리 연구팀은 2년 전부터 환자들에게 간헐적 단식을 권고

한다. 이 권고를 따른 환자들의 상태는 한결같이 긍정적이다. 다들 체중이 확연히 줄었다. 특히 고도 비만인 사람들은 더 뚜렷했다. 게다가 다들 혈당과 혈중 지방 수치가 떨어졌고, 수면의 질이 한결 개선되었으며, 낮에도 피곤함을 덜 느꼈다. 일부 환자들에게서 간헐적 단식 초기에 가벼운 두통이 보고되기는 했지만, 전체 건강상의 관점에서 보면 간헐적 단식은 적극 권장할 만하다.

칼로리 양보다 섭취 간격이 더 중요하다

인류의 역사만큼이나 오래된 문제가 있다. 우리는 어떻게 하면 건강하게 오래 살 수 있을까? 이 문제는 의학에서 점점 더 중요해졌다. 인간은 늙을수록 더 많은 만성 질환에 노출되기 때문이다. 예를 들면 관절염, 치매, 고혈압, 당뇨, 파킨슨병, 심근 경색, 뇌졸중, 암 같은 질환들이다. 이런 맥락에서 인간의 노화와 수명을 연구하는 노화 생물학은 칼로리 제한의 영양 섭취에 관심을 보이기 시작했다.

1930~40년대에 동물 연구자들은 놀라운 사실을 발견했다. 그들이 조사한 동물은 선충류든 쥐든 개든 상관없이 규칙적으로 풍족한 먹이를 주지 않았을 때(먹이의 양을 평균 20~30퍼센트 줄였다) 훨씬 더 건강하고 오래 살았다. 게다가 늙어서도 특별히 지적할 만한 질병은 나타나지 않았다. 이후 연구자들은 또 다른 유기체와 동물에게서 실험을 반복했다. 결

과는 늘 똑같았다. 적게 먹으면 수명이 늘어난 것이다.

그러나 동물에서 인간으로 가는 길은 멀기만 하다. 동물 실험의 결과를 호모 사피엔스에게 확인하는 것은 가시밭길이다. 예방과 치료를 위해 매일 칼로리를 제한하고 맛난 음식을 포기하라고? 대부분의 사람은 설사 수명이 몇 년 연장된다고 하더라도 그런 권고를 따르지 않을 것이다. 지속적인 칼로리 제한은 힘들고 재미없는 일이니까.

그럼에도 지속적인 칼로리 제한 연구에 매달린 사람들이 있다. 미국 노인학자이자 병리학자 로이 월포드는 인간에게 적절한 영양을 공급하면서도 엄격하게 칼로리를 제한하는 크론 식이법을 개발했다. 그런데 크론 식이법을 실천하는 사람들은 무척 말랐을 뿐 아니라 삶에 대한 즐거움도 별로 없어 보인다. 게다가 별로 춥지 않은 날에도 스웨터를 몇 벌씩 껴입고 다닐 정도로 추위에 약하고, 감염병에 자주 걸리고, 성생활에도 대부분 관심이 없다. 삶의 즐거움을 억제하는 것은 면역계에 부정적이고, 그로써 감염병에 노출될 위험은 더 커진다. 그러다 보니 콜레스테롤과 혈압, 혈당 수치는 무척 좋은데도 폐렴으로 일찍 생을 마감하는 일이 생긴다. 이처럼 평생 과격하게 칼로리를 제한하는 식이법에는 장점과 단점이 혼재되어 있다.

반면에 간헐적 단식은 아주 편안하게 칼로리 제한을 실천하는 방법이다. 발터 롱고와 루이지 폰타나 같은 연구자들은 이미 오래전에 이 점에 주목했다. 그들은 칼로리 양을 줄이지 않고 동물들에게 간헐적으로 먹이를 주기 시작했다. 결과는 놀랍게도 크론 식이법과 동일했다. 줄어든 먹이를 자발적으로 세 끼로 나누어 먹는 동물은 없었고, 보통은 즉시 먹어치웠다. 이후에는 먹을 것이 남지 않았고, 그만큼 긴 단식 시간이 생겨났다. 그렇다면 간헐적 단식의 본질은 칼로리 양의 제한에 있는 것이 아니라 일시적 식사 중지로 칼로리 제한과 동일한 건강상의 효과를 얻는 데 있다.

이와 관련해서 사치다난다 판다가 결정적인 실험을 했다. 판다는 쥐를 두 집단으로 나누어 동일한 칼로리의 먹이를 제공했다. 한 집단은 24시간 동안 아무 때나 먹을 수 있었고, 다른 집단은 16시간 동안 강제 휴지기 뒤에 먹이를 받았다. 지금까지 영양과 체중 연구에서 반박할 수 없는 원칙은 이랬다. 살이 찌고 안 찌고는 섭취하는 칼로리 양에 달려 있다는 것이다. 그런데 판다의 실험에서 예상치 못한 일이 일어났다. 첫 번째 집단은 뚱뚱해지고 극도로 게을러졌을 뿐 아니라 지방간과 염증, 당뇨까지 생겼다. 반면에 달라진 식사 주기(16시간 단식)로 먹이를 섭취한 두 번째 집단은 동일한 칼로리에도 정상 체중을 유지하면서 건강하고 활기찼다. 그뿐이 아니었다. 간 상태는 좋았고, 체내 염증도 적었으며, 적절한 담즙 양으로 소화는 원활했고, 콜레스테롤 수치도 낮았다. 한마디로 훨씬 더 젊어 보였다. 결국 관건은 칼로리 양이 아니라 식사 간격이었다.

판다와 다른 연구자들은 이 획기적인 인식을 넘어 한걸음 더 나아갔다. 체내의 모든 물질대사와 소화, 에너지 대사 과정이 이른바 시간 유전자에 의해서 조절된다는 사실을 밝혀낸 것이다. 이 유전자들은 햇빛이 있느냐 없느냐에 따라 켜지거나 꺼졌다. 그렇다면 음식의 칼로리 양과 에너지 양 외에 다른 중요한 요소가 있었다. 바로 타이밍이었다. 언제 어떤 간격으로 식사를 하는지가 결정적 요소가 될 수 있다는 말이다. 그 때문에 판다는 이런 종류의 간헐적 단식을 〈시간 제한 급식Time Restricted Feeding〉이라 불렀다. 그러나 우리 인간은 적어도 어른이 되고 나서는 음식을 받아먹기보다 직접 선택해서 먹기에 〈시간 제한 식사Time Restricted Eating〉라는 말이 더 적절해 보인다.

이 모든 인식이 우리 인간에게도 실제로 적용될 수 있는지는 아직 기다려 봐야 한다. 비판적 연구자들은 〈쥐들의 거짓말〉이라는 표현까지 써 가며 이 인식에 부정적이다. 굳이 동물 실험의 윤리적 문제를 거론하지는 않더라도 말이다. 따라서 나는 간헐적 단식이 우리 인간에게 미치는 영향의 최종 결과가 하루속히 나오기를 기대한다.

7
간헐적 단식의 방법들

치료 단식에서는 단식 일수만 변한다면 간헐적 단식에서는 식사 중단 시간에서 다양한 가능성이 존재한다. 가령 일주일에 하루나 이틀 동안 아무것도 먹지 않거나, 에너지 수요량의 30퍼센트 이상을 덜 먹는 식이다. 간헐적 단식은 다양한 시간 간격으로 할 수 있는 매일의 단식이다.

현재로선 어느 하나가 다른 방법보다 우월하다고 말할 수는 없다. 자신에게 맞고, 자신의 일상과 잘 융합되고, 자신이 편안하게 느끼는 방법을 선택하는 것이 좋다. 어떤 형태의 간헐적 단식이든 치료 단식처럼 얼마든지 훈련이 가능하다. 그러니 피하지 말고 한번 시도해 보라. 나는 간헐적 단식이나 치료 단식을 단호하게 거부하는 환자를 반복해서 만난다. 한 끼라도 굶으면 무력감이 든다는 것이 주된 이유다. 심지어 배가 고프면 죽을 것 같다고 말하는 사람도 있다. 그러나 이런 사람들조차 〈배고픈 첫 구간〉만 잘 이겨 내면 단식이 놀라울 정도로 쉽다는 사실에 무척 당황스러워한다.

격일 단식

⟨Eat-Stop-Eat Diet⟩ 또는 ⟨Up-Day, Down-day⟩라고도 불리는 ⟨격일 단식⟩은 하루 단식하고 다음날은 먹고, 또 하루 단식하고 다음날은 먹는 식이다. 이게 어려우면 하루는 필요한 칼로리의 25퍼센트만 섭취하고, 다음날은 원하는 만큼 먹는 방법도 있다. 일리노이 대학의 영양학자 크리스타 바라디는 인간을 대상으로 처음으로 격일 단식을 연구했고, 이를 토대로 『격일 다이어트 *The Every Other Day Diet*』를 출간했다.

많은 임상 연구에 따르면 격일 단식은 칼로리 제한 식이법과 체중 감량 효과가 비슷했다. 심지어 인슐린 수치와 지방 감소 면에서는 더 나았다. 이는 전날 생략한 칼로리가 이튿날에도 완전히 만회되지 않기 때문으로 보인다. 전날 굶었다고 다음날 두 배로 먹을 수는 없기 때문이다. 따라서 간헐적 단식에서는 칼로리의 전체 섭취량이 줄고, 그로써 장기적으로 몸무게가 감소한다. 어쨌든 몇 개월 뒤에는 시간 제한 식사보다 더 많이 준다.

격일 단식에 또 다른 좋은 효과가 있는지는 아직 충분히 연구되지 않았다. 다만 꼭 그런 것은 아니지만, 대부분의 사람은 24시간 온종일 굶는 것이 쉽지 않을 뿐 아니라 직장 생활과 사회생활, 가정생활, 주말, 휴일 같은 변수를 고려하면 격일 단식은 일상적으로 실천하기가 무척 어렵다. 그러다 보니 대규모로 진행된 한 연구에서는 단식 그룹의 약 40퍼센트가 중간에 실험을 포기했다. 물론 다른 사례도 있다. 프랑크 마데오가 이끄는 그라츠 대학의 연구 프로젝트에서는 100명의 참가자가 성공적으로 격일 단식을 해냈고, 끝난 뒤에도 상당한 자극을 받은 것으로 드러났다.

주 2일 다이어트

격일 단식 다음에 나온 것이 주 2일 다이어트다. 2011년 영국 사우스 맨체스터 대학 병원의 영양학자 미셸 하비가 종양학자 토니 하웰과 함께 체중 감량을 위해 개발한 다이어트 방법으로 원래는 유방암 환자들을 위해 고안되었다. 일주일에 이틀 연속으로 하루에 600칼로리 이하로 영양을 섭취하는 것이 핵심이다. 이틀은 저탄수화물 영양식으로 주로 유제품과 두부, 채소, 생선, 과일, 달걀을 먹고, 다른 날에는 지중해식으로 먹으라고 권한다.

5:2 단식

이 간헐적 단식은 영국 의사이자 과학 저널리스트인 마이클 모슬리가 미셸 하비의 구상을 토대로 만든 것으로 그의 베스트셀러 『고속 다이어트 *The Fast Diet*』를 통해 널리 알려졌다. 5:2 단식은 일주일에 적당한 간격으로 이틀 동안 600칼로리씩 섭취하는 방법으로 하루에 300칼로리씩 두 번에 나누어 섭취하는 것이 가장 좋다. 이 방법은 대부분의 사람들에게 좀 더 쉽게 다가간다. 모슬리는 단식하는 날에는 채소와 통곡물, 수분을 충분하게 섭취하라고 권한다. 미셸 하비는 주 2일 다이어트 연구 외에 그 변형인 5:2 단식에 대해서도 임상 실험을 했다. 그 결과 5:2 단식은 체중 감량의 효과 면에서 지속적인 칼로리 제한 방법과 동등한데다 실천하기는 더 수월한 것으로 나타났다.

시간 제한 식사(TRE) 또는 시간 제한 급식(TRF)

하루를 온종일 굶거나 칼로리를 줄이는 대신 하루의 식사 시간을 조정해서 단식 효과를 누리는 방법이다. 당연히 이 방법을 매력적으로 느끼는 사람이 많다. 치료 효과 면에서 어느 정도의 간격이 가장 좋은지는 아직 불분명하지만, 지금까지는 매일 14~16시간(최대 20시간)이 좋은 것으로 알려져 있다. 치료 효과에서 결정적인 작용을 하는 것은 간에 비축된 글리코겐으로 보인다. 여자는 간의 글리코겐 비축량이 12~14시간 정도 가는데, 남자에 비해 짧다(16~18시간). 따라서 단식 12~14시간이 지나면 벌써 체내 케톤이 상승한다.

시간 제한 식사는 우리가 잘 때 식사를 하지 않는 야간 단식의 자연스런 연장이다. 그러니까 전날 저녁을 먹은 뒤로는 아무것도 먹지 않은 채 이튿날 아침을 거르거나 오전 늦게 먹는 식이다. 또는 저녁을 건너뛰는 방법도 있다(디너 캔슬링). 가령 아침을 8시에 먹는다면 14시간 휴지기를 맞추기 위해 저녁을 오후 6시 이전에 먹으면 된다. 이런 형태의 간헐적 단식은 실천하기가 그리 어렵지 않다. 게다가 전체 칼로리 양을 특별히 줄일 필요도 없다. 물론 임상 연구에 따르면 하루 두 번 식사만으로도 대부분의 사람은 에너지 공급이 줄어 저절로 살이 빠진다.

어떤 식사 주기를 선택할지, 예를 들어 이른 저녁과 아침을 먹거나, 늦은 저녁을 먹고 아침을 거를지는 여러분의 개인적 습관과 생체 시계, 생활 여건에 따라 결정하면 된다. 저녁 식사를 가족과 함께하는 중요한 시간이라고 생각한다면 저녁을 먹지 않는 건 별로 좋아 보이지 않는다. 중요한 건 마지막 식사를 잠자기 3시간 전에 끝내는 것이다. 그래야 어둠과 함께 분비되는 수면 호르몬 멜라토닌의 주기와 맞다.

나는 개인적으로 대부분 아침을 거르거나 일터에서 느지막이 먹는다. 대체로 아침에는 허기가 별로 느껴지지 않는다는 점을 고려하면 간헐적 단식의 이 방법이 좀 더 자연스럽지 않을까 싶다. 아침을 생략한다고 해서 잘못되는 일은 없다. 우유와 설탕을 넣지 않은 커피와 차는 허용된다.

감식을 통한 간헐적 단식

일주일에 하루나 이틀 감식을 하면 당뇨와 고혈압 같은 고질병 문제가 완화된다. 감식일에는 전적으로 쌀과 귀리, 과일만 먹어야 한다.

아래에서 언급할 쌀의 날 외에 기간이 좀 더 긴 쌀 다이어트와 쌀 요법도 알려져 있다. 2009년 한 연구팀은 고혈압 환자 113명을 두 그룹으로 나누어 한 그룹에는 일반적인 고혈압 영양식인 DASH 식이법을, 다른 그룹에는 혈압 강하 프로그램인 CALM-BP를 처방했다. 두 번째 그룹의 프로그램에는 건강한 생활 방식을 위한 권고 외에 현미를 곁들인 특수한 채식 영양이 포함되어 있었다. 4개월 뒤 두 그룹 모두 눈에 띄게 혈압이 낮아졌다. 특히 현미 그룹은 혈압 강하제를 복용하지 않아도 될 정도였다. 또 다른 소규모 연구에서도 쌀 섭취의 좋은 효과가 여러 차례 나타났다. 특히 당뇨의 경우 당 대사가 개선되고 혈관 유연성이 증가했다. 생물학적으로 혈관이 회춘한 것이다.

쌀의 날

쌀 다이어트를 언급할 때는 나치 시대에 미국으로 망명한 독일 의학자 발터 켐프너의 이야기를 빠뜨릴 수 없다. 오늘날까지도 미국의 고혈압 전문가치고 〈켐프너 식이법〉을 모르는 사람은 거의 없다. 켐프너는 신장학 전문가였다. 신장학은 고혈압 치료와 밀접하게 연결되어 있는데, 그는 고혈압의 볼품없는 치료 가능성에 절망했다. 당시엔 고작 몇 종류의 고혈압 약밖에 없었기 때문이다. 그러던 차에 간단한 치료 방법이 떠올랐다. 생리학에 토대를 둔 아이디어였다. 신장이 제대로 일을 못하면 소금과 물, 산은 소변으로 충분히 배출되지 못한다. 그러면 체내에 남아 있던 것들이 혈압을 높이고, 높은 혈압은 다시 신장 기능에 악영향을 끼친다. 혈압은 계속 높아지고, 심장은 더 강하게 펌프질을 하면서 심장병이 생긴다. 이런 지식을 바탕으로 켐프너는 생각했다. 소금과 단백질을 제한한 과감한 식이법으로 이 순환을 깨뜨려 신장의 부담을 덜어 줄 수 있지 않을까?

켐프너는 이런 생각을 토대로 자신의 중환자들에게 고도 저염식 쌀 식이법과 약간의 과일 주스를 처방했다. 2,000칼로리를 섭취하는 켐프너 식이법은 단식이 아니지만, 소금과 단백질, 지방의 낮은 함량 덕분에 단식과 비슷한 효과를 보였다. 그의 식이법은 큰 성공을 거두었다. 몇 주 뒤 상당수 환자들에게서 혈압과 혈중 지방, 혈당 수치가 정상으로 돌아왔고, 심장 기능도 개선되었다. 그럼에도 켐프너는 일반적인 길을 벗어나 새 길을 걸었던 다른 많은 선구자와 같은 운명을 겪어야 했다. 그의 방법은 실천하기 어렵다는 비난을 받았다. 환자들은 영양 전환으로 병을 치료하는 것에 관심이 없을 뿐 아니라 그것을 엄격하게 지킬 끈기가 없으리라는 것이다. 그러나 잘못된 지적이었다. 쌀의 날은 치료 단식 이후의 회복식으로 더없이 적합한 방법이다. 이런 의미에서 우리 병원에서도 필요한 경우에 쌀 식이법을 보식 과정에 투입하고 있다.

2010년경 쌀에 비소가 함유되어 있고 그 때문에 암 위험이 높아질 수 있다는 사실이 알려졌다. 실제로 쌀의 비소 함량은 다른 곡물에 비해 10배나 높다. 특히 쌀 과자, 쌀 와플, 쌀 우유처럼 가공 제품의 함량이 높다. 하지만 쌀의 비소 함량은 간단하게 줄일 수 있다. 조리하기 전에 쌀을 깨끗이 씻으면 된다. 약 2분씩 찬물에 두 번 씻고(매번 씻은 물을 버리고 새 물로 받아 다시 씻는다), 백미보다 현미를 선택하라. 현미는 비소 함량이 더 높지만 대신 식이 섬유가 많다. 식이 섬유는 대장에서 대사 과정을 거치게 되면 혈액을 통해 체내에 흡수되는 비소의 양이 줄어든다. 비소 함량이 적은 쌀로는 인도의 바스마티 쌀이 있다.

종합하자면, 가끔 쌀의 날을 두고 따르는 것은 괜찮지만, 몇 주 동안 이어지는 쌀 식이법은 권하지 않는다. 이런 식이법은 어차피 지루하고 맛이 별로여서 대부분의 사람은 오래할 수도 없다.

귀리의 날

치료 단식 이후의 회복식으로 쌀 대신 귀리도 권장된다. 귀리는 이미 수십 년 전부터 당뇨에 좋다고 알려져 있었지만, 그사이 많은 사람들에게 잊혔다. 벼과에 속하는 귀리는 고대와 중세에 주로 북유럽에서 재배되었다. 지금도 세계 수확량의 대부분이 북유럽과 러시아, 캐나다에서 생산된다. 몸에 활기를 불어넣는 귀리는 베타 글루칸 같은 식이 섬유를 비롯해 다중 불포화 지방산, 비타민 B, 철분, 칼슘이 풍부하다. 특히 베타 글루 칸 함량이 높아 콜레스테롤 개선과 혈압 강하, 당 대사에 도움이 된다. 귀리는 장내 미생물이 무척 좋아하는 먹이이기도 하다. 말하자면 귀리는 만능선수다.

다만 귀리는 혈당을 낮추는 작용이 매우 강하기 때문에 당뇨 약을 복용하는 사람이라면 담당 의사와 먼저 상의해야 한다. 다른 한편으로 병원에 입원해서 혈당 조절이 필요한 사람에게는 귀리가 안성맞춤이다. 루돌프 슈타이너의 인지학적 사상에 따라 설립된 대형 병원 내과에서는 귀리가 이미 수년 전부터 성공적으로 투입되고 있다.

쌀의 날 또는 귀리의 날에는 어떻게 먹어야 할까?
쌀의 날: 단식 전후나, 평소의 주중 하루를 쌀의 날로 정하라. 소금을 넣지 말고 끼니마다 쌀 50그램을 푹 끓여라. 설탕을 넣지 않은 과일 콤포트나 사과 무스를 추가해도 된다. 그러나 하루에 200그램을 넘어서는 안 된다.
귀리의 날: 이틀 연속으로 하는 것이 가장 좋다. 아침, 점심, 저녁에 통귀리 80그램을 물이나 소금을 넣지 않은 채소에 넣고 푹 끓인다. 곁들일 향신료로는 후추, 강황, 계피, 신선한 허브가 적합하다. 얇게 썬 아몬드 1작은술도 허용되고, 오이나 콜라비를 생으로 같이 먹어도 된다.

격일 단식, 주 2일 단식, 5:2 단식, 시간 제한 식사 - 어떤 것을 선택해야 할까?

격일과 5:2 간헐적 단식은 비록 연구 결과가 나쁘진 않지만, 일상적으로 엄격하게 지키기는 쉽지 않아 보인다. 그건 실험 참가자들 가운데 중도에 포기하는 사람이 상대적으로 많은 것을 봐도 알 수 있다. 인간의 개별적 바이오리듬이나 시간 생물학(생체 시계)을 고려한다면 나는 감식의 날과 병행해서 일주일에 한두 번, 시간 제한 식사를 권한다. 감식일은 주말이나 칼로리를 많이 섭취한 다음날 실시할 수 있다.

시간 제한 식사에서 최상의 공복 시간은 몇 시간일까? 아침을 생략해야 할까, 저녁을 생략해야 할까? 아니면 발터 롱고의 제안처럼 두 끼가 아닌 두 끼 반을 먹어야 할까? 현재로서는 추측만 난무할 뿐 명확한 답변은 어렵다. 2018년 나는 단식 전문가 회의에서 사치다난다 판다와 이 문제를 두고 토론한 적이 있다. 일단 그에게 동물 실험에서 무슨 근거로 16시간 단식과 8시간 급식을 결정했는지 물었다. 그는 웃음을 지으며 대답했다. 「제 박사 과정 학생 때문이죠.」 그 학생은 매일 실험쥐들을 먹이가 있는 우리에서 먹이가 없는 우리로 운반하는 일을 맡았는데, 당시 막 아이가 태어나는 바람에 규칙적인 근무 시간을 요구했고, 그에 따라 동물들도 먹는 시간이 8시간으로 제한되었다는 것이다. 이처럼 과학은 가끔 지극히 인간적인 요소들에 강한 영향을 받기도 한다.

어쨌든 최근 인식에 따르면 아침에 일어나서 적어도 한 시간은 기다린 다음에 식사를 해야 한다. 한 시간 뒤에야 멜라토닌 수치가 제대로 떨어지기 때문이다. 인슐린과 멜라토닌은 서로 영향을 주고받기에 그 한 시간은 반드시 기다려야 한다. 게다가 다른 측정 결과에 따르면 탄수화물과 단백질 대사는 오전 10~12시에 최상으로 이루어진다. 따라서 나는 오전 10시부터 오후 6시까지, 또는 낮 12시부터 오후 8시까지 식사를 하는 16:8 간헐적 단식을 권한다. 그런데 어떤 경우든 낮 12시나 12시 30분보다 늦게 식사해서는 안 되고, 그때쯤 칼로리가 가장 많은 식사를 해야 한다.

최상의 공복 시간과 관련해서는 당연히 각 주장마다 나름의 생리학적 근거가 있다. 가령 신경학자 마크 맷슨은 단식으로 생성되는 케톤이 신경 질환에 도움이 된다고 주장하는데, 케톤은 간에 저장된 당인 글리코겐이 소모되어야 비로소 생겨난다. 다만 몇 시간 뒤에 그런 일이 일어나는지는 아무도 정확히 모른다. 맷슨은 14~16시간으로 가정하고 있고, 나도 그 정도일 거라고 짐작한다. 그건 단식할 때 우리 체내에서 진행되는 세포 청소, 즉 자기 포식 활동도 비슷할 것으로 추정된다.

그런데 간헐적 단식에 대한 필자의 개인적 경험에 비추어보면 단식 시간에 지나치게 집착할 필요는 없다. 간헐적 단식이 성공하려면 자신의 일상이나 삶의 리듬과 잘 맞아야 한다. 그게 가장 중요하다. 처음 시작한다면 12시간 단식을 권하지

간단한 간헐적 단식의 방법들 - 시계만 있으면 된다!

격일 단식

격일제로 하루는 먹고 하루는 먹지 않는다

하루 종일 굶는 것이 힘들다면 감식도 한 방법이다.

- 단식일에는 평소 먹는 양의 25퍼센트, 즉 500칼로리만 먹는다.
- 그 다음날은 다시 일반적인 식사량 2,000칼로리를 먹는다.

주 2일 다이어트

일주일에 이틀 연속 각각 600칼로리 이하로 저탄수화물 식사를 한다. 나머지 날들은 지중해식으로 먹는다.

5:2 단식

일주일에 적당한 간격으로 이틀을 정해 600칼로리씩 먹는다. 하루를 두 번으로 나누어 300칼로리씩 섭취하는 것이 좋다. 예를 들면 다음과 같다.

- 월요일: 두 번에 나누어 300칼로리씩 채소와 통곡물을 먹고, 수분을 충분히 섭취한다.
- 화요일, 수요일: 평소 먹던 대로 먹는다.
- 목요일: 300칼로리씩 두 번 먹는다.
- 금요일, 토요일, 일요일: 평소 먹던 대로 먹는다.

시간 제한 식사

매일 14~16시간의 공복 시간을 둔다. 야간 단식의 자연스런 연장이다. 예를 들면 다음과 같다.

- 아침 유형: 오전 7시에 먹고 오후 3시나 4시에 먹는다. 또는 오전 8시에 먹고 오후 4시나 5시에 먹는다.
- 저녁 유형: 오전 10시나 11시에 먹고 저녁 7시에 먹는다. 또는 낮 12시에 먹고 오후 8시에 먹는다. 가장 간단한 방법은 아침을 거르고 이른 점심을 먹는 것이다.
- 중간 유형: 오전 10시에 먹고 오후 6시에 먹는다.

만, 14시간을 할 수 있으면 더 좋다. 다만 음식을 먹지 않는 시간이 길어지면서 스트레스가 쌓인다면 공복 시간을 최대로 늘림으로써 스스로를 괴롭히지 마라. 아침을 거를지, 저녁을 거를지의 문제도 마찬가지다.

사치다난다 판다는 선구적인 연구를 계획하면서 캘리포니아에 규칙적으로 식사하는 사람이 많지 않은 것을 보고 깜짝 놀랐다. 이 관찰을 토대로 그는 가장 불규칙하게 먹는 사람들에게 14시간의 짧은 간헐적 단식을 처방했다. 이후의 소규모 후속 연구에서는 일상의 공복 시간을 참가자 스스로 정하도록 했다. 16주가 지나자 참가자들은 몸무게가 평균 3.5킬로그램이 줄었을 뿐 아니라 예전보다 활기가 넘치고 잠도 잘 잤다. 식사 주기를 개인에게 맡긴 판다의 접근법은 모든 사람에게 일률적으로 8/16시간 단식을 적용하는 것보다 훨씬 나은 선택이었다.

다만 생리학적으로 볼 때 명확한 증거는 있다. 수많은 연구에 따르면 섭취한 음식에 대한 물질대사는 오전과 낮에 우리 몸에 가장 유리하게 진행된다. 그 시간대에 음식을 먹으면 다른 시간대보다 지방이 적게 쌓이고 당 수치도 낮아진다는 말이다. 이런 맥락에서 체코 출신의 당뇨병 전문가이자 간헐적 단식 연구자인 하나 칼레오바는 여러 강연에서 아침을 잘 먹고, 이른 저녁을 먹거나 아예 먹지 않는 간헐적 단식을 하라고 간곡히 호소한다. 그러나 앞서 말했듯이 정해진 답은 없다. 지중해 연안 지역처럼 저녁 식사 자리가 사회적 삶의 꽃이라면 저녁을 거르는 건 의미가 없다.

거의 모든 전통 의학, 예를 들어 아유르베다나 불교 문화권에서는 점심을 풍성하게 먹으라고 한다. 아유르베다에서는 소화의 불(아그니)을 들어 이를 설명한다. 아그니는 낮에 가장 강력하기 때문에 이 시간대에 음식이 가장 효과적으로 소화된다는 것이다.

2013년의 한 연구에서도 이 사실은 명확히 입증되었다. 연구자들은 설문지를 통해 피험자들이 어느 시간대에 얼마나 많이 먹었고, 그것이 비만도와 어떤 관련성이 있는지 조사했다. 실제로 1일 총 칼로리의 3분의 1이상을 점심에 먹은 사람은 비만 위험이 가장 낮았고, 저녁에 폭식 경향이 있는 사람은 비만 위험이 두 배나 높았다.

아침을 건너뛰는 것이 건강에 해롭다고 주장하는 언론 보도에 현혹되지 말기 바란다. 언론에서 무척 많이 다룬 한 스페인 연구 보고서가 있다. 연구팀은 아침을 먹지 않는 참가자들을 수년간 추적 관찰했는데, 이들에게서는 심혈관계 질환의 위험이 높은 것으로 확인되었다. 그러자 수많은 신문과 잡지는 다음과 같은 자극적인 제목을 뽑으며 크게 보도했다. 〈아침 식사를 거르면 심장이 위험해진다.〉 그러나 이 연구 보고서를 면밀히 검토한 결과 우리는 아침 식사의 생략보다 발병 위험을 높이는 데 훨씬 책임이 큰 다른 변수들이 충분히 고려되지 않앉음을 발견했다. 피험자들은 스페인 대형 은행의 직원이었는데, 이들은 상당수가 스트레스와 흡연, 건강하지 않은 식생활 등 다른 위험 요소를 안고 있었다. 게다가 일어나자마자 식사 대신 담배부터 찾는 일이 다반사였다.

8
간헐적 단식의 치료 효과와 예방 효과

몸무게에 미치는 영향

간헐적 단식의 체중 감량 효과는 꽤 큰 폭으로 지속적으로 유지된다. 기존 식이법과 다이어트 프로그램이 장기적으로 별 효과가 없는 점을 고려하면 더더욱 놀랍다. 이에 대한 인상적인 보기가 미국의 여성 건강 이니셔티브(WHI) 연구다. 이 연구에서는 여성 5만 명을 7년 동안 추적 관찰했다. 한 그룹은 곡물과 과일, 채소 위주로 저지방 저칼로리 영양을 섭취했다. 그러니까 하루에 필요한 전체 칼로리에서 350칼로리 이상을 줄였다. 동시에 스포츠 활동도 늘렸다. 이 그룹 가운데 제시된 요구를 끝까지 지킨 사람은 14퍼센트였다. 다른 그룹은 평소의 생활 방식과 식습관을 그대로 이어갔다. 연구팀은 저지방 영양을 섭취한 운동 그룹에서 매년 16킬로그램의 체중 감소를 기대했다. 그러나 결과는 놀라웠다. 솔직히 말하면 충격적이었다. 두 그룹의 실제 체중 차이는 1킬로그램도 되지 않았다. 심지어 저지방식과 운동을 병행한 여성들은 복부 둘레까지 증가했다.

지속적으로 가벼운 허기가 있는 다이어트의 단점과 적은 양의 음식에 저항하는 몸의 방어 기제가 간헐적 단식에서는 나타나지 않는 것은 흥미롭다. 지속적인 칼로리 제한 식사의 단점인 저체중이 생기는 일도 없고, 오히려 체중이 감소하거나 정상화되는 것이 보통이다. 간헐적 단식은 실천하기도 쉽다. 식사 시간에는 제한 없이 마음껏 먹을 수 있기 때문이다. 간헐적 단식은 굶는 것이 아니라 식사 시간을 새로운 시간 리듬에 맞추는 것뿐이고, 기초 대사량을 낮추지 않기에 체중 감량의 이상적인 방법이라고 할 수 있다.

나는 치료 단식에서 과체중의 문제를 의도적으로 부각하지 않았다. 체중 감소는 치료 단식의 목표가 아니라 유쾌한 덤이기 때문이다. 그리고 치료 단식의 틀에서 이루어진 체중 감소가 지속될지는 이후의 식습관에 달려 있다.

간헐적 단식은 다르다. 여기서는 몇 주 또는 몇 개월 뒤 거의 항상 체중 감소가 확연히 눈에 띈다. 한편으로는 전체적으로 적게 먹고, 다른 한편으로는 저장된 당이 바닥나면서 지방 분해 활동이 시작되기 때문이다. 이후엔 같은 칼로리라도 지방을 더 적게 만들어 낸다(〈물질대사〉 장 참조). 원칙적으로 간헐적 단식은 체중 감소 면에서 지속적인 칼로리 제한 식이법과 동등하다. 거기다 장점이 몇 가지 더 있다. 예를 들어 근육은 분해되지 않을 뿐더러 심지어 기능이 더 좋아진다. 그런 점에서 나는 간헐적 단식이 체중 감소를 위한 최상의 의학적 방법이라고 생각한다.

간헐적 단식의 효과는 어디에 있을까? 8시간만 먹거나 두 끼만 먹어서 대부분의 사람이 전체적으로 칼로리를 덜 섭취해서일까? 아니면 이런 시간 제한 방법 자체가 체중 감소를 부르는 것일까? 둘 다 맞다. 실제로 간헐적 단식을 하는 사람은 전체적으로 칼로리를 덜 섭취한다. 게다가 다른 특별한 효과들도 있다. 예를 들면 간헐적 단식이 인슐린과 케톤 대사에 미치는 영향이 그중 하나다.

물론 건강하게 영양을 섭취하면서 간헐적으로 단식하는 것이 가장 좋다. 그만한 조합은 없다!

비만과 관절염

졸타우에서 사진관을 하는 디터 씨(65세)는 매일 16시간 간헐적 단식으로 17킬로그램을 뺐고, 혈압을 낮췄으며, 무릎 관절염도 좋아졌다.

나는 간헐적 단식이 무언가를 포기하지 않으면서 내 건강을 돌보고 삶을 풍요롭게 하는 좋은 전략임을 매일 경험하고 있습니다.

나는 다이어트 경력이 아주 깁니다. 그동안 안 해본 것이 없지만, 몸무게는 항상 제자리로 돌아왔죠. 20대 초반에 결혼한 뒤로 계속 살이 쪘습니다. 짐작하시겠지만 아내 때문이죠. 정작 본인은 아주 날씬하면서요. 나는 살이 제일 많이 쪘을 때가 118킬로그램이었습니다. 키는 172센티미터인데요.

　다이어트의 가장 나쁜 점은 항상 잘 버티다가도 작은 예외를 만들면 그것으로 끝이라는 겁니다. 그러면 다시 다이어트식으로 먹는 것을 다음날, 또 다음날, 혹은 다음 주로 미루게 되죠. 그러다 2017년 텔레비전에서 미할젠 교수를 봤습니다. 그는 간헐적 단식에 대해 이야기했고, 무엇을 먹든 살이 빠질 거라고 했습니다. 중요한 건 하루에 16시간의 공복기를 가져야 한다는 것이었죠. 나는 정신 나간 사람이라고 생각했습니다.

그래서 그게 얼마나 허무맹랑한 소리인지 내 몸으로 직접 증명하고 싶었습니다.

그렇게 해서 이튿날 바로 미할젠 교수가 말한 단식을 시작했습니다. 물론 지금도 계속하고 있고요. 나는 9시에 아침을 먹고, 12시경에 점심, 오후 5시에 저녁을 먹습니다. 이후로는 아무것도 먹지 않습니다. 점심에는 쌀이나 국수를 50그램 이상 먹지 않도록 조심하고, 대신 고기와 생선, 채소는 많이 먹습니다. 나머지는 내가 먹고 싶은 것을 배부를 때까지 먹습니다. 술은 최대한 자제하고 있습니다. 물론 가끔 한 번씩 유혹에 빠져 오후 5시에 빵에다 소시지 두 개를 먹을 때도 있습니다. 그럼에도 살이 빠졌습니다. 현재 몸무게는 101킬로그램입니다. 내가 보기에 이 단식은 다이어트가 아니라 영양 전략이고, 이 전략의 가장 좋은 점은 휴가나 크리스마스, 생일, 혹은 다른 특별한 날에 단식을 중단해도 다시 쉽게 시작할 수 있다는 겁니다. 식사 시간과 16시간 공복기만 꼼꼼히 챙기면 다시 체중이 줄었습니다.

건강도 좋아졌습니다. 140/100이던 혈압이 125/80까지 떨어졌습니다. 아들과 며느리 둘 다 내과 의사인데, 이런 변화를 보고 퍽 놀라워하더군요. 나는 두 알을 먹던 혈압약을 한 알로 줄였고, 한 알의 용량도 줄였습니다. 무릎도 좋아졌습니다. 나는 양쪽 무릎에 관절증이 있습니다. 가족력이죠. 오래 운전한 날이면 다리가 아픕니다. 저녁에는 퉁퉁 부을 때가 많고, 밤

중에는 통증 때문에 잠을 잘 못 잡니다. 그런데 간헐적 단식을 시작한 뒤로는 붓기가 사라졌고, 밤이나 운전할 때의 통증도 없어졌습니다. 물론 관절염 자체가 없어진 것은 아니지만 훨씬 괜찮아졌습니다.

　나는 우리 식구들에게도 이 방법을 이야기하면서 한번 해보라고 했습니다. 하지만 모두가 잘 해내지는 못했습니다. 특히 여자들은 별로 살이 빠지는 것 같지 않다고 하더군요. 지침을 얼마나 철저히 지키느냐도 중요한 것 같습니다. 이 공복 시간의 효과는 정말 놀랍습니다. 나는 간헐적 단식이 무언가를 포기하지 않으면서 내 건강을 돌보고 삶을 풍요롭게 하는 좋은 전략임을 매일 경험하고 있습니다.

당뇨에서의 효과

당뇨 전문의 하나 칼레오바가 간헐적 단식과 관련해서 매우 중요한 실험을 했다. 제2형 당뇨병 환자 54명이 대상이었다. 첫 번째 그룹은 정해진 식품과 칼로리를 매일 여섯 끼로 나누어 섭취했다. 다른 그룹은 오전 6시에서 10시 사이에 아침을, 낮 12시에서 4시 사이에 점심을 먹고 저녁은 먹지 않았다. 그러다 보니 자연스럽게 대략 16시간의 공복기가 생겼다. 몇 주 뒤 참가자들의 건강 상태를 검사했고 결과는 인상적이었다. 간헐적 단식을 한 사람들은 당 수치가 개선되었고, 지방간이 줄고 혈중 지방이 낮아졌을 뿐 아니라 비교 그룹에 비해 몸무게도 뚜렷이 줄었다. 이로써 수십 년 전부터 당뇨 환자에게 간식을 꼭 챙겨 먹으라고 하던 권고는 영원히 땅에 묻혔다.

단식 연구자 마크 매트슨은 한 인터뷰에서 이런 질문을 받았다. 당뇨 전문의들이 환자에게 간식을 권하는 이유가 뭐라고 생각하십니까? 그의 답은 간단명료했다. 그건 의사들의 편의주의와 관련이 있다. 간식을 먹으면 약을 통한 혈당 조절이 훨씬 쉽기 때문이다. 다만 당뇨 전문의들의 입장을 변호하자면 약물 치료를 받는 환자들은 당연히 저혈당을 원치 않는다. 그래서 인슐린에다 간식을 더하면 좀 더 안정적인 혈당 관리가 가능하다는 것이다. 그러나 오늘날 우리는 안다. 지속적인 식사가 병을 부추긴다는 사실을. 배가 너무 고프면 자기도 모르게 정크 푸드에 손을 대게 되는데, 그보다는 차라리 자주 먹는 편이 낫다는 논거도 처음엔 설득력이 있어 보인다. 그러나 현실은 다르다. 규칙적인 잦은 식사는 정크 푸드를 덜 먹게 하는 게 아니라 오히려 더 많이 먹게 한다.

인슐린을 통한 혈당 조절에는 아침을 많이 먹는 편이 낫다. 같은 양의 탄수화물도 저녁에 먹으면 인슐린 수치가 안 좋은 경우가 많다. 그런데 여기서 한 가지 명심해야 할 것이 있다. 이런 인식은 당뇨병에만 해당된다는 점이다. 간헐적 단식이 예를 들어 고혈압에서 다른 시간 배분으로 더 효과가 좋은지는 아직 알려진 바가 없다.

고혈압에서의 효과와 심장 보호제로서의 단식

간헐적 단식을 하면 대부분의 사람은 혈압이 떨어진다. 게다가 실험 결과에 따르면 심장을 순환 장애로부터 좀 더 훌륭하게 지켜 준다. 그러니까 심근 경색을 어느 정도 예방하는 효과가 있다는 말이다. 그러나 이런 추측은 아직 사람을 대상으로는 충분히 입증되지 않았다.

사례 고혈압과 고콜레스테롤

브라운슈바이크 인근에 사는 연금 생활자 잉그리트 씨(68세)는 유전적 원인으로 고혈압과 고콜레스테롤을 앓고 있다. 오랜 약물 치료 끝에 지금은 치료 단식과 간헐적 단식을 통해 성공적으로 두 가지 질병과 맞서 싸우고 있다.

자신을 위해 뭔가 좋은 일을 하는 데에 너무 늦은 때는 없어요!
저는 혈압이 정말 빨리 180까지 올라가요. 스트레스를 받으면 금방 혈압이 치솟는 유형이죠. 그건 유전이에요. 고콜레스테롤도 그렇고요. 어머니는 72세에 돌아가셨고, 언니는 뇌졸중으로 쓰러진 뒤 오랜 투병 생활 끝에 68세에 세상을 떠났어요. 지금 제 나이가 죽었을 때 언니의 나이와 같아요. 저는 어쩔 수 없는 일이라고 체념하고 살아왔어요. 유전에서 벗어날 수 있는 길은 영영 없다고 생각했죠. 하지만 그렇지 않았어요. 타고난 질병도 마음만 먹으면 얼마든지 대처할 수 있어요. 건강을 돌보고 자신을 위해 뭔가 좋은 일을 하는 데에 너무 늦은 때는 없어요!
　저는 혈압 때문에 오랫동안 여러 가지 베타 차단제를 복용했어요. 그러면 몸은 천식으로 반응했고, 항상 피곤에 찌들었어요. 그러다 언제부터인가 어느 정도 견딜 만한 약을 찾았어요. 하지만 이후에 콜레스테롤 강하제까지 복용하게 되자 결국 몸에 탈이 났어요. 대안을 찾을 수밖에 없었어요. 강단 의학에 반대하는 건 아니지만 자연 요법을 써보는 게 좋겠다고 생각한 거죠.

미할젠 교수의 병원에서 치료 단식을 시작했을 때 첫날부터 바로 눈에 띄게 좋아졌어요. 사흘째 되는 날에 배가 고팠지만 물을 많이 마시니까 사라졌어요. 닷새 뒤 단식이 끝났을 때 저는 사과를 앞에 두고 생각했어요. 아직 이게 필요하진 않아. 이렇게 생각하자 갑자기 스스로가 무척 가볍고 자유롭게 느껴졌어요. 어떤 것에도 얽매이지 않는 느낌이라고 할까요! 예전에는 이렇게 말할 때가 많았거든요. 일단 커피를 한 잔 마셔야겠어. 안 그러면 아무 일도 못하겠어! 하지만 아니었어요. 먹지 않아도 사는 데 지장이 없었어요.

저는 단식 이후에 새로 태어난 것 같은 싱싱한 미각 변화를 통해 영양 전환에 돌입했어요. 그렇다고 병원에서 권고한 것처럼 완전 채식주의자는 되지 않았고, 남들과의 식사 자리에서 유별난 입맛으로 까다롭게 굴고 싶지도 않았어요. 하지만 육류와 유제품은 최대한 멀리했어요. 처음엔 쉽지 않았죠. 육류를 즐기는 남편을 위해서도 요리를 해야 했으니까요. 지금은 주로 건강한 야채 요리를 해 먹는데, 남편은 어떤 땐 그걸 같이 먹기도 하고 어떤 땐 거기다 스테이크를 곁들여 먹어요. 술은 몇 년 전부터 완전히 끊었어요. 술이 저한테 얼마나 해로운지 아니까요.

지금 저는 간헐적 단식을 해요. 하루 24시간 중 16시간의 공복기를 지킨다는 말이죠. 저녁은 먹어요. 남편과 저한테는 편안히 함께 앉아 이런저런 대화를 나누는 저녁 식사 자리가 중요하거든요. 대신 아침을 먹지 않아요. 차만 한 잔 마시고는 우리 집 옆의 작은 숲과 들판을 빠르게 5킬로미터 걸어요. 전에는 같은 코스를 매일 반려견과 함께 돌았는데, 안타깝게도 반려견이 죽었어요. 그 뒤로도 저는 혼자서 그 길을 계속 걷고 있어요. 배가 부를 때의 산책보다 훨씬 좋은 것 같아요. 지금은 집으로 돌아오면 점심 식사로 어떤 좋은 걸 해먹을까 하는 생각으로 무척 즐거워요. 찾아보면 좋은 건 참 많아요. 예를 들면 저는 콩 크림을 넣은 야채 그라탱과 수프를 좋아해요.

간헐적 단식은 저한테 치료 단식할 때와 비슷한 행복감을 안겨 줘요. 몸 상태도 좋고, 기분도 대개 밝아요. 어쩌다 여행이나 휴가를 가서 평소 루틴이 깨지면 집에서 차를 마시고, 아침 운동을 하고, 새로 음식을 준비하는 시간이 정말 그리워져요. 180/100이던 혈압은 그사이 130으로 떨어졌어요. 혈압약도 아주 적은 양만 복용해요. 고콜로스테롤 약은 완전히 중단했고요. 이제는 굳이 약을 먹어 가면서까지 콜레스테롤을 낮출 필요가 없어졌죠. LDL 수치가 자연스레 230에서 144로 떨어졌거든요.

이 모든 변화 이전엔 이렇게 생각했어요. 난 할 수 없어. 이 많은 걸 어떻게 해내? 하지만 솔직히 말하면 그건 게으른 변명일 뿐이었어요. 나 자신을 책임져야 하는 사람은 나예요. 그렇다면 내 길을 가야 해요. 이 변화들은 내게 너무나 감사한 경험이에요.

자가 면역 질환에서의 효과

수년 전부터 다발성 경화증, 류머티즘, 크론 병, 류머티즘성 다발성 근육통, 제1형 당뇨 같은 자가 면역 질환이 급격하게 증가하고 있다. 원인은 분명하지 않다. 다만 영양, 장내 세균, 스트레스가 거기에 영향을 끼친다는 단서는 많다. 이런 요소들 외에 지방 세포도 인터루킨-6과 종양 괴사 인자 알파(TNF-alpha) 같은 염증 촉진성 전달 물질을 생산한다. 바로 이 물질을 정확히 차단하는 신약(TNF-alpha 차단제와 IL-6 차단제) 덕분에 오늘날 이 질병들의 치료는 예전에 비해 한결 수월해졌다. 하지만 약은 증상을 다스릴 뿐 완치로 이끌지는 못한다. 게다가 부작용으로 약을 중단하면 증상이 도지고, 때로는 더 심해지기도 한다.

지방 외에 소금도 자가 면역성 염증의 생성을 촉진한다. 그렇다면 치료 단식이나 간헐적 단식으로 지방을 분해하고 소금을 줄이는 것이 좋다. 거기다 영양 섭취까지 건강식으로 전환하면 체내 염증 생성을 억제하는 환상적인 조합이 탄생한다.

장 질환에서의 효과

적어도 간헐적 단식에서는 〈하우스키퍼 반응〉, 즉 몇 시간 동안 음식이 들어오지 않으면 스스로를 청소하는 소장의 습관을 관찰할 수 있다. 이는 장 기능의 유지에 매우 유익하다. 그렇다면 간헐적 단식은 장 질환에도 긍정적으로 작용하는 듯하다.

단식의 수명 연장 효과

간헐적 단식에 대한 많은 주요 인식은 쥐 연구에서 비롯되었다. 그렇다면 세심하게 고려해야 할 부분이 있다. 쥐는 수명이 짧고, 그런 만큼 쥐의 24시간 단식은 인간의 시간에 대면 상대적으로 훨씬 길다. 따라서 쥐는 이 시간 동안 인간보다 몸무게가 엄청나게 빠진다. 체중의 25~30퍼센트가 빠진다는 말이다. 게다가 단식 이후의 반응도 무척 빠르다. 그렇다면 쥐 연구의 결과를 인간에게 적용할 때는 이런 요인들을 염두에 두어야 한다. 나는 단식 연구를 위해 더 이상의 동물 실험은 필요하지 않다고 생각한다. 이제는 인간에게서 그런 결과를 검토 확증한 다음 최상의 결과를 도출하는 것이 중요하다.

9
간헐적 단식의 실천 프로그램

간헐적 단식에 관한 가장 중요한 질문들

어떤 형태로 간헐적 단식을 하던간에 점심에는 반드시 칼로리가 풍부한 식사를 해야 한다. 그렇다면 특히 점심에는 건강한 식단을 짜는 게 중요하다. 빵만 먹지 말고 채소와 따뜻한 음식을 함께 먹는 게 좋다. 앞으로도 계속 유지할 수 있는 리듬에 처음부터 습관을 들여 놓아야 하기 때문이다. 그를 통해 우리 몸과 세포 속의 미토콘드리아는 〈단련이 된다〉.

여기서 결정적인 개념은 리듬이다. 우리는 시간 생물학을 통해 뇌 시상하부의 시교차 상핵이 우리의 생체 시계를 결정한다는 사실을 알고 있다. 시교차 상핵의 기능은 주로 빛(낮과 밤의 리듬)을 통해, 즉 밝음과 어둠의 인식을 통해 조절된다. 혈액 세포에 이르기까지 우리 몸의 모든 기관과 구조는 생체 시계에 맞추어져 있다. 게다가 이 시계는 바이오리듬 면에서 식사 시간의 타이밍에 강한 영향을 받는다. 따라서 간헐적 단식

자신에게 맞는 간헐적 단식을 알아보는 체크 리스트

어떤 간헐적 단식이 여러분에게 가장 잘 맞고 여러분의 사생활과 직장 생활, 계절에 잘 맞는지 테스트해 보라. 앞서 소개한 모든 방법은 특별한 위험이 없지만 여러분이 질병으로 치료를 받는 중이라면 먼저 주치의에게 알려야 한다. 특히 당뇨가 있으면 반드시 그래야 한다.

어떤 유형의 간헐적 단식이 자신에게 잘 맞는지는 다음 질문을 통해 알 수 있다.

아침에 일어나서 처음 30분 동안
잠에서 얼마나 깼다고 느끼는가?
- ❶ 전혀 깨어 있지 않다
- ❷ 약간 깨어 있다
- ❸ 제법 깨어 있다
- ❹ 많이 깨어 있다

정해진 시간에 일어나야 한다면
얼마나 알람에 의존하는가?
- ❶ 많이 의존한다
- ❷ 제법 의존한다
- ❸ 약간 의존한다
- ❹ 의존하지 않고 스스로 일어난다

일어나서 처음 30분 동안
식욕은 어떤가?
- ❶ 거의 없다
- ❷ 조금 있다
- ❸ 제법 있다
- ❹ 많이 있다

보통 아침에 일어나는 게 얼마나 쉬운가?	❶ 전혀 쉽지 않다
	❷ 별로 쉽지 않다
	❸ 제법 쉽다
	❹ 무척 쉽다
밤 11시에 잠자리에 들 경우 얼마나 피곤한 상태인가?	❶ 전혀 피곤하지 않다
	❷ 약간 피곤하다
	❸ 꽤 피곤하다
	❹ 많이 피곤하다

▶ 각 항목을 더해 14점 이상이면 아침형 인간이다. 그러면 오전 7시부터 오후 3~4시까지 식사를 끝내는 간헐적 단식이 좋다.

▶ 각 항목의 합이 8점 이하면 저녁형 인간이다. 그러면 아침을 거르고 점심을 풍성하게 먹어라.

▶ 각 항목의 합이 그 중간이거나 전체적으로 불확실하다면 오전 10시부터 오후 6시까지 식사를 끝내는 간헐적 단식이 절충안이다.

이건 모두 현재까지의 평가다. 미 국립 보건원에서는 현재 대규모 연구를 통해 아침 제한 식사나 저녁 제한 식사가 어떤 사람에게 적합한지 조사하고 있다. 늦어도 그 결과가 나오면 어떤 것이 우리에게 더 많은 건강상의 이점을 가져다줄지 명확해질 것이다.

을 시작하기 전에 최소한 첫 1~2주 내에 확고한 리듬을 구축하는 것이 중요하다. 그래야 세포들이 혼란에 빠지지 않는다. 즉 하루의 리듬이 깨지지 않는다는 말이다.

새로운 식사 리듬을 도입한 뒤 스스로 생각할 때 거기에 잘 적응했다 싶으면 나중에는 리듬을 한 번씩 깨뜨려도 된다. 예를 들어 일주일에 5일 동안 리듬을 잘 유지하다가 주말에 한 번쯤 리듬을 깨고 풍성한 브런치를 즐길 수 있다. 다만 이런 예외를 너무 자주 만들면 안 되고, 비행기를 타고 여러 표준 시간대를 지나는 여행객처럼 행동해야 한다. 이런 여행객은 시차증을 막으려고 대개 자신의 평소 리듬을 유지한다. 이런 의미에서 식사 시간의 너무 큰 변동은 빛의 자연스런 흐름에 어긋나는 식사이자, 일종의 물질대사 시차증이다.

당연히 자신의 바이오리듬을 알고 있다면 이상적이다. 바이오리듬은 샤리테 병원의 아힘 크라머의 연구 분야다. 크라머와 그의 동료들은 하루 흐름 속에서 유전자 2만 개의 활동성을 규정한 뒤 개인의 생체 시간을 나타내는 유전자 12개의 정체를 밝혀냈다.

앞으로는 자신에게 잘 맞는 활동 시간대인 크로노타입 Chronotype을 확인함으로써 개인별로 최적의 간헐적 단식을 설계하는 것이 가능해질 것으로 보인다. 우리는 향후 연구를 통해 크로노타입에 대한 앎이 간헐적 단식을 더 효과적으로 만드는지 밝혀낼 생각이다. 그때까지는 자신이 아침형 인간인지 저녁형 인간인지 스스로 물어보면 도움이 될 듯하다. 저녁형 인간에게는 억지로 풍성한 아침 식사에 길들이는 게 반드시 좋은 건 아니다. 그건 아침형 인간에게나 맞다.

나는 이런 질문을 자주 받는다. 〈아침 식사는 하지 않지만 우유와 설탕을 넣은 커피를 마시면 간헐적 단식이 깨지는 건가요?〉 넣는 양에 달려 있다는 것이 내 대답이다. 거품을 낸 우유를 조금 넣는 것은 단식 효과를 망치지 않지만, 설탕 두 스푼을 넣은 카푸치노는 그렇다.

저녁에는 칼로리가 들어간 음료를 피해야 한다. 이렇게 말하면 술은 괜찮겠거니 하고 생각하는 사람이 많다. 하지만 맥주가 이유 없이 〈액체 빵〉이라고 불리는 게 아니다. 저녁을 먹지 않거나 잠자기 세 시간 전에는 아무것도 먹지 않는 규칙을 실천하는 사람이라면 당연히 술을 포기해야 한다.

간헐적 단식을 하지 말아야 할 사람은?
간헐적 단식에서 어린이와 청소년은 예외다. 특히 아침을 먹지 않는 단식은 하지 말아야 한다. 양질의 풍성한 아침 식사는 집중력과 학습 능률에 중요하다.

간헐적 단식 제대로 준비하기
두 번의 전단계로 간헐적 단식을 시작하라.

▶ **1단계:** 중간에 간식을 먹지 말고, 저녁에는 칼로리가 함유된 음료를 마시지 마라. 술을 마시고 싶으면 가볍게 반주를 하라. 저녁에 과자를 먹는다? 그건 잊어야 한다. 늦게 무언가 반드시 먹어야 한다면 래디시나 오이를 먹어라.

▶ **2단계:** 자연스러운 야간 단식을 조금 연장한 12시간 단식으로 시작하라. 그런 다음 여러분 스스로 방법을 선택하라. 선택했으면 반드시 2~3주 동안 일관되게 유지하라. 그 뒤에야 예외를 생각할 수 있다. 리듬을 하루 이틀 깨뜨리는 건 괜찮다.

한 가지 방법으로만 계속 단식해야 할까?

일단 6주가 지난 뒤에 결정하라. 자신이 선택한 방법에 6주의 시험 기간을 주어야 한다는 말이다. 처음 3~4주까지가 가장 어렵다. 그 뒤로는 몸이 새로운 식사 리듬에 익숙해진다. 마크 맷슨은 단식을 스포츠와 비교하면서 스포츠에서도 어느 정도 훈련 기간이 필요하다는 점을 상기시킨다. 처음에는 한 바퀴만 달려도 숨이 찰 뿐 아니라 다음날에는 근육통까지 찾아온다. 그러다 일주일이 지나면 통증 없이 거뜬히 두 바퀴를 돌 수 있다. 규칙적인 훈련으로 몸은 점점 가뿐해지고 조깅은 점점 쉬워진다. 단식도 마찬가지다.

6주 뒤 스스로에게 물어보라. 단식이 아직도 어렵게 느껴지는가? 몸 상태는 어떻고, 수면의 질은 어떤가? 몸무게는 달라졌는가? 여러분이 선택한 간헐적 단식 방법에 확신이 서지 않는다면 다른 방법을 다시 6주 동안 시험해 보라. 그런 다음 이 방법을 계속할지 말지 결정 내려라.

운동선수를 위한 간헐적 단식

간밤의 8~10시간 간헐적 단식 이후 저장된 글리코겐이 거의 바닥나면 아침 30분의 유산소 운동으로 단식 물질 대사는 더욱 촉진될 수 있다. 그러니까 운동을 통해 물질 대사는 터보 엔진의 힘으로 단식 물질대사와 케톤 생성 상태로 넘어간다. 내 경험상 간헐적 단식은 운동선수의 능률을 어느 정도 향상시키기 때문에(여기선 더 나은 수면이 큰 역할을 한다) 아침 식사 전의 운동을 권한다. 게다가 스포츠는 식욕을 억제하는 효과가 있어서 간헐적 단식을 한두 시간 더 연장하는 것은 어렵지 않다.

운동선수

농구 분데스리가 라스타 페히타 팀의 트레이너 프레데릭 씨 (27세)는 수면 개선과 능률 향상을 위해 간헐적 단식을 한다.

나는 얼마 지나지 않아 깨달았다. 단식에는 뭔가 있는 것이 분명했다!

솔직히 예전에는 병이 있거나 너무 뚱뚱하거나, 아니면 둘 다 있는 사람만 단식을 하는 줄 알았다. 자발적인 음식의 포기가 질병과 과체중이 있는 사람에게 도움이 된다는 말은 나도 들은 적이 있다. 그런데 생각을 뒤집어, 아픈 사람에게 도움이 되는 것이 건강한 사람에게도 유익할 거라는 생각은 하지 못했다. 단식이 바로 그랬다.

나는 브라운슈바이크에서 처음으로 개인 트레이너로 일했다. 당시 요가 지도자였던 우리 팀장은 인간을 전일적(全一的) 존재로 보는 사람이었다. 내가 단식과 아유르베다 영양을 처음 접한 것도 그때였다. 물론 처음엔 회의적이었다. 그러다 여자친구와 함께 새해 계획으로 치료 단식을 시도했는데 사흘 만에 포기했다. 신경이 날카로워지고 너무 배가 고파서였다. 매일 운동을 하면서 아무것도 먹지 않는 건 정말 어려웠다. 그런데 그렇게 짧은 단식 뒤에도 내 아킬레스건과 팔꿈치의 만성 염증이 눈에 띄게 좋아진 것을 깨달았다. 단식에는 뭔가 있는 것이 분명했다!

그다음에 나는 일주일에 하루를 먹지 않는 6:1 단식을 시도했다. 매일 몇 시간씩 운동하는 나 같은 사람한테는 하루 단식도 무척 힘들었다. 그래서 나는 아침에만 운동을 할 수 있었다. 저녁에는 속이 텅 빈 느낌이 들면서 기분이 좋지 않고 머리가 아팠다. 하지만 아침 트레이닝이 단식하지 않을 때보다 한결 가뿐하다는 사실을 깨달았다.

그사이 나는 페히타로 옮겼고 거기서 간헐적 단식을 시작했는데, 정말 나한테 딱 맞는 방법이었다. 나는 보통 오후 1시부터 9시까지 8시간 안에 식사를 끝냈다. 이후엔 16시간의 공복기를 유지했다. 그러니까 아침 식사를 거른 채 개를 데리고 나가 신선한 공기를 쐬었다. 그런 다음 개인 훈련에 이어 팀 훈련까지 마치면 식사를 했다. 그것도 항상 식욕이 당기는 대로 먹었다. 어떤 날은 스테이크 요리를, 어떤 날은 과일과 견과류를 듬뿍 곁들인 오트밀을 먹었다. 내게 필요한 에너지만큼 말이다. 처음에는 너무 배가 고파 속이 더부룩할 정도로 많이 먹기도 했지만, 시간이 지나자 그것도 어느 정도 조절되면서 적당한 수준을 찾았다. 저녁에는 콩과 식물과 함께 채소를 풍부하게 먹었다.

나는 간헐적 단식과 함께 자연스럽게 채식으로 넘어갔다. 가끔은 비건에 가깝게 먹기도 했다. 그로써 육류 섭취는 80퍼센트 정도 줄었다. 동물성 식품은 운동 이후의 근육 회복을 어렵게 한다. 나는 이제 근육통이 거의 없다. 유제품을 먹으면 밤에 잘 못 잔다는 사실도 알게 되었다. 저녁에 단백질 셰이크를 우유에 타서 먹었을 때가 그랬다. 그래서 지금은 그냥 물에 타마신다. 잠은 간헐적 단식의 큰 이점 중 하나다. 음식 공급의 중단으로 장은 한결 편안해지고, 나는 더 쉽게 잠들고 더 깊이 잠잔다. 그렇게 자고 나면 몸이 훨씬 가뿐하고 상쾌하다. 나는 아침에 신선하게 짠 레몬즙에 사과 식초 한 스푼과 히말라야 소금을 조금 섞어 마신다. 이건 소화를 촉진하고, 몸에 활력을 준다.

나는 4개월 전부터 이렇게 살고 있고, 운동 능력이 한층 올라간 것을 느낀다. 그사이 벤치 프레스 무게도 한쪽 당 27킬로그램에서 35킬로그램으로 올렸다. 훈련 중에는 대개 가벼운 공복감이 들지만, 그건 운동에 방해가 되는 것이 아니라 오히려 박차를 가한다. 사자도 배가 고플 때 사냥을 더 잘한다. 내가 담당하는 선수가 한 말이다.

나는 항상 내 몸 상태와 운동 능력의 개선에 도움이 되는 것을 찾으려 한다. 팀의 체력을 돌보는 사람으로서 좋은 본보기를 보이는 것은 당연하다. 브라운슈바이크에서는 그사이 프로선수 세 명이 간헐적 단식을 선택했다. 페히타에서는 부상을 당한 선수에게 더 빠른 회복을 위해 간헐적 단식을 권하기도 했다. 요즘은 단식과 트레이닝을 다룬 여러 연구가 진행 중이다. 이 연구들이 장차 많은 운동선수에게 도움이 될 거라 믿는다.

조만간 단식 알약이 나올까?

요즘은 분자 물질의 개발로도 단식과 비슷한 효과를 얻을 수 있는지 연구가 진행 중이다. 프랑코 마데오는 스페르미딘이라는 매우 유망한 물질을 발견했다. 정액에서 처음 확인되었다고 해서 그런 유별난 이름이 붙었지만, 사실 이 물질은 거의 모든 체조직 속에 들어 있다. 체조직의 스페르미딘 농도는 나이가 들면서 차츰 옅어진다. 다만 건강한 백세인들은 혈중 스페르미딘 농도가 눈에 띄게 높다. 실험에 따르면 스페르미딘은 열정적인 만능 선수로서 유전 물질과 미토콘드리아, 다양한 조직의 재생을 담당한다. 또한 염증과 암을 억제하는 작용을 하고, 자기 청소 활동을 촉진한다.

다행인 것은 견과류, 사과, 마늘, 감귤류, 밀 배아, 버섯, 청국장, 아욱과의 두리안 같은 많은 식품에도 스페르미딘이 함유되어 있다는 것이다. 이런 식품의 섭취로 자기 청소 활동이 촉진되는 것도 장수의 한 가지 비결일 수 있다. 물론 나는 그에 대해 아직 조심스러운 입장이다.

10
장수를 위한 치료 단식과 간헐적 단식

발터 롱고는 『단식 모방 다이어트』에서 2년간의 공동 연구를 위해 부푼 가슴으로 병리학자 로이 월포드를 찾아간 것을 묘사했다. 월포드는 바이오스피어Biosphere 2 프로젝트에 참여한 연구자였다. 바이오스피어 2는 1991년 애리조나 주 소노라 사막에 세운 복합 구조물로서 자체적으로 유지되는 인공 생태계를 만들기 위한 학술 프로젝트였다. 이 실험은 결국 실패로 돌아갔다. 콘크리트 구조물이 산소를 빨아들이는 바람에 곧 공기가 부족해졌고, 그로 인해 외부로터 산소 공급이 이루어져야 했다. 게다가 기하급수적으로 늘어난 바퀴벌레와 거미도 문제였다. 하지만 그보다 더 큰 문제는 채소와 과일, 곡물 수확이 기대에 못 미쳤다는 것이다. 그로써 인공 생태계 안에 살던 사람들에게 2년은 배고픔의 시간이었다. 필요한 칼로리의 30퍼센트가 모자란 일종의 칼로리 제한 식사였다. 롱고는 바이오스피어 2 프로젝트 종료 뒤 이렇게 썼다. 연구원들은 놀랄 정도로 마르고 예민해져 있었다. 하지만 건강 상태는 아주 좋았다.

쥐 실험으로 얻은 약간의 지식과 이 프로젝트의 실패를 바탕으로 롱고는 노화의 비밀을 일단 좀 더 단순한 유기체, 즉 효모를 대상으로 연구하기 시작했다. 이 연구는 노화의 수수께끼를 더 잘 이해하는 데 도움이 되었다. 1994년까지 유기체의 노화 과정을 조종하는 유전자를 발견한 사람이 아직 없는 상태에서 롱고는 단순하지만 인상적인 두 가지 사실을 발견했다. 첫째, 배양액을 아주 조금만 공급함으로써 효모를 굶겼더니 수명이 두 배나 길어졌다. 둘째, 효모에 당을 많이 공급했더니 신호 전달 물질인 PKA와 RAS가 강하게 활성화하면서 노화 과정과 사멸 과정이 가속화되었다.

이로써 단식 연구의 문이 활짝 열렸고, 미국의 많은 실험실에서 이 문제를 연구하기 시작했다. 그 결과 PKA와 RAS 외에 성장 호르몬도 인간의 노화 과정에 좋지 않은 역할을 하는 것으로 드러났다. 그런 성장 호르몬에 속하는 것이 인슐린과 인슐린 성장 인자 IGF-1이었다. 지방 조직의 분해는 인슐린 수치의 하락을 통해 추가로 가능한데, 인슐린 감소는 단식의 핵심적인 이점이다. 그런데 단식에서는 또 다른 중요한 요소인 IGF-1도 낮아지고, 그로써 노화 과정이 억제된다. 발터 롱고는 이 관련성을 라론 실험쥐와 드와르프 실험쥐를 통해 증명했다. 유전자 조작으로 성장 인자 IGF-1에 반응하지 않는 발육 부진 쥐였다. 이들은 다른 쥐보다 오래 살았을 뿐 아니라 칼로리 제한 식사를 제공했더니 심지어 두 배나 더 오래 살았다. 그러니까 수명이 2년에서 4년으로 늘어났다.

인간에게서도 비슷한 관련성을 찾던 발터 롱고는 에콰도르의 한 마을에서 실험쥐와 마찬가지로 성장 호르몬 저항성을 가진 사람들을 발견했다. 마을 주민들은 하나같이 키가 작고 (120센티미터 이하), 라론 증후군[5]을 앓고 있었다. 이들은 열악하고 건강하지 못한 식생활에도 불구하고 당뇨병과 암, 다른 노인성 질환을 앓는 경우가 무척 드물었다. 발터 롱고는 이 결과를 성장 호르몬 저항성이 없는 우리 모두에게로 대입하면서 이런 추측을 내놓았다. 두 개의 거대 식품군, 즉 동물성 단백질과 당이 나쁜 성장 인자와 유전자를 활성화시켜 사람을 빨리 늙게 한다는 것이다. 동물성 단백질은 성장 호르몬 IGF-1과 mTOR의 농도를 높이고, 당은 RAS와 PKA를 늘린다.

최대의 동물성 단백질 공급원 중 하나가 우유다. 나는 발터 롱고와 함께 일하면서 그가 우유를 얼마나 철저하게 기피하는지 매번 똑똑히 확인했다. 그는 커피를 마실 때도 우유는 한 방울도 넣지 않고 두유만 넣었다.

과학과 내 의료 경험에서 얻은 단식에 대한 일곱 가지 사실

단식에는 경이로운 건강 증진 효과가 있다. 그것은 치료 단식,

---

5 성장 호르몬의 생산과 분비가 정상인데도 그 호르몬의 생물학적 효과가 감소하거나 소멸된 유전 질환. 왜소증이 특징이다.

즉 며칠 동안 이어지는 단식 요법뿐 아니라 간헐적 단식에도
해당한다. 두 형태는 물질대사를 힘차게 작동시킨다. 여기서
단식의 긍정적인 효과를 다시 한번 정리해 보겠다.

❶ 단식은 지방 분해와 호르몬 전환을 유도한다
어떤 종류의 단식을 하든 지방 분해가 일어난다. 이는 미적인
관점뿐 아니라 몸의 전체적인 건강 면에서 무척 좋은 소식이
다. 오랜 과학적 논쟁 끝에 지난 2년 사이 과체중이 건강에 부
정적인 영향을 끼친다는 사실이 명백하게 입증되었다. 표준치
보다 과하게 몸무게가 많이 나가면 심혈관계 질환을 비롯해 암
과 당뇨, 염증성 질환의 위험은 뚜렷이 높아진다. 그 때문에 특
히 복부 피하지방을 줄이면 우리의 건강은 좋아진다. 지방은
하는 일 없이 우리 몸 곳곳에 산재해 있는 것이 아니라 염증과
물질대사 문제를 일으키는 물질을 분비한다. 그런 점에서 단식
이후에 내부 기관과 옆구리, 복부, 근육 조직의 지방이 눈에 띄
게 분해되면서 혈중 염증성 물질의 농도는 급격하게 떨어진다.
　또한 단식을 하면 체내에서 음식물 소화 및 대사와 관련이
있는 다양한 호르몬과 조절 체계가 회복된다. 이것들은 너무
풍성한 규칙적인 식사 때문에 과부하게 걸렸고, 과하게 조절되
면서 이미 내성 상태에 빠졌다. 이럴 때 단식이 리셋 기능을
한다.

❷ 케톤체 - 천재적인 에너지 공급자

단식은 케톤체의 생산을 이끈다. 케톤체는 주로 뇌와 병든 신경 세포를 비롯해 어쩌면 암 질환에도 좋은 것으로 보인다. 게다가 단식을 하면 만성 신경 질환에 도움이 되는 신경 세포 성장 인자가 분비된다. 케톤은 단식 12~16시간 이후에 생성된다. 물론 단식으로만 만들어지는 것은 아니고, 당과 탄수화물을 포기하고 특히 지방과 단백질이 풍부한 음식의 섭취로도 가능하다. 이 경우 음식물과 함께 유입되는 당이 없기에 주로 지방산과 단백질 분해로 에너지를 얻는다. 그러면 에너지 공급 측면에서 단식과 비슷한 상황이 된다.

간에 저장된 글리코겐의 양은 그리 많지 않다. 대략 700~900칼로리 정도로 추정되는데, 개인의 기초 대사량에 따라 10~16시간 동안 우리 몸에 에너지를 공급할 수 있다. 글리코겐 저장고가 바닥나면 혈당 수치가 떨어지고 단식 물질대사가 시작된다. 지방 세포는 지방산을 방출하고, 간은 이 지방산에서 당 대체 연료인 케톤과 베타 하이드록시뷰티레이트, 아세토아세테이트를 만들어 낸다.

제1형 당뇨에서는 대개 입에서 시큼한 냄새가 나는데, 이는 지방 분해 물질대사로 만들어진 아세톤 때문이다. 췌장이 인슐린을 더는 생산하지 못하고 그 결과 당이 세포에 전달되지 못하기에 우리 몸은 당 대신 지방을 분해해서 케톤을 생산한다. 치료 단식에서 며칠 뒤 입에서 전형적인 신 냄새가 나는 것도 그 때문이다. 그것은 진단상의 경고 표시가 아니라 단식을 제대로 실천하고 있다는 징표다.

당을 뇌와 몸의 전달 물질인 케톤으로 전환하는 것은 상황에 따라 우리 몸에 유리해 보인다. 신경 생물학자들은 오래전부터 케톤이 뇌질환에 유익한 작용을 한다고 추정해 왔다. 많은 뇌질환은 세포를 손상시키는데, 그로 인해 세포는 더 이상 당을 제대로 흡수해서 대사를 하지 못한다. 반면에 케톤은 에너지 이용에 한결 수월하고, 그 때문에 치매와 파킨슨병, 다발성 경화증 같은 신경 질환에서 에너지 공급자로서 긍정적인 역할을 하는 것으로 보인다. 그 밖에 운동을 하면 간의 글리코겐은 더 빨리 소진되고, 당의 케톤 전환은 더 빨리 일어난다. 그렇다면 아침에 일어나 운동을 하거나, 저녁을 안 먹는 경우에는 저녁에 조깅을 하면 간헐적 단식의 효과는 더욱 강해진다.

❸ 호르메시스 – 자가 치료 활성화를 위한 자극제
모든 단식의 초기에는 몸에 가벼운 공복 스트레스가 생긴다. 지방 분해와 자기 수리 과정으로의 전환을 위해 아주 짧은 시간에 스트레스 호르몬이 생산된다. 통제 가능한 이 짧은 유스트레스는 통제 불능의 지속적인 디스트레스(부정적 스트레스)와 달리 우리 몸에 긍정적으로 작용한다. 몸이 변화된 상황에 더 잘 적응하게 해 주기 때문이다. 운동도 그런 형태의 일시적 스트레스다. 따라서 단식이 장기적으로 우리 몸에서 규칙적인

운동과 비슷한 변화를 일으키는 건 이상한 일이 아니다. 즉 단식을 하면 심장은 조금 느리게 뛰고, 혈압은 정상화되고, 근육의 능률은 증가한다. 몸은 스스로를 더 잘 지키기 위해 이 유스트레스를 이용해 세포 기능을 최적화한다. 또한 이런 스트레스 반응은 세포 보호 및 수리를 담당하는 유전자와 단백질을 활성화한다. 이런 의미에서 단식은 재생되고 증가하는 세포와 미토콘드리아의 에너지 발전소를 위한 〈트레이닝〉 과정이라고 할 수 있다.

몸은 단식의 초기 반응으로 스트레스 호르몬인 아드레날린과 노르아드레날린, 코르티솔을 분비한다. 이 말을 들으면 의아해하는 사람이 있을지 모른다. 스트레스는 보통 나쁜 것으로 알려져 있기 때문이다. 하지만 스트레스가 모두 나쁜 건 아니다. 예를 들어 응급 의사들은 심근 경색이나 순환성 쇼크 상태에서 심장 박동이 느리고 혈압이 너무 낮을 때 혈압을 높이고 심장을 자극하기 위해 아드레날린을 주입한다. 단식에서도 그렇다. 그런 스트레스 호르몬이 상승하더라도 며칠만 지나면 반대 현상이 나타난다. 혈압이 낮아지고 심장 박동이 느려지는 것이다. 둘 다 건강에 무척 좋다.

연구자들은 스트레스 호르몬인 코르티솔을 보면서 단식을 하면 뇌에서 더 많은 코르티솔이 분비되지만 그것과의 연결 장치들은 줄어든다는 사실을 밝혀냈다. 이는 스포츠 트레이닝 과정과 비슷하다. 운동을 하면 처음에는 더 많은 아드레날린이 분비되지만, 규칙적으로 훈련하면 심장을 보호하기 위해 서서히 심장이 느리게 뛴다. 몸이 건강한 스트레스에 적응한 것이다. 이처럼 단식 스트레스는 호르메시스,[6] 즉 자연 요법의 전통적인 자극-반응 원칙과 일치한다.

이런 이유에서 단식에 관한 거의 모든 실험에서는 심장 보호 효과가 관찰된다. 그 자신이 조깅 마니아이기도 한 맷슨은 이와 관련해서 몇 가지 연구를 실시했다. 운동과 단식은 서로 효과를 증폭시킬까, 아니면 결코 좋은 조합이 아닐까? 결과는 분명했다. 운동과 단식은 미토콘드리아의 생성과 같은 세포의 트레이닝 효과를 강화한다. 그렇다면 질문에 대한 답은 명확해졌다. 운동과 단식은 매우 효과적인 조합이다. 게다가 노년에 단식과 운동을 병행하면 근력까지 좋아진다.

그뿐이 아니다. 단식은 줄기세포 생성을 촉진한다. 줄기세포는 기관 유지와 세포 기능에 매우 중요하다. 단식은 다양한 세포 수리 메커니즘과 더불어 체내 세포들을 치료하는 기능을 한다. 단식이 당뇨에 효과가 좋은 이유도 여기에 있다. 제2형 당뇨는 노인성 질환이다. 단식으로 근육 세포가 되살아나면 마찬가지로 그것의 물질대사도 정상화된다.

❹ 오토파지 – 세포 수리
최근 단식 연구의 가장 놀라운 결과는 단식이 실제로 〈찌꺼기

---

6 나쁜 독도 적당한 양으로 쓰면 약이 될 수 있다는 원리.

를 제거〉하고 몸을 젊게 한다는 사실이다. 단식은 우리 몸이 유전자와 단백질, 미토콘드리아의 수리에 좀 더 강하게 집중할 수 있는 시간이다. 단식을 통한 몸의 정화 능력은 인간을 대상으로 한 연구들을 통해 확인되었다. 맷슨은 마이르식 단식 요법 전후에 피험자들의 DNA를 재생시키는 세포 능력을 검사했다. 일단 혈액을 채취한 뒤 혈중 세포들을 자외선으로 손상시켰고, 이어 손상된 세포에서 진행된 세포 수리의 비율을 측정했다. 그 결과 단식 요법 이후에 수리 능력이 상승한 것으로 나타났다. 이러한 수리 능력은 장기적으로 암을 비롯해 다른 질병에도 긍정적으로 작용할 것으로 보인다. 물론 현재까지는 추정일 뿐이다.

단식 중에는 몸에 다른 부담을 주지 않는 것이 중요하다. 거기엔 흡연도 포함된다. 흡연은 〈해독 과정〉과 완전히 배치될 뿐 아니라 단식으로 예민해진 몸에 추가적인 스트레스를 안긴다. 단식 중에 담배를 피우면 혈압이 낮아지거나 다른 수치들이 변덕을 보인다. 그런 환자들은 가끔 탈진에 이를 정도로 심각한 순환 문제가 발생하기도 한다. 따라서 단식 중에는 담배를 피우지 말아야 한다. 더 나아가 단식은 담배를 끊는 이상적인 시점이기도 한다. 그렇게만 된다면 금연은 단식의 또 다른 멋진 〈덤〉이다.

세포 수리 메커니즘으로서 오토파지에 대해선 많은 연구가 이루어졌다. 대표적인 오토파지 연구자 프랑크 마데오는 스스로 간헐적 단식의 엄격한 실천자로 변신할 정도로 자신의 연구 결과에 강한 영향을 받았다. 그는 17시부터 20시까지만 음식을 먹는다. 그것도 이 짧은 시간에 자신이 좋아하는 음식을 배부를 때까지 먹는다. 마데오에 따르면 인간의 몸은 공복 14~16시간부터 오토파지 과정이 시작된다. 손상된 낡은 세포 구성물이 오토파지에 의해 제거되고 대체된다는 말이다. 그리스어 오토파고스autophagos는 〈스스로를 먹는다〉, 〈자기 자신을 먹어치운다〉는 뜻이다. 이 말 속에 이미 오토파지의 핵심이 담겨 있다. 살아가는 동안 우리가 먹은 음식 때문에 세포 속에 일종의 〈미세 쓰레기〉가 축적된다. 변형되고 손상된 단백질과 세포 구성물로 이루어진 쓰레기이다. 나이가 들면 이 쓰레기의 양은 많아질 수밖에 없다. 이것들을 처리하는 과정은 단식에 의해 강하게 촉진된다. 음식물 공급이 없으면 세포가 손상된 구성물까지 재사용하려 들기 때문이다. 세포는 이 재활용을 위해 결함이 있는 단백질에 막을 씌운다. 그러면 이 조직은 자가 소화포로 자라 세포의 소화 효소와 결합한 뒤 잘게 부수어져 새로운 단백질 생성에 사용된다. 오토파지의 열쇠는 이번에도 인슐린에 있다. 인슐린 수치가 높으면 오토파지가 억제되고, 단식으로 수치가 떨어지면 재활용 과정이 시작된다. 그사이 우리는 오토파지 활동이 억제되면 치매 같은 노인성 질환과 노화 과정이 촉진된다는 사실을 알고 있다.

세포 청소 과정은 감염병을 이겨 내고 노화 과정을 억제하는 데 정말 중요한 역할을 하는 것으로 보인다. 상대적으로 긴 공복기가 이어지는 매일의 단식은 세포 청소 과정을 자극한다. 반면에 끊임없는 음식 섭취는 그 과정에 비생산적으로 작용한다. 프랑코 마데오는 이 상황을 이렇게 표현한다. 〈배가 약간 고플 때마다 음식을 섭취하는 건 진화사적으로 볼 때 터무니없는 짓이다.〉

❺ 면역력 강화

단식은 세균과 독에 대한 방어를 돕는다. 이건 암에서 화학 치료를 받을 때 특히 중요하다. 단식을 하면 건강한 세포는 겨울잠 모드로 전환하면서 화학 요법의 작용으로부터 우리 몸을 지켜 주지만, 암세포는 화학 치료에 예민하게 반응한다.

❻ 장내 세균에 미치는 치료 효과

최신 연구를 통해 다양한 형태의 단식이 장내 미생물 군집에 무척 좋은 영향을 준다는 사실이 증명되었다. 단식과 간헐적 단식은 장의 기능을 회복시키고, 미생물 군집을 정상적으로 돌려놓는다. 특히 단식 기간 동안 세균의 재생과 다양성이 촉진된다. 이는 많은 질환의 예방에 상당히 중요하다.

　단식이 특히 자가 면역 질환에 효과가 뛰어난 이유도 미생물 군집에 미치는 이런 영향 때문으로 보인다. 자가 면역 질환은 대개 장에 문제가 생기면서 시작되는 것으로 추정된다.

미생물 군집에도 하루 리듬이 있다. 비만인 사람들은 이 리듬에 장애가 생긴 것으로 보인다. 실험실 연구에 따르면 간헐적 단식은 그 리듬을 회복시킨다. 흥미로운 건 단식을 하면 장누수 증후군[7]이 개선되고, 그를 통해 체내 염증 요인도 줄어든다는 사실이다.

❼ 심리에 미치는 긍정적인 영향

단식은 우리의 육신뿐 아니라 정신과 정서에도 강한 영향을 끼친다. 단식을 하면 기분이 좋아지고, 정신적 심리적 균형이 회복되고, 건강을 위해 스스로 뭔가를 해냈다는 자신감이 생긴다. 그로써 자기 효능감이 상승하고, 〈내면의 약함〉을 극복할 힘이 샘솟는다.

단식을 하면 신경 생물학적으로 중추 신경계에서 세로토닌이 증가한다. 또한 엔도르핀(행복 호르몬)과 엔도칸나비노이드(기분을 좋게 하는 대마초와 비슷한 물질)의 분비도 늘어난다. 단식 희열을 포함해 좋은 기분 상태가 단식 과정에서 자주 발견되는 이유도 그것으로 설명할 수 있다.

외부에서 음식이 공급되지 않으면 우리 몸은 어떤 〈생각〉을 할까? 몸은 영리하다. 따라서 성장이나 성생활에 더는 에너

---

7 어떤 자극이나 손상에 의해 장 내벽 세포들의 결합에 틈이 생기고, 그를 통해 유해균이나 독소가 장으로 침투해서 발생하는 질환.

지를 쏟지 않는다. 우리가 자발적으로 단식하는 것을 모르는 몸으로서는 먹을 게 없는 시기엔 이 두 가지 일이 중요하지 않다. 중요한 건 살아남는 것이다. 최대한 몸을 효율적으로 정비하고 아껴 수렵과 채취를 위한 힘을 남겨두어야 한다. 다른 활동은 치명적일 수 있다.

4부
영양과 단식으로 치료하라

— 건강한 삶을 위한 나의 치료 프로그램

과체중과 만성 질환에 대한
나의 치료법

나는 영양에 관한 장에서 블루 존으로의 짧은 여행을 통해 전통적 영양을 선택하면 건강하게 오래 살 수 있다고 말했다.

전통적 영양이란 다음과 같다.
▶ 가공하지 않은 자연식
▶ 채식: 유제품을 먹는 채식 또는 비건(완전 채식)
▶ 신선한 식품
▶ 풍부한 야채, 콩과 식물, 향신료
▶ 과일, 특히 베리류
▶ 견과류
▶ 앞서 지목한 슈퍼 푸드 매일 여러 번 섭취

단식을 다룬 3부에서는 건강과 장수의 두 번째 비밀을 소개했다. 바로 칼로리 제한, 즉 소식이다. 80퍼센트만 먹는 일본식 소식이든, 아니면 1년에 한두 번의 치료 단식이나 일상적 간헐적 단식이든 모두 건강에 유익하다.

건강한 전통적 영양식으로 먹으면서 규칙적으로 운동하고 단식하면서 스트레스 완화(주로 명상)에 신경을 쓰면 심근 경색과 뇌졸중을 야기하는 혈관 경화, 고혈압, 가벼운 우울증, 당뇨, 지방간, 통풍, 과민성 장 증후군, 관절증, 담석증 같은 많은 질환을 예방하고 치료할 수 있다.

이 장에서는 내 치료 경험을 바탕으로 현대 사회의 빈번한 만성 질환들에 대한 가장 중요한 치료 방법을 소개하고, 건강한 장수의 삶에 필요한 구체적인 권장 사항을 설명하겠다.

1
과체중

모든 다이어트 요법은 왜 실패할까?

수많은 식이법과 체중 감량 프로그램, 그리고 오직 날씬해지는 문제에만 집중하는 온갖 조언과 요리책, 텔레비전 프로그램은 모두 실패했다.

산업계는 자칭 효과 만점의 새로운 식욕 억제제와 체중 감량제를 끊임없이 개발한다. 그러나 이런 제품들은 불과 몇 년 뒤 심각한 부작용 때문에 시장에서 다시 사라지는 경우가 허다하다. 게다가 심각한 비만증을 위 밴드나 위 풍선, 위 축소 수술 같은 외과적 처치로 치료하려는 경향의 증가는 내가 볼 때 비만에 대한 의학의 절망감을 보여 주는 상징이다. 물론 나도 그런 수술적 치료가 필요한 상황이 있음을 인정한다. 그럼에도 의학과 영양학이 더는 살을 빼지 못하는 비만 환자들의 지속적 증가에 대해 더 좋은 방법이 있는데도 수술에만 의존하는 상황이 퍽 우려된다.

인류가 오늘날처럼 오래 산 적이 없고, 비만이 이처럼 폭넓게 문제가 되었던 적도 없다. 우리 몸에서 대부분의 칼로리는 근육이 연소시킨다. 사람은 나이 들면 근육이 줄어든다. 나이가 50세인 사람은 30세보다 근육량이 적고, 그 때문에 원칙적으로 칼로리가 덜 연소된다. 설상가상으로 기초 대사량도 젊을 때보다 떨어진다. 그렇다면 50세의 사람이 30세와 똑같이 먹으면서도 적게 움직이면 살이 찔 수밖에 없다.

이미 몸이 불어난 상태라면 나이 먹으면서 살을 빼는 데엔 더 많은 시간과 인내심이 필요하다. 여러분의 사기를 꺾으려고 이런 말을 하는 게 아니다. 체중 감량에 성공하려면 정말 인내심이 필요하다. 거기다 현실적인 목표도 중요하다.

단기간에 많은 살을 빼면 항상 요요 현상이 일어난다. 가령 치료 단식에서 비교적 빨리 몇 킬로그램이 빠지면 환자나 의사나 흐뭇해한다. 그와 함께 의식적으로건 무의식적으로건 앞으로도 비슷한 속도로 계속 빠질 거라고 기대한다. 그러나 그렇지 않다. 살이 너무 빨리 빠지면 몸은 경고 신호를 보내는 것과 동시에 더는 살이 빠지지 않도록 모든 수단을 강구한다. 체세포는 여러분이 스스로 단식을 선택했고 정확한 일정표에 따라 단식이 이루어진다는 사실을 알지 못한다. 따라서 너무 빨리 체중이 줄면 몸은 에너지 소비를 낮추고, 음식물의 에너지 이용을 최적화한다. 그러니 다이어트를 포기하고, 여러분의 몸에 잘못된 신호를 보내지 마라.

그 때문에 과체중에는 특히 간헐적 단식이 적합하다. 몸의 에너지 소비가 높아지기 때문이다. 그렇게 되면 살을 빼는 것은 원칙적으로 더 쉬워진다.

이렇게 살을 빼자!

채식 위주의 지중해식, 또는 지중해식과 아시아식을 조합한다. 두 영양 형태는 비교적 긴 기간에 걸쳐 〈부수 효과〉로서 체중이 감소한다. 술은 마시지 말아야 한다. 술은 영양가 없는 〈고열량〉 식품이다. 그건 비싼 이탈리아 레드와인이든 값싼 멕시코 맥주든 마찬가지다. 또 다른 인기 있는 영양 형태는 완전 채식과 유제품을 먹는 채식(과일과 채소를 풍부하게 먹고 우유와 유제품으로 영양을 보완하는 형태)이다. 완전 채식을 하는 사람은 휴식 대사량이 더 높다.

여러분이 살을 빼려고 돼지고기를 가금류로 대체할 생각이라면 안타깝지만 성공적인 전략이 아니다. 가금류는 모든 육류 중에서 잠재적으로 체중 증가를 촉진할 능성이 가장 높다. 대량 사육되는 가금류는 지방이 많고 호르몬에 오염된 데다가 대개 건강하지 않은 다른 첨가물을 먹고 자란다. 그럼에도 감칠맛을 포기하고 싶지 않다면 과도기적으로 두부와 루핀, 밀고기, 또는 버섯으로 만든 식물성 스테이크를 권한다.

3부에서 언급한 앳킨스 식이법, 석기 시대 식이법, 저탄수화물 식이법 같은 다른 영양 형태들은 건강에 좋지 않고, 따라서 권장하지 않는다. 채식 위주의 저탄수화물 식사는 제2형 당뇨처럼 인슐린 수치가 높은 경우에만 추천한다. 의심스러울 때는 병원에 가서 인슐린 수치와 인슐린 저항성 검사를 받는 게 좋다.

다시 한 번 말하지만 탄수화물이라고 다 똑같은 탄수화물이 아니다. 통곡물처럼 가공하지 않은 복합 탄수화물을 먹어야 한다. 탄수화물의 살찌는 효과를 줄이려면 감자와 파스타, 밥을 차게 식혀서 먹으면 된다. 그러면 저항성 녹말이 생겨 인슐린이 적게 분비된다. 포만감을 주는 단백질은 체중 감량에 긍정적이지만, 식물성 단백질을 충분히 섭취해야 한다. 체내 염증과 노화 과정을 촉진하는 동물성 단백질은 완전히 포기하는 게 좋다.

비만을 조장하는 화학 제품도 피해야 한다. 과거에 사용되던 살충제나 산업적 생산 과정에서 발생하는 다이옥신 같은 잔류성 유기 오염 물질은 지방 조직에 축적된다. 먹이사슬을 통해 점점 늘어나는 이런 독성 물질은 특히 동물성 제품과 생선에 많이 함유되어 있다.

현실적인 목표를 정하라
매달 1~2킬로그램 감량이 가장 좋다.

이렇게 하면 식욕을 억제하고 물질대사를 촉진할 수 있다

날씬한 몸매를 만들어 준다는 특별한 차나 가루, 약초에 대한 요란한 광고가 끊임없이 쏟아진다. 모두 말도 안 되는 약속이다. 정말 도움이 되는 것들은 다음과 같다.

▶ **사과 식초**: 한 연구에 따르면 매일 사과 식초를 한두 스푼 먹자 3개월 뒤 체중이 2킬로그램 빠졌다. 식초 생산 업체의 지원으로 진행된 연구이지만, 식초가 당뇨와 혈압에 긍정적인 효과가 있다는 사실은 일반적으로 잘 알려져 있다. 따라서 나는 망설임 없이 사과 식초를 체중 감량의 보완 식품으로 권한다. 다만 규칙적으로 먹어야 하고, 거기에만 의존하지 않는 것이 중요하다.

▶ **쓴맛 채소**: 천연 지방 연소제. 담과 췌장의 소화 효소 생산을 촉진하고, 지방을 효과적으로 분해한다. 게다가 쓴맛이 강할수록 장내 세균에 유익하고, 더 빠르게 포만감에 이르게 한다. 요즘은 일부러 쓴맛을 제거한 채 재배하는 채소가 점점 많아지고 있는데, 안타까운 일이다. 라디치오, 치커리, 꽃상추 샐러드, 올리브, 배추, 그리고 민들레와 산미나리 같은 야생 식물을 매일 먹어라.
초콜릿을 먹어야 한다면 쓴맛이 나는 다크 초콜릿만 선택하기 바란다.

▶ **견과류**: 내가 줄기차게 권하는 식품이다. 견과류는 두말할 필요 없이 건강에 좋다. 지방 함량이 높지만 그럼에도 살이 빠진다. 빨리 포만감을 주기 때문에 결국 식

사 시간에 밥을 덜 먹게 된다. 앞서 언급한 〈피스타치오 원칙〉대로 먹어라.

▶ **물 마시기**; 여기에 간단한 요령이 있다. 샤리테 병원의 물질대사 전문가 미하엘 보슈만이 증명한 바에 따르면 식사 전에 물을 한두 컵 마시면 체중 감량에 도움이 된다. 식사 시작 15~30분 전에 마시는 것이 가장 좋다. 물은 위를 늘릴 뿐 아니라 그 자체로 긍정적인 물질대사 효과가 있다.

▶ **운동과 스트레스 완화**: 이 두 가지는 영양만큼이나 중요하다. 걱정과 스트레스를 폭식으로 푸는 사람이 있다. 그러면 당연히 살이 찐다. 이런 스트레스성 살은 장기적으로 운동을 병행하면서 과도한 스트레스를 줄이고, 삶의 방향을 다시 찾으려고 노력할 때만 뺄 수 있다.

과체중인 사람의 간헐적 단식

지금까지의 모든 연구 자료에 따르면 대부분의 사람은 간헐적 단식, 특히 그중에서도 16:8 단식을 하면 살이 빠진다. 16시간의 공복기는 저녁을 건너뛰거나 이른 저녁을 먹은 다음 야간에 아무것도 먹지 않는 식으로 쉽게 달성할 수 있다. 이 방법이 여러분의 일상과 잘 맞지 않는다 싶으면 아침을 생략하거나 늦게 먹어도 된다. 어쨌든 하루에 가장 많은 칼로리를 점심에 섭취하는 것이 중요하다.

5:2 방법으로도 비슷하게 살을 뺄 수 있지만, 끝까지 실천하기가 어려운 탓에 지속성이 떨어지는 단점이 있다. 우리 병원 환자들도 이 방법을 써보다가 언젠가는 실천이 쉽고 효과가 좋은 16:8 단식으로 바꾼다.

상대적으로 좀 더 긴 치료 단식은 체중 감량을 위한 좋은 기폭제가 될 수 있다. 하지만 그 이후에 영양 섭취 방식의 실질적인 전환이 무엇보다 중요하다. 매우 드문 일이기는 하지만 여러분이 만일 치료 단식 몇 개월 뒤 살이 더 찌는 체질이라면 치료 단식을 반복하면 안 된다. 어쨌든 체중을 정상으로 돌리려는 목적으로는 하지 말아야 한다. 이럴 때는 차라리 간헐적 단식을 시도하는 게 낫다.

치료 단식의 좋은 보완책으로 일주일에 하루, 가령 월요일을 감식의 날로 정하는 것도 좋다.

2
고혈압

독일의 고혈압 환자는 약 2,500만 명에 이른다. 웬만큼 나이든 사람은 둘 중 하나가 고혈압일 정도로 높은 비율이다. 이유는 분명하다. 한편으로는 지난 수십 년 사이 고혈압의 의학적 기준치가 점점 낮아진 탓도 있지만 다른 한편으로는 우리의 현대적인 생활 방식 때문이기도 하다. 우리는 너무 오래 앉아 있고, 너무 적게 움직이고, 스트레스가 너무 많고, 무엇보다 건강하지 않은 음식을 너무 많이 먹는다. 그렇다면 고혈압은 필연에 가깝다.

지구상의 블루 존으로 떠난 짧은 여행에서 나는 우간다와 케냐의 연구 사례를 언급한 바 있다. 이 연구들은 최근에 끝난 아마존 원주민 연구와 마찬가지로 생활 환경이 〈자연적이면〉, 그러니까 충분히 움직이고 전통적으로 건강하게 먹으면 나이가 들어서도 고혈압이 생기지 않는다는 것을 보여 준다.

프랑스의 한 대규모 연구는 고혈압 발병의 결정적인 위험 요소들을 찾아냈다. 소금과 육류, 동물성 단백질을 많이 섭취하면 위험률이 17~30퍼센트나 높아졌다. 반면에 주로 과일과 야채, 식물성 단백질, 견과류, 통곡물 제품, 그리고 칼륨과 마그네슘이 많은 식이 섬유를 섭취하면 15~30퍼센트까지 떨어졌다.

혈압약은 끊을 수 있다

고혈압에 좋은 약은 많다. 하지만 그런 약에 〈내성이 생겨〉 더는 약효가 잘 듣지 않는 환자도 많다. 아니면 부작용이 심할 수도 있다. 그 밖에 우리 몸에 직접 개입하는 고비용의 새로운 방법도 있다. 가령 〈만성 스트레스 작용〉으로 고혈압을 야기하는 신장 동맥 신경을 카테터 삽입으로 차단하는 것이다.

나는 약을 먹거나 이런 시술을 받기 전에 영양 전환의 모든 가능성을 먼저 시험해 볼 것을 진심으로 권한다.

고혈압에서는 원칙적으로 칼륨을 많이 먹고 소금을 줄이는 것이 중요하다. 거의 모든 식물엔 칼륨이 풍부하다. 우리 선조들은 채소와 과일, 견과류, 씨앗을 통해 지금의 우리보다 칼륨을 두세 배 더 섭취했을 것이다. 게다가 우리는 칼륨의 적에 해당하는 소금을 과도하게 섭취하고 있다. 이제는 소금이 첨가되지 않은 식품은 거의 없는데, 건강에는 전혀 도움이 되지 않는다.

바나나에 칼륨이 많다는 건 낭설이다. 하루 적정량을 섭취하려면 매일 바나나를 열 개 이상 먹어야 한다. 칼륨의 훌륭한 공급원은 잎채소와 고구마, 콩과 식물, 견과류다.

고혈압 환자를 위한 식단

▶ **소금 줄이기**: 고혈압이 있다면 몇 개월 동안 소금을 끊고 매일 혈압을 체크해 보라. 소금이 많이 함유된 식품으로는 빵, 치즈, 소시지, 감자 튀김, 육류 가공식품, 가금류 요리, 생선 요리, 인스턴트식품을 꼽을 수 있다. 그중에서도 피자는 단연 소금의 왕이다. 칩과 비스킷 같은 과자도 당연히 빠질 수 없다. 이런 것들보다는 소금을 치지 않은 땅콩을 먹어라.

소금 함량이 높은 음식을 먹는 습관은 버릴 수 있다. 소금으로 미각이 둔해져서 더 많은 소금을 원할 때가 많다. 치료 단식의 멋진 효과 중 하나도 제대로 된 맛을 다시 느끼는 것이다. 이를테면 미각의 재생이다.

요리할 때 소금 간을 최대한 피하고 향신료를 써보라. 처음에는 요리가 싱겁게 느껴질 것이다. 아니, 나는 싱겁다기보다 다른 맛이라고 표현하고 싶다. 아무튼 그렇게 얼마간 먹다 보면 식당 음식이 소금 범벅으로 느껴질 것이다.

▶ **육류 중단**: 장기적인 혈압 강하에는 채식, 그중에서도 비건 영양식만 한 게 없다. 지중해식과 DASH 식이법[1]도 혈압을 낮추는 효과가 있다.

▶ **통곡물 제품**: 한 연구에 따르면 매일의 통곡물 빵 세 개는 혈압약만큼 효과가 있다고 한다.

---

1 고혈압을 막기 위한 식단으로, 특정 식품군을 배제하거나 칼로리를 제한하지 않고, 과일, 채소, 통곡물, 콩류, 올리브유 같은 건강한 지방 등을 섭취하는 데 집중하는 식이법. —편집자주.

고혈압에 도움이 되는 다른 것들

▶ 술을 마시지 마라. 술은 명백하게 혈압을 높인다.

▶ 슈퍼 푸드(혈압을 낮추는 효과는 과학적으로 수없이 증명되었다.)

▶ 아마씨와 아마씨유(매일 25~30그램)

▶ 호두와 소금 간을 하지 않은 피스타치오(매일 한 줌)

▶ 히비스커스 차나 녹차(하루에 두세 잔)

▶ 무알코올 레드와인(가끔)

▶ 비트 주스(매일 0.25~0.5리터)

▶ 질산염이 풍부한 시금치, 루콜라, 근대(매일 약간)

▶ 올리브유(매일)

▶ 다크 초콜릿(하루에 10그램)

▶ 석류와 블루베리 같은 과일(매일 약간), 냉동 제품도 괜찮다.

▶ 두부, 템페, 두유 같은 콩 제품(매일 1~2인분)

주의 사항 영양을 전환한 뒤 여러분의 혈압을 매일 체크하라. 대개 비교적 짧은 시간 안에 혈압약의 용량을 줄일 수 있다. 다만 독자적으로 결정하지 말고 전문의와의 상담 뒤 양을 변경해야 한다.

단식을 통한 고혈압 치료

고혈압의 예방과 관리, 치료를 위해 다음 사항을 권장한다.

치료 단식

일반적으로 최소한 7일 이상의 치료 단식은 혈압 강하 효과가 무척 크다. 혈압을 떨어뜨리는 호르몬의 강한 분비, 소금과 지방 섭취 중단, 장의 부담 경감으로 인한 미생물 군집의 변화가 만들어 낸 결과다.

단식 요법에서 혈압 강하 효과는 14일 뒤에 가장 크게 나타난다. 혈압 강하제를 복용하는 상태라면 반드시 의사와의 상담을 통해 복용량을 조정해야 한다. 단식이 끝나면 혈압은 대부분 다시 조금 높아진다. 물론 그래도 단식 이전보다는 낮다. 그렇다면 치료 단식은 간헐적 단식 및 건강한 식단 변화와 연계해서 지속적으로 혈압을 떨어뜨릴 더없이 좋은 기회다. 단식 모방 식이법으로도 혈압은 쉽게 떨어진다.

간헐적 단식

간헐적 단식으로도 혈압이 떨어지는 사람이 많다. 간헐적 단식은 장기적으로 체중 감량으로 이어지기 때문이다.

쌀의 날

칼로리를 제한하는 쌀 감식의 날이나 일상적인 칼로리를 섭취하는 부분 단식도 혈압을 눈에 띄게 떨어뜨린다. 감식의 날은 가령 주말을 전후로 일주일에 한 번씩 실천하면 쉽게 일상에 녹아들 수 있다.

3
제1형 및 제2형 당뇨와 지방간

제1형 당뇨는 아동기와 청소년기에 빈번하게 나타나는 자가 면역 질환으로 췌장에서 인슐린을 생산하는 세포의 손상으로 발생한다. 체내 면역 세포에서 이런 오류가 발생하는 이유는 아직 밝혀지지 않고 있다. 감염의 영향이라는 주장도 있지만, 장내 세균과 영유아기에 특정 영양의 결과일지 모른다는 추정도 있다. 제1형 당뇨는 영양 의학으로 치료할 가능성이 제2형 당뇨보다 제한적이다. 하지만 영양 전환으로 인슐린 조절이 개선될 때도 많다.

과거에는 노화 현상으로 여겨졌던 제2형 당뇨는 당 질환의 빈번한 변형으로서 세계적인 급속한 증가세로 인해 의료 기관과 보건 당국에 큰 걱정거리를 안기고 있다. 독일에서는 국민의 약 10퍼센트가 당뇨병을 앓고 있고, 젊은 환자의 수도 점점 늘어나고 있다. 제2형 당뇨는 특히 비만(복부 지방) 및 운동 부족과 연결되어 있는데, 본래적인 원인은 오랫동안 잘못된 영양과 과잉 영양에서 생겨난 인슐린 저항성이다.

새로운 당뇨병 약은 그사이 엄청난 돈벌이가 되었다. 이런 치료제들은 혈당을 효과적으로 낮추고 증상을 억제하고 합병증을 막아 주는 장점이 있지만, 단점도 뚜렷하다. 당뇨를 완치하지는 못하는 것이다.

제2형 당뇨는 영양 전환을 통해 그 근원부터 고칠 수 있다. 나는 우리 병원에서 규칙적인 치료 단식, 간헐적 단식, 최적의 영양, 이 삼박자 조합으로 당뇨가 치료되는 것을 자주 목격했다.

발병한 지 7~10년이 넘지 않았을 때가 치료 가능성이 높다. 그보다 투병 시간이 길면 치료는 좀 어려워진다. 약 대신 영양 전환을 시도할 최적의 시점은 당뇨 진단을 처음 받았을 때다. 믿을 만한 연구들에 따르면 가장 좋은 건 채식 위주의 영양이다. 동물성 제품을 포기하고 싶지 않다면 유제품을 포함한 지중해식 채식, 그러니까 소량의 치즈와 요구르트를 먹는 채식을 권한다. 유제품은 유기농 우유나, 신선한 목초지에서 풀과 곡물을 먹고 자란 소의 우유로 생산된 것이어야 한다.

오늘날 몇몇 당뇨 치료제는 당과 인슐린 조절에만 직접 관여하는 것이 아니라 장내 세균을 통해서도 인슐린 조절에 개입한다. 그건 곧 프리바이오틱스가 풍부한 채소와 식이 섬유 위주의 영양식이 미생물 군집에 중요하다는 뜻이다.

감미료는 완전히 포기하라

당뇨 환자는 반드시 감미료를 중단해야 한다. 수크랄로스 같은 감미료는 혈당 조절을 악화시킬 뿐 아니라 심지어 당뇨를 촉진하기도 한다. 스테비아와 에리트리톨 같은 감미료는 어쨌든 당대사에는 영향을 주지 않기 때문에 썩 내키지는 않지만 용인한다.

> **제2형 당뇨를 위한 영양 추천**
>
> ▶ **식초**: 발사믹 식초, 발사믹 크림, 또는 사과 식초는 아주 훌륭한 맛을 낸다. 제2형 당뇨 환자는 요리에 식초를 풍부하게 사용하는 게 좋다. 여러 연구에 따르면 식초는 식후 혈당 수치를 개선하는 것으로 알려져 있다. 이 치료 효과의 정확한 메커니즘은 아직 완전히 밝혀지지 않았다. 다만 질산염이 풍부한 비트, 루콜라, 시금치의 예에서 알 수 있듯이 그 효과는 일산화질소의 생산과 관련이 있는 듯하다. 그 때문에 식초를 먹으면 혈압도 떨어진다. 저항성 녹말이 풍부한 식은 감자에 파이토케미컬이 함유된 양파와 식초를 곁들인 슈바벤 감자 샐러드는 항당뇨 효과가 있다.
>
> ▶ **과일**: 이상하게 들릴지 모르지만 나는 당뇨에도 과일과 베리류를 권한다. 설탕과 감미료, 농축 과당은 피해야 하지만 천연 과일은 다르다. 기본적으로 과일에는 좋은 성분이 많기 때문이다. 특히 베리류와 사과를 추천하고 싶다.

사과 껍질에 함유된 쿼르세틴은 우리 몸에 무척 유익한 작용을 한다. 흥미로운 사실을 하나 언급하자면, 한 이례적인 실험에서 건강한 피험자들에게 몇 주 동안 매일 과일 20인분을 먹게 했다. 상상할 수 없을 만큼 많은 양이기에 과당도 당연히 엄청나게 섭취할 수밖에 없었다. 그런데 피험자들의 당 대사 수치는 정상 범위 내에 있었다.

▶ **채소**: 브로콜리 진액은 간에서 포도당 생성을 억제하는 메트포르민과 비슷한 효과가 있다. 당뇨 약의 가장 중요한 성분도 바로 이 메트포르민이다. 또한 스웨덴 연구팀은 브로콜리에 다량 함유된 생리 활성 물질의 하나인 설포라판이 작용 메커니즘은 다르지만 간에서 혈당 합성을 효과적으로 억제한다는 사실을 밝혀냈다.

▶ **올리브유와 견과류**: 올리브유와 견과류 30그램을 매일 규칙적으로 섭취하면 당뇨 질환을 예방할 수 있다. 피스타치오와 아몬드도 항당뇨 효과가 있는 것으로 확인되었다. 또한 아몬드는 혈중 지방 수치도 낮춘다.

▶ **생강**: 생강차나 생강 가루 1작은술은 식욕을 억제하고 지방간을 개선한다.

▶ **귀리**: 벼과에 속하는 귀리는 명확한 항당뇨 효과가 있다. 따라서 아침에 먹는 귀리죽이나 귀리를 이용한 규칙적인 감식의 날은 아주 유익하다. 감식의 날은 단식의 완화된 형태로서 당 대사를 돕는다.

▶ **아마씨**: 콜레스테롤과 혈압을 낮추고, 항당뇨 영양 섭취를 보완한다.

▶ **콩과 식물:** 매일 병아리콩, 렌틸콩, 콩을 섭취하면 혈당 조절이 개선된다.

▶ **계피:** 당뇨 치료제로 계피가 언급될 때가 많다. 그러나 문제는 디테일에 있다. 계피에는 실론과 카시아 두 종류가 있다. 값이 저렴해서 더 자주 사용되는 카시아는 실제로 항당뇨 효과가 있다. 그러나 카시아에는 아쉽게도 쿠마린이 함유되어 있다. 다량으로 섭취했을 때 건강에 해로운 파이토케미컬이다. 카시아 계피가 효과를 내려면 많은 양을 먹어야 하는데, 그러면 높은 함량의 쿠마린 성분이 간을 손상시킨다. 더 비싼 실론 계피는 소화가 잘되고 쿠마린이 들어 있지 않지만 당뇨에는 효과가 없다.

나의 조언 제2형 당뇨에서는 천천히 식사하는 것이 도움이 된다. 음식물을 꼭꼭 씹으면 전분과 탄수화물이 타액 효소(특히 알파 아밀라아제)와 섞인다. 아밀라아제는 입안에서 다당류를 단당류로 분해하고, 그로써 소화 작업의 30퍼센트를 담당한다. 게다가 천천히 먹으면 포만감도 빨리 생기고, 그 결과 인슐린도 적게 분비된다. 한 연구에서는 아이스크림을 5분 안에 먹을 때와 30분 동안 먹을 때 무슨 일이 일어나는지 비교했다. 30분 동안 먹을 때는 좋지 않은 물질대사 반응이 25퍼센트나 감소했다. 그렇다면 음식을 그냥 삼키지 말고 천천히 음미하면서 먹어라.

단식으로 당뇨 치료하기

당뇨에도 도움이 되는 많은 대안이 있는데, 다양한 방법의 조합이 가장 좋다.

치료 단식

비교적 긴 치료 단식은 제2형 당뇨에 효과적이다. 특히 지방간까지 있는 경우엔 아주 유익하다. 한두 주 치료 단식을 하고 나면 벌써 혈당 수치와 인슐린 저항성이 뚜렷이 개선되고, 지방간 증상이 줄어든다. 나는 야채즙을 섭취하는 단식만 권한다. 과일즙은 과당이 너무 많고 지방간을 촉진한다.

다만 치료 단식은 의료진의 관리 하에 진행되어야 한다. 예를 들어 당뇨 치료제 메트포르민 복용을 즉시 중단하는 것이 중요하다. 이 약은 간에서 당 형성을 억제하기 때문이다. 단식 기간에는 세포와 뇌에 케톤 말고 다른 당을 공급하려면 간에서의 당 생성 과정이 중요하다.

제1형 당뇨에서는 치료 단식이 인슐린 작용을 개선하지만 복잡한 물질대사 상황 때문에 단식 부작용이 나타날 때가 많다. 따라서 의료진의 감독 아래 단식하는 것이 더욱 필요하다. 제1형 당뇨 전문 병원의 단식 프로그램에 참여하는 것이 가장 좋다.

발터 롱고 연구팀은 동물 실험을 통해 단식 모방 식이법으로 제1형 당뇨가 치료되는 것을 확인했다. 그러나 이 결과를 아직 사람에게 적용하기는 어렵다. 다만 인슐린이 덜 필요한 쪽으로의 물질대사 개선은 치료 단식을 통해 실제로 가능하다.

간헐적 단식

간헐적 단식은 제2형 당뇨에 효과가 뛰어나다. 제1형 당뇨 환자는 의료진의 감독 아래 시도할 수 있다. 체중 감량에서와 마찬가지로 이때도 저녁을 완전히 포기하거나 이른 저녁을 먹는다. 당뇨병에서는 아침보다 저녁에 섭취하는 탄수화물과 에너지가 인슐린 분비를 더 강하게 촉진한다. 추정컨대 수면 호르몬 세로토닌과의 상호 작용 때문으로 보인다.

하루에 두 번만 식사하는 것이 이상적이다. 납자귀리, 통곡물, 베리류, 과일로 이루어진 풍성한 아침 식사와 점심 식사가 그것이다. 어떤 경우에도 오후 5시 이전에 식사를 끝내야 하고, 간식은 포기하라.

제1형 당뇨와 류머티즘

뤼네부르크의 식품업체에서 제품 개발자로 일하는 레나 씨 (33세)는 제1형 당뇨와 류머티즘을 앓고 있는데, 간헐적 단식으로 두 가지 질환에 성공적으로 대처하고 있다.

단식을 통한 정화가 내 몸의 시스템에 제대로 효과를 나타냈다. 나는 열두 살 때부터 제1형 당뇨를 앓았다. 지금까지는 갖가지 기술적 혁신 덕분에 병을 잘 극복해 왔다. 나는 복부에 인슐린 펌프를 달고 있고, 수시로 혈당을 측정하는 센서도 팔에 차고 있다. 당연히 음식에 신경을 쓴다. 콜라는 입에 대지 않는다. 통곡물 빵과 크루아상 중에서 어느 것을 선택해야 하는지도 안다. 하지만 전체적으로는 크게 제한을 두지 않는다. 그러다 한 번씩 도가 지나치면 인슐린 펌프로 조절을 한다.

더 큰 문제는 2017년 초부터 앓고 있는 류머티즘이다. 처음엔 다리에 통증이 있었다. 조깅이나 너무 오래 걸은 탓이라고 생각했다. 그러다 손까지 아프고 심하게 붓자 의사를 찾아갔다. 의사는 혈액 검사를 해보더니 바로 나를 전문 병원으로 보냈다. 류머티즘이었다. 이 나이에. 나한테는 MTX 치료가 해결책이라고 했다. 일종의 가벼운 화학 요법으로 특정 부위의 세포에 선택적으로 작용하는 세포 독소였다. 그런데 구토와 두통 같은 부작용이 있었고, 햇볕을 쬐거나 술을 마시면 안 되고, 거기다 임신까지 할 수 없다고 했다. 물론 당시엔 아이를 갖고 싶다는 생각이 없었지만, 서른두 살에 그런 약을 먹기 시작한다는 것이 비참하게 느껴졌다. 아무튼 기초 약 중에서 좀 약한 약물로 시도했다. 솔직히 효과는 그리 좋지 않았고, 항상 효과가 있는 것도 아니었다.

그러던 차에 내 류머티즘 담당 의사가 미할젠 교수의 병원에서 입원 치료 받을 것을 제안했다. 입원 치료? 처음엔 망설였다. 하지만 통증이 점점 심해지고, 어떤 때는 침대에서 일어날 수도 없는 상황이 되자 결국 그렇게 하기로 마음먹었다. 그사이 난 정말 기력이 없었다. 아침에 일어나 직장에 갔고, 집에 돌아오면 일단 두 시간 정도 누워 있다가 일어나 밥을 먹었고, 그다음엔 다시 침대로 들어갔다. 이런 피로가 류머티즘 때문인지 약 때문인지는 알 수 없었지만, 어쨌든 이젠 정말 다른 해결책을 찾고 싶었다.

나는 당뇨와 단식이 잘 맞을지 약간 걱정스러웠다. 어떤 때는 저혈당이 찾아오기도 했다. 주로 밤중에 말이다. 그럴 때는 그냥 사과 주스를 마셨고 그러면 괜찮아졌다. 입원하기 전까지 8주 동안 코르티손을 복용하고 있었는데, 단식을 통한 정화가 내 몸의 시스템에 제대로 효과를 나타냈다. 관절통은 정말 좋아졌고 단식 이후 몇 주까지 통증이 사라졌다. 물론 통증은 도졌지만, 최소한 예전처럼 심하지는 않았다.

나는 통증에 대응하기 위해 매일 간헐적 단식을 한다. 하루에 16시간 동안 아무것도 먹지 않는다는 말이다. 저녁에 친구들과 식사를 하게 되면 다음날 아침을 먹지 않고, 일요일에 느긋하게 아침을 먹고 싶을 때는 저녁을 먹지 않는다. 그래도 아무 문제가 없다. 체내 염증을 촉진하는 육류와 유제품을 먹지 않는다. 대신 채소와 과일을 많이 먹고, 뮈슬리, 렌틸콩, 감자, 통곡물 빵을 주로 먹는다. 남자 친구도 나처럼 먹는다. 고기를 그리 좋아하지 않아서 다행이지만, 가끔 치즈를 찾기는 한다. 겨울에는 생강, 검은 후추, 강황, 육두구, 계피를 기름에 개어 놓은 다음 매일 아침 한 티스푼을 떠서 뜨거운 물에 타 마신다. 강황은 염증을 막는 데 도움이 되고, 나머지 향신료는 활력을 준다. 나는 관절통을 막기 위해 앞으로도 1년에 두 번 치료 단식을 하러 갈 생각이다.

4
동맥 경화, 심근 경색, 뇌졸중

현대 심장학은 급성 심근 경색, 순환 장애, 뇌졸중 치료의 축복
이다. 예를 들어 심근 경색에서는 심장 카테터 검사를 통해 해
당 관상동맥을 스텐트로 확장해서 심장 근육의 혈액 순환을 회
복시키고, 심장 판막증은 최소 침습 수술로 치료한다.

　심근 경색이나 뇌졸중은 대개 장기간에 걸친 동맥 혈관의
만성 질환, 즉 동맥 경화가 원인인 경우가 많다. 동맥 경화는
높은 혈중 지방 수치, 고혈압, 비만, 스트레스, 흡연 같은 근원
적인 위험 요인이 제거되지 않는 한 방금 언급한 수술적 처치
와 상관없이 계속 진전될 수 있다. 안타깝게도 환자들은 심근
경색이나 뇌졸중에 대한 약물 치료를 대부분 너무 믿는다. 콜
레스테롤을 낮추는 스타틴의 심장 보호 효과도 실제보다 20배
정도 과장되어 있다. 이는 무척 위험한 일이다. 예방약의 복용
으로 모든 게 잘될 거라고 믿는다면 생활 방식이나 식습관에서
뭔가를 바꾸려는 동기 부여와 마음가짐은 줄어들 수밖에 없다.

좋은 약이 있는데 그렇게 고생해 가며 생활 방식을 바꿀 필요가 있겠느냐는 것이다.

나의 조언은 이렇다. 의학의 성취와 새로운 약물의 개발은 기뻐할 일이지만, 그게 만병통치약이 아니라는 사실을 분명히 알고 있어야 한다. 알약 하나로 해결되는 것은 없다. 심장 순환 질환이 있거나 발병 위험이 있는 사람에게는 금연, 단식, 혈관을 보호하는 적절한 영양, 건강한 생활 방식이 중요하다.

심장과 혈관 질환을 예방하고 치료하는 영양

동맥 경화에는 완전 채식과 연결된 저지방 영양, 또는 지중해식 식단이 가장 좋다. 주목할 만한 연구에 따르면 비건 식이법은 혈관 경화의 완화에 박차를 가한다. 그 때문에 이 연구를 이끈 미국의 딘 오니시와 콜드웰 에셀스틴은 관상동맥 질환의 경우 지방을 아주 적게 먹어야 한다고 강조한다. 반면에 나는 또 다른 많은 연구를 근거로 가능한 한 채식 위주로 먹어야 하지만 반드시 저지방을 고집할 필요는 없다고 생각한다. 다만 동물성 지방은 최대한 적게 섭취해야 한다.

심장과 혈관을 위한 단식

관상동맥 질환과 뇌졸중을 일으키는 위험 요소들은 간헐적 단식과 주기적 치료 단식으로 관리가 가능하다. 혈관 보호 약물을 복용하면서 규칙적으로 칼로리를 제한하거나 간헐적 단식을 하는 것도 매우 효과적이다.

심근 경색이나 뇌졸중이 급성으로 찾아왔을 때는 심장이 아직 불안정한 상태이기 때문에 이후 3개월까지는 치료 단식을 하면 안 된다. 반면에 심부전증은 단식을 해도 된다. 단식에 의한 수분 배출 효과는 약물 치료의 훌륭한 보완책이다. 그러나 어떤 경우에도 병원에서 의사의 지도 아래 단식이 이루어져야 한다.

심장과 혈관을 위한 영양 추천

▶ **아마씨**: 콜레스테롤과 혈압을 낮춘다.

▶ **베리류**: 블루베리와 블랙베리 같은 짙은 색의 베리류와 인도 구즈베리 암라는 심근 경색 위험을 줄인다. 차반프라시는 주로 암라와 참기름으로 이루어진 아유르베다 전통 약제다.

▶ **기름**: 혈관 질환 예방에는 올리브유, 유채유, 아마씨유가 탁월하다.

▶ **마늘과 적양파**: 부추속 식물에 속하는 두 식물은 혈관을 유연하게 한다.

▶ **견과류**: 후두, 피칸, 브라질너트, 아몬드는 콜레스테롤 수치와 혈압을 낮추고, 체중을 줄인다. 그 밖에 지방산도 개선한다.

▶ **생강**: 이 건강한 알뿌리는 혈중 지방 성분인 트리글리세리드 수치를 낮춘다.

▶ **강황**: 콜레스테롤 수치를 낮춘다.

▶ **콩과 식물**: 동맥 경화의 위험을 최소화한다(소금을 치지 않은 땅콩에도 이런 성질이 있다).

▶ **엘-아르기닌**: 호박씨, 아몬드, 잣, 콩과 식물과 땅콩에 함유된 이 중요한 아미노산은 혈압을 낮추고, 혈관 이완 작용을 한다.

▶ **비트**: 비트를 비롯해 질산염이 함유된 시금치, 샐러드용 야채, 근대, 루콜라 같은 채소는 심근 경색과 뇌졸중 예방에 효과적이다.

▶ **석류즙**: 매일 석류즙 0.1리터를 마시면 관상동맥의 혈액 순환이 개선된다. 딘 오니시의 연구로 확인된 내용이다.

5
신장 질환

우리의 신장은 매일 최대 출력으로 일한다. 하루 24시간 동안 최대 150리터의 혈액을 여과하고, 거기서 1~2리터의 소변을 생산해 낸다.

신장 기능이 점점 떨어지는 만성 신장 질환의 원인으로는 염증, 자가 면역 질환, 장기간의 진통제 복용을 꼽을 수 있다. 하지만 가장 빈번하게 일어나는 것은 당뇨와 고혈압 같은 만성 질환에 의한 신장 손상이다. 특히 고혈압은 노년에 신장 기능을 떨어뜨리는 최대의 위험 요소다. 이런 신장 기능의 감퇴는 계속 진행되다가 결국 신장 기능의 완전 상실로 인해 투석을 받아야 하는 상황에 이를 수 있다. 만성 신장병이 있으면 심근 경색이나 뇌졸중으로 인한 사망 위험도 훨씬 더 커진다.

안타깝게도 만성 신부전증은 완치가 안 된다. 신장 기능의 상실을 멈추거나 억제하는 것이 최선이다. 그렇다면 신장을 손상시키는 모든 약물을 피하고, 고혈압과 당뇨, 고콜레스테롤 같은 위험 요소를 잘 다스려야 한다. 이건 영양 요법의 핵심 목표이기도 하다. 따라서 신장 질환에 대한 영양 권고는 고혈압, 당뇨, 동맥 경화와 동일하다. 다만 몇 가지만 추가로 권고하겠다.

신장병 환자를 위한 영양 추천

▶ **저단백 영양**: 만성 신장 질환이 있으면 동물성 단백질을 먹으면 안 된다. 육류와 생선, 가금류는 신장에 명백하게 스트레스를 준다. 이를 과잉 여과 상태라고 부른다. 동물성 단백질의 포기가 중요한 이유는 병든 신장에 곱으로 부담을 주기 때문이다. 동물성 단백질의 섭취는 신장에 산 부담까지 가중시킨다.

그런데 투석이 필요할 만큼 신장 질환이 진행된 경우에는 많은 양의 단백질이 필요할 수 있다. 신장 전문의와 상의해야 하고, 칼륨이 함유된 채소와 과일을 얼마만큼 먹어야 할지도 전문의의 권고를 따라야 한다.

▶ **산이 적은 영양**: 염기 위주의 영양은 신장 질환의 악화를 지연시킨다. 육류, 유제품, 생선은 산 부담이 크다. 산-염기 대사는 앞에서 설명한 부분을 참조하라.

▶ **인이 적은 영양**: 인은 칼슘처럼 중요한 무기질이다. 음식을 통해 인산염 형태로 흡수되어 체내에서 인으로 바뀐다. 인이 너무 많으면 보통 소변으로 배출된다. 신장 기능 장애가 있으면 혈중 인 수치가 높아진다. 이 경우 인의 지나친 공급은 위험하다.

인은 식물성보다 동물성 식품과 빵, 곡물, 탄산음료에서 훨씬 쉽게 흡수될 수 있으니까 주의하기 바란다. 나는 식품 첨가제의 형대로 들이긴 인에 대해서는 특히 부정적이다. 이런 이유에서 인이 함유된 E338, E343, E450, E452, E1410, E1412, E1413, E1414가 들어간 제품은 구매하지 말아야 한다. 인은 산 스트레스로 신장뿐 아니라 심장도 손상시킨다.

▶ **저염식과 수분 섭취**: 신장 질환에서는 소금을 적게 먹어야 한다. 의외이기는 하지만, 신부전증에서는 다량의 수분 섭취가 효과가 없는 것으로 확인되었다. 반면에 신장 결석이나 반복되는 방광염에서는 물을 충분히 마셔야 한다. 여러분이 투석 환자라면 신장 내과 전문의의 지시를 따라야 한다.

신장 질환에서의 단식

투석 치료가 나오기 전 신장 전문의들은 환자에게 단식 요법과 단수(斷水) 요법2을 권했다. 이 방법으로 신장 상태는 자주 개선되었지만, 효과가 지속적이지 않았다. 병원에서 인공적인 혈액 세척이 자리를 잡은 뒤로는 더 이상 단식이 권장되지 않았다. 심지어 요즘은 신장 질환에서는 절대 단식을 하면 안 된다고 말한다. 단식을 하면 신장에 배설 기관으로서의 역할이 중

2 아무것도 먹지 않는 단식과 비슷하게 하루 정도 수분 섭취를 끊는 치료법.

요해지는데, 신장 기능에 장애가 있을 때는 문제가 생길 우려가 있기 때문이다.

그러나 나는 이런 주장에 단호하게 반대한다. 우리 센터에서는 그사이 많은 신장병 환자가 특별한 부작용 없이 성공적으로 단식을 마쳤다. 일부 환자는 심지어 단식 이후 신장 기능이 조금 나아지기도 했다. 주된 개선은 혈압과 당뇨, 수분 중독(수분 공급 과잉) 측면에서 나타났지만 말이다. 아무튼 이런 측면에서도 단식은 충분히 권장할 만하다. 다만 병원에서 혈액 수치를 규칙적으로 체크하면서 단식해야 한다.

간헐적 단식은 신장 질환에 잘 맞고 집에서 혼자 실천할 수 있는데, 16:8 단식이 가장 좋아 보인다. 저염식, 쌀 감식의 날과 칼로리 제한식, 또는 매일 2,000칼로리까지 섭취하는 켐프너 식이법을 추천한다.

6
관절증

태아 상태에서의 골격은 뼈가 완전히 굳기 전까지 일단 연골로 이루어진다. 그러다 나중에 단단한 뼈 조직이 생기면서 연골은 뼈의 충격 완화 장치와 보호층의 형태로 관절 부위에 남는다.

관절증의 주원인은 노화다. 40세인 사람이 관절증을 앓는 일은 드물지만 80세가 되면 상황이 달라진다. 관절의 연골 층은 점점 얇아지고, 대신 관절 언저리에 골화가 진행된다. 요즘은 앉아서 지내는 시간이 길기에 과거처럼 육체적인 혹사가 관절증의 원인이 되는 일은 별로 없다. 기껏해야 전직 육상 선수나 육체적으로 고된 일을 하는 사람에게나 가끔 나타난다.

그런데 관절증이 비록 노인성 질병이라고는 해도 관절이 얼마나 오랫동안 통증 없이 유연한 상태를 유지하느냐는 또 다른 요인들에 달려 있다. 유전적 소인(특히 손 관절증의 경우)과 영양이 그것이다. 관절증의 통증은 염증에서 비롯되는 경우가 많다. 그러다 보니 연구자들은 효소와 항체의 형태로 염증을 억제하는 신약 개발에 열심이다. 이부프로펜이나 디클로페낙처럼 사람들이 자주 복용하는 진통제도 관절 염증의 억제에 효과가 있다. 그런데 통증은 연골 때문이 아니라 점막, 관절낭, 힘줄, 인대처럼 연골을 둘러싼 조직들 때문에 생긴다. 통증이 있다고 관절을 쓰지 않으면 관절증은 오히려 더 심해진다.

관절증에서는 체중 감량이 필수적이다

관절증에 대한 대응책으로 내가 제일 먼저 권하는 것은 체중 감량이다. 물론 쉽지 않은 일이다. 무릎과 고관절, 복사뼈 관절증 환자는 이미 제대로 걷기 어렵고, 운동을 하는 것도 무리일 수 있다. 따라서 효과 있는 물리 치료와 통증 치료 외에 영양 전환은 가까운 장래에 수술이나 인공 관절 투입 여부를 결정할 핵심 요소다. 특히 무릎 관절과 고관절의 경우 비만은 관절에 물리적 부담을 주는 데 그치지 않고, 장내 미생물 군집이 관절 연골을 손상시킬 수 있는 염증 물질을 방출하기에 더더욱 위험하다.

새로운 물질과 새로운 수술 기술은 오늘날 인공 관절에서 훌륭한 결과를 보여 준다. 하지만 인공 관절은 모든 경우에 성공적이지는 않고, 똑같이 권장되지도 않는다. 고관절처럼 〈단순한〉 관절에서는 일반적으로 인공 관절이 탁월한 대체물이 될 수 있지만 무릎과 복사뼈, 어깨 관절에서는 상황이 다르다. 해부학적으로 이런 부위는 관절 구조가 훨씬 복잡해서 성공률이 그리 탁월하지 않다. 따라서 이런 경우에는 다른 모든 가능성을 최대치로 활용하는 것이 합리적이다.

운동과 적정한 스포츠 활동, 냉온 요법, 물리 치료, 요가, 단식, 영양 요법을 조합하면 최소한 꽤 긴 시간 동안 관절증을 거의, 또는 전혀 느끼지 않을 수 있다.

관절증을 위한 영양 추천

▶ **채식, 락토 베지테리언,[3] 또는 비건 영양**: 아라키돈산은 동물성 지방에만 들어 있는 지방산이다. 이 지방산이 음식과 함께 다량으로 체내에 유입되면 합성 과정을 거쳐 염증을 촉진하는 전달 물질인 에이코사노이드가 만들어진다. 따라서 육류, 소시지, 달걀, 생선, 유제품을 먹지 않음으로써 아라키돈산의 유입 자체를 막는 게 좋다.

▶ **오메가3 지방산**: 염증을 촉진하는 에이코사노이드의 대항마다. 따라서 아마씨, 아마씨유, 유채유, 푸른잎채소, 콩, 해조류, 견과류(호두)를 통해 이 지방산을 풍부하게 섭취해야 한다.

▶ **산**: 과도한 산은 뼈와 연골을 약화시키고, 관절 내 결합조직과 주변에 염증을 일으킬 수 있다. 비건 영양이나 락토 베지테리언 영양을 통해 염기성 위주로 먹고, 산을 배출하거나 체내에 적게 유지해야 한다.

3 lacto vegetarian. 채식주의에도 여러 종류가 있는데, 락토 베지테리언은 육류와 어패류, 동물 알은 먹지 않지만 유제품과 꿀은 먹는다.

▶ **빵과 곡물 제품**: 산 흡수를 막으려면 되도록 먹지 않는 게 좋다. 그렇다고 완전히 포기할 필요는 없다.

▶ **통증을 완화하는 식품**: 염증이 있는 관절증에 통증 완화 효과를 보이는 식품을 소개하는 다음과 같다.

- 아마씨유
- 강황
- 생강
- 석류

▶ 비타민 C가 풍부한 채소, 그리고 감귤류, 비타민나무(산자나무), 로즈힙 같은 과일은 즙으로만 먹는 것이 좋다. 뜨거운 물로 우린 로즈힙 차는 이렇다 할 효과가 없다. 건강 보조 식품으로 나온 로즈힙 제품도 있다.

▶ 쿠민, 고수, 육두구를 섞은 혼합 향신료를 섭취하라. 강황과 생강도 섭취 목록에서 빠뜨리면 안 된다. 다른 것들보다 더 효과적이다. 호로파와 카르다몸도 염증을 억제한다.

습포 찜질

자연 요법에서는 통증 부위에 습포(濕布) 찜질을 해서 효과를 볼 때가 많다. 배추속 식물의 잎, 호로파, 또는 생치즈로 습포를 만든다.

배추속 식물의 습포는 만들기가 어렵지 않다. 일반 양배추나 사보이양배추 잎 세 장을 국수용 방망이로 밀면 통증에 효과가 있는 글루코시놀레이트가 방출된다. 이 습포를 관절과 관절 주위에 최소 두 시간 정도 올려놓는다. 때에 따라선 천이나 거즈 붕대로 감아 고정할 수도 있다.

손가락 관절증에서는 고무장갑이나 의료용 장갑을 이용하면 편리하다. 양배추나 사보이양배추를 스무디 형태로 갈아 장갑 안에 넣은 뒤 두 시간가량 장갑을 끼고 있으면 된다.

관절증에서의 치료 단식

치료 단식을 하면 체중이 감소하면서 빠르게 관절에 부담이 줄고, 염증을 촉진하는 아라키돈산도 며칠 안에 거의 몸 밖으로 배출된다. 심지어 치료 단식에는 염증을 억제하는 효과까지 있다. 통증을 최대한 줄이려면 과체중 정도에 따라 단식을 1~2주 지속하는 것이 중요하다.

관절증에서의 간헐적 단식

간헐적 단식의 염증 억제 효과는 증명된 바 없다. 다만 치료 단식 이후 간헐적 단식과 채식 위주의 영양식 조합은 체중 감량에 이상적이다.

7
류머티즘

예전에는 다발성 관절염이라 불렸던 류머티즘 관절염은 통증이 심한 관절 염증 및 부종으로 나타나는데, 적절하게 치료하지 않으면 중증 관절 손상으로 이어진다.

이 병의 원인은 연골 조직에 대한 자가 면역 현상이다. 즉 외부로부터 인체를 지켜야 할 면역계가 오히려 자기 몸을 공격해서 생긴다는 말이다. 자기 몸을 왜 그렇게 공격하는지는 아직 밝혀지지 않았다. 다만 유전적 소인 및 미생물 군집과 연관이 있는 것으로 추정된다. 장내 미생물 군집의 구성을 변화시키는 요소로는 장 감염, 스트레스, 잘못된 영양을 꼽을 수 있다.

몇 십 년 전까지는 류머티즘 관절염에 대응할 의학적 수단이 별로 없었지만, 다행스럽게도 그사이 몇 가지 효과적인 약제가 나왔다. 이 약들은 병을 완치하지는 못하지만, 관절 손상으로 이어지지 않도록 염증을 통제한다. 그런데 어느 정도 시간이 지나면 약효가 떨어지는 일이 많고, 심한 부작용 때문에 약을 제한하기도 한다. 그러면 코르티손을 추가로 복용해야 하는데, 이 약물과 관련해선 체중 증가, 혈압 및 혈당 상승 같은 부작용이 알려져 있다.

류머티즘을 위한 영양 추천

▶ **식물성 위주의 식사**: 식물성 식품은 아라키돈산 함량이 낮아 염증 억제에 효과적이다. 채식에다 지중해식 영양을 조합하면 통증에 특히 도움이 된다.

▶ **배제해야 할 식품**: 특정 식품이 갑작스런 류머티즘 발작을 유발한다는 사실은 많은 환자들이 경험으로 안다. 특히 육류와 유제품이 그렇다. 특정 음식을 먹고 나서 여러 차례 증상이 악화되었다면 그 식품은 피해야 한다. 다만 이런 반응은 생활 환경이나 연령, 스트레스로 인해 생길 수도 있으니까 얼마간 시간이 지난 뒤에 의심스러운 식품을 다시 시험해 보는 것도 괜찮다.

▶ **산 함량이 낮은 식사**: 과도한 산은 결합 조직과 관절 주변에 염증 자극을 일으킬 수 있다. 비건 영양이나 약간의 유제품을 허용하는 채식으로 전환해서 염기성 위주로 먹어야 한다.

▶ **저염 식사**: 샤리테 병원의 여러 연구에 따르면 자가 면역 반응은 소금에 의해 촉발된다고 한다.

▶ **아유르베다 원칙에 따른 영양**: 나는 개인에 따라 약간의 유제품을 허용하는 채식으로 우리 환자들에게서 지속

적인 통증 개선 효과가 나타나는 것을 자주 관찰했다. 기본적으로 항염 효과가 있는 향신료가 사용되고, 아울러 가지과에 속하는 토마토, 가지, 파프리카, 감자는 먹지 않는다. 요리는 주로 따뜻하게 조리해서 먹는다. 아유르베다의 일반적인 영양 원칙도 도움이 되는데, 일정한 식사 주기를 준수해야 한다.

류머티즘에 도움이 되는 식품은 관절증에서 제시한 것과 동일하다.

류머티즘에서의 치료 단식

영양 의학에서 가장 효과적인 항류머티즘 방법은 치료 단식이다. 치료 단식의 선구자 오토 부힝거가 그 효과를 직접 경험했다. 평소 앓던 류머티즘 관절염이 3주 단식을 통해 인상적으로 호전된 것이다. 당시에는 진단 의학이 지금처럼 세분화되지 않아서 그가 어떤 종류의 류머티즘 질환을 앓았는지는 불분명하다. 다만 그 질환으로 상당히 고생한 것은 분명해 보인다. 이후 부힝거는 치료 단식을 통해 류머티즘 발작을 매번 성공적으로 관리해 나갔다.

우리 병원에서는 최소 7일 단식으로 류머티즘 관절염 환자들에게서 통증과 관절 부종이 줄어드는 것을 관찰했다. 게다가 이 짧은 단식으로 혈중 염증 매개 변수도 개선되었다. 통증 완화에 가장 좋은 것은 부힝거 단식이다.

환자의 몸무게가 허락한다면 좀 더 길게 단식해도 된다. 혈압 강하 효과는 단식 2~4일 뒤부터 나타나는 데 반해 류머티즘에서 염증 억제 효과가 뚜렷이 나타나려면 가끔 10일에서 12일이 걸리기도 하기 때문이다.

치료 단식의 효과가 아무리 훌륭해도 류머티즘의 통증 완화와 증상 개선이 최대한 오래 지속되려면 단식 이후에 기존의 영양 방식을 바꾸어야 한다. 먹는 것을 바꾸지 않는 한 통증은 얼마 지나지 않아 빠르게 도진다.

앞서 언급한 스웨덴 면역학자 엔스 셸드센 크라그의 연구에서는 비용이 많이 드는 영양 계획표로 지속적인 성공을 이루어냈다. 단식 이후 피험자들은 4개월 동안 비건 식사와 글루텐 없는 식사를 제공받았고, 추가로 배제 식단도 만들어졌다. 그러니까 이틀마다 새로운 식품이 식단에 등장했다. 처음에는 감자, 이틀 뒤엔 당근, 다시 이틀 뒤엔 사과가 오르는 식이다. 새 식품을 섭취한 뒤 관절 상태가 악화되면 그 식품은 즉각 배제되었다. 물론 때에 따라 나중에 그 식품이 시험 삼아 다시 제공되기도 했다. 이런 식으로 류머티즘 발작을 일으키는 식품을 확인했고, 그런 다음 그것들을 섭취 목록에서 〈영원히〉 삭제했다. 그러나 이미 말했듯이 이 방법은 무척 번거롭고 비용이 많이 든다.

다른 연구 자료와 나 자신의 치료 경험을 토대로 나는 류머티즘 환자에게 단식 이후 비건 영양을 최우선적으로 권한다. 글루텐 없는 식단은 다른 기회에 시험해 보면 된다. 지금은 동물성 식품을 포기하는 것이 시급해 보인다. 현재 샤리테 병원에서 진행 중인 연구가 끝나면 몇 년 안에 좀 더 정확한 영양을 추천할 수 있을 듯하다.

류머티즘에서의 간헐적 단식

간헐적 단식은 치료 단식에 비해 염증 억제 효과가 너무 미미하다. 지금까지 나의 경험에 따르면 단식 모방 다이어트(위장 단식)도 이 질환에서는 부힝거 치료 단식만큼 효과적이지 않다.

8

과민성 장 증후군과 만성 염증성 장 질환

선진국에서는 주민의 최대 20퍼센트가 과민성 장 증후군을 앓고 있는데, 남자보다 여자가 더 많다. 최신 연구들은 그 원인으로 장 내벽 과민성과 장내 미생물 군집의 장애를 지목한다. 장 감염과 스트레스도 중요한 유발 인자다. 장 점막의 통증 민감성이 높은 상태에서 소화 장애까지 겹치면 〈정상적인〉 장운동도 통증을 일으킨다. 또한 소화는 불규칙적으로 변하고, 설사와 변비, 복부 팽창은 증가한다.

과민성 장 증후군에서도 장 점막에 가벼운 염증이 있을 때가 많다. 반면에 만성 염증성 장 질환인 궤양성 대장염과 크론병에서는 염증이 심각하다. 강단 의학에서는 지금껏 과민성 장 증후군 치료에 포드맵 식이법만 권장한다. 이 식이법에서는 장내 가스를 일으키고 소화하기 어려운 식품은 철저히 배척한다. 장에 좋지 않은 포드맵 물질은 주로 과자류, 빵, 곡물, 배추속 채소에 많다. 8주 동안 진행되는 이 식이법은 배제 식단과 마찬가지로 식품별로 소화 가능성을 시험한다. 하지만 포드맵 원칙은 다소 복잡하고, 영양의 다양성을 뚜렷이 제한하는 단점이 있다. 물론 과민성 장 증후군에 대한 효과는 증명되었지만, 중기적으로만 그럴 뿐 장기적으로는 그렇지 않다. 이 식이법으로 결정한 사람이라면 전문가와 영양 상담을 하는 것이 좋다.

과민성 장 증후군에는 근본적인 딜레마가 있다. 장내 세균에 긍정적인 작용을 하는 몇몇 식품, 예를 들어 인슐린이 풍부한 뿌리채소, 콩과 식물, 통곡물 빵은 처음엔 증세를 악화시킬 수 있다. 하지만 이 식품들은 〈좋은〉 세균의 훌륭한 먹이로서 이 세균들의 번식을 돕는다. 그러니까 이 식품들의 유익함은 장기적으로 나타난다는 말이다. 따라서 처음엔 통증을 유발하는 이런 식품도 어쨌든 조금씩은 먹을 것을 권하고 싶다.

식품의 품질과 조리법에도 신경을 써야 한다. 예를 들어 일부 향신료는 장내 가스가 차는 것을 완화해 준다. 또한 음식은 천천히 꼭꼭 씹어 먹어야 한다.

장 내시경 검사로 과민성 장 증후군 진단을 받았다면 호흡 검사를 통해 젖당 불내성이나 과당 불내성 같은 특수 불내성 검사를 받아야 한다. 그러면 우유와 유제품, 과당 섭취의 제한으로 통증을 개선할 수 있다. 증세가 심하거나 급성으로 발생했을 때는 일단 포드맵 식이법이 권장된다.

기본적으로 자극적이지 않고 소화가 잘 되는 음식을 규칙적으로 먹어야 한다. 그건 곧 가능한 한 생식을 피하고, 채소를 약한 불에 찌거나 데쳐 먹으라는 말이다. 아니면 궁중 팬으로 살짝 볶아도 된다. 아시아식 요리는 장이 원활하게 소화할 수 있는 건강하고 부드러운 음식의 좋은 예다.

아유르베다 영양도 과민성 장 증후군에 아주 적합하다. 지금까지 여러 방법을 써봤는데도 통증이 만족스러울 만큼 호전되지 않았다면 꼭 한번 시도해 볼 것을 권한다.

중요한 건 음식을 먹을 때 잘 씹어 먹어야 한다는 것이다. 탄수화물이 함유된 모든 음식은 입 안에서 타액과 섞임으로써 이미 일차적으로 소화가 되고, 그러면 나중에 장의 부담이 한결 줄어든다.

식사할 때는 아무것도 마시지 말아야 한다. 특히 찬 음료는 더더욱 안 된다. 소화 효소가 음식물을 희석시키고, 그렇게 생겨난 액체는 위벽을 강하게 팽창시킨다. 그를 통해 음식물이 너무 빨리 소장으로 내려가면 문제가 생긴다.

갑자기 스트레스를 받았거나 피곤한 상태라면 식사를 하지 마라. 일단 휴식을 취하거나 긴장을 푸는 여러 방법을 모색해 보라. 심신이 안정되었을 때 먹어야 장도 편안하게 자기 일을 할 수 있다.

술은 포기하라. 알코올은 장 점막에 염증 자극을 주고, 장 누수 증후군을 심화시킬 수 있다. 그건 곧 술을 마시면 장 점막이 음식물 성분이나 후속 물질을 더 잘 통과시킨다는 뜻이다. 보통 이런 물질은 장 점막에 의해 차단되어야 하는데, 그게 되지 않으면 염증이 발생한다.

장내 세균에 좋은 먹이를 제공하라. 프리바이오틱스를 섭취하되 이것 역시 꼭꼭 씹어 먹어야 한다. 경우에 따라서는 자우어크라우트, 식물성 유산균 음료, 케피르 같은 프로바이오틱스도 도움이 된다.

셀리악 병이 아닌데도 글루텐이나 밀을 소화하지 못하는 것 같으면 자가 테스트를 해보라. 몇 주 동안 글루텐을 끊고 장에 어떤 변화가 오는지 관찰하라.

과민성 장 증후군을 위한 영양 추천

▶ 강황(하루에 1~2작은술을 계피와 함께 복용한다. 알약 형태를 선택할 수도 있다.)
▶ 생강
▶ 베리류 잎차
▶ 쓴맛 허브나 고미질 알약
▶ 회향차, 캐러웨이차, 또는 아니스차
▶ 카밀레차나 멜리사차
▶ 질경이씨, 아마씨, 아마씨 점액
▶ 향쑥차(무척 쓰다.)
▶ 블루베리(말리거나 착즙으로 먹는다.)

과민성 장 증후군에서의 단식

과민성 장 증후군 환자에게는 7~10일 간의 치료 단식이 권장된다. 치료 단식을 하면 미생물 군집의 구성이 개선된다. 부힝거식 단식이나 F. X. 마이르식 단식도 도움이 된다. 마이르식 단식 요법이 가르치듯이 천천히 꼭꼭 씹어서 먹는 것만으로도 많은 것을 얻을 수 있다.

과민성 장 증후군

베를린 출신의 간병인 레나테 씨(66세)는 과민성 장 증후군이 생길 정도로 너무 무리하게 일했는데, 아유르베다식 영양으로 전환함으로써 소화계의 안정을 되찾았다.

나는 내 장과 다시 사이좋게 지내고 있다. 더할 나위 없이 몸 상태가 좋다.

내가 하던 일이 말 그대로 내 위와 장에 타격을 가했다. 나는 45년 동안 교대 근무로 간병 일을 했다. 특히 최근 몇 년 동안은 8시간 근무하면서 제대로 앉아 식사다운 식사를 해본 적이 없고, 화장실에 갈 시간이 없을 정도로 일에 부대꼈다. 내 몸은 이런 혹사에 일주일 내내 계속되는 변비와 몇 시간씩 이어지는 심한 설사로 번갈아 가며 반응했다. 거기다 속 쓰림까지 심했다.

나는 은퇴 뒤에도 집세를 내려면 아르바이트를 해야 했다. 그러다 보니 제대로 쉴 수가 없었다. 그사이 여러 번 영양을 바꾸려고 노력했지만 장은 계속해서 나를 괴롭혔다. 이제는 정말 뭔가 근본적인 대책을 세워야겠다고 생각할 때쯤 텔레비전에서 미할젠 교수를 보았다. 그는 내가 가진 모든 증상에 대해 말했다. 나는 주치의를 찾아가 미할젠 교수의 병원이 나한테 좋지 않을까 물었다. 그러나 의사는 내 말을 단번에 자르더니 양성자 펌프 억제제를 처방했다. 하는 수 없이 내가 직접 미할젠 교수의 병원에 전화했다. 마침 나한테 딱 맞는 임상 실험이 있었지만, 내가 들어갈 자리는 없었다. 그런데 몇 주 뒤 간호사가 전화를 해서 자리가 생겼다고 말했다.

나는 상담을 받고 몸무게를 측정했다. 80.7킬로그램이었다. 키가 164센티미터인 점을 감안하면 상당한 과체중이었다. 나는 몇 주 동안 내가 언제 무엇을 먹고, 배변 상황은 어땠는지 기록해야 했다. 그 뒤에는 아유르베다식 자연 요법에 따른 영양 조언을 들었다. 의사는 내가 훨씬 더 건강하게 먹을 수 있다고 설명했다. 가령 나는 건강에 좋을 것 같아서 닭고기와 샐러드를 자주 먹었다. 이건 실제로 건강에 좋기는 했지만 나한테는 아니었다. 나는 열이 많은 〈피타〉 체질이라 그런 음식은 피해야 했다. 뒤이어 식단표를 받았다. 아침은 오트밀과 과일이었다. 점심은 병아리콩을 곁들인 쿠스쿠스⁴나 불구르,⁵ 고구마, 채소, 녹두였다. 저녁은 대마씨 수프, 두부, 또는 밀고기였다. 나는 하루에 세 번 따뜻한 음식을 먹었고, 샐러드나 찬 음식은 피했으며, 간식이나 스낵류는 금지였다. 단 것이 당길 때는 점심 식사 후 계피와 건포도를 넣고 살짝 익힌 과일을 먹었다. 아

4 경질 밀가루 세몰리나에 물과 올리브오일을 넣고 둥글게 쪄낸 좁쌀 모양의 파스타.
5 여러 종류의 밀을 쪄서 말린 다음 잘게 빻은 곡류.

침은 7시, 점심은 12시, 저녁은 6시로 식사 시간을 정확히 지켰다.

처음에는 끝까지 해내지 못할 거라고 생각했다. 끊임없이 음식을 준비해야 했기 때문이다. 그런데 언제부터인가 요리를 하다 보면 마음이 가라앉았다. 과일과 채소를 다듬고 써는 일도 거의 명상을 하는 것 같았다. 나는 기름골(타이거 너트)과 콩고기 같은 새로운 식품도 많이 알게 되었다. 이제 매운 음식은 먹지 않고, 대신 캐러웨이, 회향, 고수, 강황 같은 향신료를 많이 사용한다. 가끔 닭고기가 무척 먹고 싶지만, 식사를 하다 보면 금방 그런 욕구가 사라진다. 이제는 예전처럼 고기나 생선이 그렇게 당기지 않는다.

나는 집에 체중계가 없어서 그사이 살이 8킬로그램 넘게 빠진 것을 실험 3개월 뒤에야 알게 되었다. 체지방은 44.5퍼센트에서 35.3퍼센트로 떨어졌고, 근육량은 재활 운동 덕분에 23.9퍼센트에서 28.5퍼센트로 올라갔다. 체질량지수(BMI)도 30에서 27로 떨어졌고, 허리둘레는 112에서 89센티미터, 복부둘레는 118에서 109센티미터로 줄었다. 놀라운 수치였다. 그런데 이보다 훨씬 더 중요한 건 내가 그사이 내 장과 다시 사이 좋게 지내고 있다는 사실이다. 이제는 통증이 거의 없다. 설사나 변비, 속 쓰림도 없고, 복용하는 약도 줄여서 매일 한 알만 먹는다. 전체적으로 더할 나위 없이 몸 상태가 좋다.

나는 나 자신에게 휴식을 주어야 한다는 사실도 배웠다. 그래서 직장을 그만두고, 더는 일에 대한 압박감을 받지 않도록 집세가 싼 곳으로 이사했다. 그러자 걱정이 많이 줄었다. 나는 이제 봉사 활동을 다닌다. 나보다 나이가 많은 노인들과 함께 산책을 하거나 장을 본다. 그러다 보니 몸을 움직이게 되고, 사회적인 관계를 맺고, 생각도 긍정적으로 변했다. 남을 도우면서 나 자신도 돌보는 일이기 때문이다.

염증성 장 질환에 대한 내 권고

궤양성 대장염과 크론병에 대한 권고 사항은 원칙적으로 과민성 장 증후군과 동일하다. 염증성 장 질환은 염증에서 비롯되기 때문에 염증 발작이 생기면 몇 가지 부드러운 음식만 소화할 수 있다. 그래서 일단 쌀, 감자, 걸쭉한 수프, 곡물 죽, 흰 빵을 권한다. 식이 섬유는 전혀 먹지 않거나 조금만 먹는다. 이건 소화에 부담이 없는 전형적인 식단이다.

치료 단식을 하려면 전문 병원을 찾아야 한다. 관장 같은 조치는 피해야 한다.

9
피부 질환

우리 병원에는 건선, 신경 피부염, 주사 같은 피부 질환 환자도 많이 방문한다. 이런 질병은 단식과 영양 전환으로 뚜렷이 호전될 뿐 아니라 심지어 완치되는 경우도 많다.

> 피부 질환에서 치료 단식의 효과는 최소한 두 가지 점에서 명백하다. 한편으로는 물질대사와 간의 부담을 덜어주고, 다른 한편으로는 스트레스를 완화시킨다. 이를 통해 자율 신경계가 안정되면서 맥박과 혈압, 호흡수가 떨어진다.

건선

건선은 피부, 손발톱, 때로는 관절까지 침범하는 질환이다. 특징은 각질을 동반한 붉은 염증과 종기다. 건선이 발생하면 염증으로 인해 세포 재생이 가속화한다. 건강한 사람은 보통 피부 세포가 벗겨지고 재생되기까지 4주가 걸리는 반면에 건선 환자는 그 간격이 며칠로 짧아진다. 건선은 유전적 요인이 강하지만, 대다수 환자들의 보고에 따르면 스트레스와 잘못된 영양 같은 유발 인자가 증세를 악화시킨다. 게다가 비만, 포화 지방, 술도 건선 발작을 촉발하는 요인이다.

따라서 술, 포화 지방, 아라키돈산이 풍부한 식품(육류, 소시지, 달걀, 유제품)은 피해야 한다. 셀리악 병 환자들은 건선을 앓는 경우가 많다. 그 때문에 글루텐을 배제한 영양이 건선을 개선할 수 있는지를 두고 논의가 한창이다. 나는 혈중 셀리악 항체가 양성인 경우에만 글루텐을 배제한 영양을 시도해 볼 것을 권한다. 셀리악 항체가 있다는 것만으로 글루텐 불내성이 증명된 것은 아니지만, 현실에서는 양성 항체 소견을 가진 건선 환자들이 글루텐을 배제한 식이법으로 효과를 얻는다.

건선을 위한 영양 추천
이 피부 질환에는 다음 식품들이 도움이 된다.
▶ 강황
▶ 아마씨, 아마씨유, 호두(오메가3 지방산)
▶ 조류
▶ 녹차
▶ 밀 배아, 블랙커민 기름

▶ 보리지[6]

▶ 석류

▶ 생강

▶ 쿼르세틴이 함유된 사과, 케이퍼, 붉은 포도, 양파, 브로콜리, 케일, 베리류, 산자나무

▶ 식이 섬유(건선이 있는 사람은 장내 세균이 균형을 잃은 경우가 많은데, 식이 섬유가 균형 회복에 도움을 준다)

또 다른 조치

소금욕(소금 함량 최대 6퍼센트)은 외부 증상의 진정에 효과를 보인다.

건선에서의 치료 단식

건선 환자 상당수는 7~10일의 치료 단식으로 피부와 관절의 통증이 뚜렷이 호전되었다. 관련 연구에 따르면 체중 감량도 이 피부 질환에 도움이 된다고 하는데, 치료 단식에 이은 간헐적 단식과 영양 전환은 장기적으로 체중을 줄이는 데 퍽 유익하다.

6 15~70cm 정도 자라는 일년초. 의학적 가치가 높은 식물로 우울증, 습진, 피부병에 효과가 있다.

건선

한 자동차 대기업의 영업팀장으로 일하는 베를린 출신의 모나 씨(48세)는 수십 년 동안 건선을 앓다가 식습관을 완전히 바꾸었다.

그건 내게 새로운 삶의 시작이었다.

나는 매장에서 손에 힘이 빠지면서 들고 있던 서류철을 떨어뜨리는 순간 이제 끝이구나 싶었다. 남자들의 세계인 자동차 영업 부서에서 여성 팀장으로 힘겹게 일해 왔던 내 경력이 말이다. 건선을 앓은 지 30년이 넘었고, 지금껏 피부가 종잇장처럼 얇아질 정도로 줄기차게 코르티손 연고를 발라 왔다. 23년 전에는 건선 관절염 진단까지 받았다. 이제는 피부 표면만이 아니라 안쪽 관절과 뼈에도 건선이 침범했다. 그로 인해 심한 가려움과 통증을 동반한 각질이 생겼고, 뭔가를 잡을 수 없을 정도로 손이 뻣뻣해지는 관절통까지 발생했다.

나는 오래전부터 약을 쓰지 않고 이 병을 치료하려고 자연 치료사들을 찾았다. 내가 열두 살 때부터 별 의식 없이 채식을 시작한 건 정말 다행이었다. 육류는 염증을 더 심화시켰을 테니까. 나는 친한 친구를 통해 반제 호숫가의 자연 요법 병원을 알게 되었다. 그건 내게 새로운 삶의 시작이었다.

단식은 이 병원의 고정 프로그램이었다. 나는 사람들이 흔히 말하는 단식 희열감을 맛보았고, 그와 함께 통증도 상당히 누그러졌다. 그런데 의사 말로는 퇴원 후 다시 증상이 악화될 수 있으니 너무 안심하면 안 된다고 했고, 실제로도 의사 말대로 되었다. 하지만 나는 그 기회에 식습관을 전환했고, 병에 대한 생각까지 바꾸었다. 지금까지 병은 항상 나의 적이었고, 내가 이겨내야 할 무엇이었다. 그러나 요가를 통해 나는 깨달았다. 건선 역시 나의 것이고, 건선과 나 자신을 이제는 좀 더 정성스럽게 다루어 나가야 한다는 사실을. 병은 내가 퇴치해야 할 대상이 아니라 내가 나 자신을 위해 뭔가 좋은 일을 시작할 기회였다. 나는 미할젠 교수의 권고에 따라 가능한 한 식물성 위주의 영양, 그러니까 비건식 식단을 시도했다. 원칙은 동일했다. 나에게 나쁜 것은 더 이상 먹지 않고, 나한테 도움이 되는 음식을 새롭고 흥미로운 방식으로 조리해 먹은 것이다.

게다가 나는 아유르베다 의학의 영양 지침도 따랐다. 간식을 포기한 것이 한 예다. 또한 과일도 예전에는 오후에 자주 먹었다면 이제는 점심 식사 직후에 먹었다. 그로써 내 장에 쉬는 시간을 허락했다. 나는 아유르베다의 세 번째 권장 사항도 지켰다. 그러니까 파프리카, 토마토, 감자 같은 가지과 식물은 더 이상 먹지 않았다. 그 안의 렉틴 성분은 일부 사람에게 염증을 촉진시킬 수 있다.

남편과 일곱 살 딸아이는 내가 병원에서 가져온 식단을 보고 처음엔 좀 겁을 먹은 눈치였지만, 얼마 지나지 않아 내가 요리한 음식을 곧잘 먹었다. 물론 남편은 일터나 다른 식사 자리에서 맛있는 스테이크를 먹을 때가 있고 딸아이도 학교 식당에서 요구르트와 치즈를 먹기는 했지만, 저녁에는 다 함께 채소 위주로 건강하게 먹었다. 남편이 퇴근하고 들어오면서 집 안에 뭔가 맛있는 냄새가 난다고 하면 나는 무척 기뻤다. 얼마 전에는 녹두 파스타를 만들었는데, 남편과 딸아이는 그게 진짜 면이 아니라는 사실도 눈치채지 못했다. 여러분도 혹시 시금치에 따뜻한 렌틸콩을 올린 샐러드를 먹어 본 적이 있는지 모르겠지만, 정말 맛이 예술이다!

식생활을 바꾼 뒤 가장 좋은 점은 내가 이 새로운 영양을 좋아하게 되었을 뿐 아니라 그것이 내 몸에 얼마나 좋은지 생생하게 느낀다는 것이다. 관절 통증은 몇몇 순간만 제외하고 완전히 사라졌고, 건선은 일부 자잘한 지점만 빼고 확 줄었다. 지난 30년 동안 겪어 보지 못한 일이었다. 나는 나 자신과 가족을 위해 더 많은 시간을 할애하고, 나를 새롭게 발전시키기 위해 남들이 부러워하는 직장도 그만두기로 했다. 앞으로는 자연요법 치료사 교육 과정을 밟을 생각이다. 스스로 건강상의 위기에서 길을 발견한 만큼 남들에게도 같은 길을 걸으라고 용기를 북돋을 수 있을 것 같았다. 그것도 설득력 있게 말이다. 게다가 이미 열정적으로 시작한 일도 있다. 다른 환자들을 위한 비건 요리 강습이다.

신경 피부염

신경 피부염은 건선보다 치료가 더 어렵다. 많은 환자가 7~10일 간의 치료 단식으로 통증이 호전되지만 나중에 도지는 일이 많다. 따라서 단식 이후 개인적인 배제 식이법이 권장된다. 예를 들어 당과 과당을 전반적으로 포기했을 때 피부 상태가 뚜렷이 좋아졌다고 말하는 환자가 많다.

현재의 연구 결과들에 따르면 장내 세균을 돕는 〈프로〉바이오틱스와 〈프리〉바이오틱스가 많은 도움이 된다. 그 때문에 자우어크라우트, 브로트트룽크, 템페, 또는 유기농 요구르트 같은 발효 식품과 식이 섬유를 권한다. 게다가 감마 리놀렌산 추출물(달맞이꽃 종자유, 블랙 커런트, 보리지에 들어 있는 불포화 오메가6 지방산)과 식물성 오메가3 지방산(아마씨유)도 유익한 작용을 할 때가 많다.

아유르베다 의학에서는 건선과 신경 피부염 같은 피부 질환에 가지과 식물(토마토, 가지, 감자, 파프리카)을 먹지 말라고 한다. 그 안의 독소 때문이다. 그러나 오늘날의 잘 익은 가지과 열매에서는 그게 더는 문제가 되지 않을 뿐더러 이 채소들은 전반적으로 건강에 무척 좋다. 그럼에도 이 채소들을 먹지 않았을 때 피부가 뚜렷이 개선되는 환자가 일부 있는 걸 보면 개인적으로 직접 시험하는 게 가장 좋아 보인다.

주사 피부염

주사는 얼굴 홍조와 발진이 특징인데, 주로 코와 양쪽 뺨을 중심으로 나타난다. 피부에 붉은 반점이 생기고 실핏줄이 선명하게 보이는 경우가 많다. 원인은 해당 부위의 혈관 신경 장애로 추정되는데, 스트레스와 열기, 한기, 햇빛, 술, 매운 향신료 같은 요소가 주사를 강화하거나 촉발한다.

영양 요법으로 주사를 치료할 만한 확실한 방법은 아직 알려져 있지 않다. 다만 나는 개인적으로 우리 환자들에게서 치료 단식과 간헐적 단식으로 뚜렷한 효과가 나타나는 것을 자주 경험한다. 긴 시간의 치료 단식에서는 보통 처음 며칠은 안면 홍조가 약간 심해지는 듯하지만, 단식 3~4일째부터는 피부가 호전된다. 치료 단식(일주일 또는 2주일) 이후에는 간헐적 단식과 지중해식, 또는 채식 영양이 이어져야 한다.

10
알레르기와 천식

수년 전부터 알레르기, 비염, 알레르기성 천식 같은 면역 질환이 증가하고 있다. 14만 명이 넘는 어린이를 추적 연구한 결과 알레르기의 증가는 패스트푸드 및 포화 지방 섭취량 증가와 관계가 있었고, 반면에 과일과 채소는 알레르기를 막아 주었다. 또 다른 연구들은 포화 지방 섭취가 적은 지중해식과 채식 영양이 알레르기와 천식의 위험을 줄인다는 사실을 증명했다. 임신부들이 그런 식으로 영양을 섭취하면 모체에서부터 아이를 알레르기로부터 보호할 수 있다. 이 질환의 또 다른 유발 요인으로는 장내 미생물 군집의 기능 장애와 스트레스를 꼽을 수 있다.

우리 면역계는 많은 요구를 받는다. 한편으로는 신속하고 저돌적으로 적의 공격을 물리쳐야 하지만, 그 과정에서 자기 몸에 해를 입히면 안 된다. 알레르기 쇼크는 이 균형이 깨지면서 면역계가 어떤 유발 요인(가령 벌독)에 극단적으로 대응하는 과잉 반응의 전형적인 예이다. 이럴 때 면역의 방어 기제는 치명적인 결과를 부를 수 있다.

면역계를 강화하는 동시에 과잉 반응을 막는 것으로 알려진 식품은 몇 안 된다. 맥주 효모와 귀리가 그중 하나인데, 거기엔 베타 글루칸이 들어 있다. 알레르기가 생겼을 때 맥주 효모나 귀리를 음식에 섞어 먹으면 효과가 있다. 미생물 군집의 기능을 돕기 위해 프리바이오틱스와 식이 섬유를 섭취하는 것도 도움이 될 수 있다. 반면에 곡물, 특히 빵 섭취는 줄이는 것이 좋다.

알레르기 환자는 대부분 자작나무처럼 이른 시기에 꽃을 피우는 식물의 꽃가루와 여름철에는 풀 꽃가루와 호밀 꽃가루에 민감하게 반응한다. 꽃가루 알레르기와 비염이 있는 환자는 교차 알레르기에도 주의해야 한다. 가령 자작나무 꽃가루 알레르기가 있는 사람은 씨과실과 핵과(核果), 당근에도 알레르기 반응을 일으킬 수 있고, 쑥 꽃가루 알레르기가 있는 사람은 셀러리에도 비슷하게 반응할 수 있다. 물론 그렇다고 영양 섭취의 범위를 너무 제한하지는 말아야 한다. 예를 들어 알레르기성 천식에서는 다양한 채소와 과일을 많이 먹는 것이 통증을 완화할 수 있다.

식품 알레르기에 대한 새로운 관점은 흥미롭다. 알레르기 반응을 일으키는 가장 흔한 식품은 우유와 달걀, 땅콩이다. 이런 알레르기에 대해 지금까지 공인된 전략은 두 가지다. 하나는 알레르기 유발 인자를 애초에 차단하는 것이고, 다른 하나는 응급 약물을 늘 갖고 다니는 것이다. 그러던 것이 이제는 바뀌었다. 예를 들어 꽃가루와 집 먼지 알레르기에서는 유발 인자의 사전 차단 대신 오히려 통제된 만남을 통해 그런 물질에 대한 민감성을 줄이는 방법이 권장된다. 그런데 이 방법은 부작용의 가능성이 있기 때문에 반드시 알레르기 전문의의 관리하에 시행되어야 한다.

영국이나 미국처럼 땅콩 알레르기가 꽤 많은 나라에서는 그런 새로운 요법이 최선의 예방책으로 보인다. 이들 나라에서는 아이들에게 규칙적으로 소량의 땅콩을 먹인다. 반면에 독일에서는 아주 어릴 때부터 건강하고 다양한 음식을 먹여 여러 가지 식품에 적응하게 하는 방법을 택한다.

알레르기와 천식에서의 단식

우리 병원에서는 규칙적인 치료 단식으로 알레르기 환자들이 좋은 성과를 거두었다. 이 치료법이 장내 미생물 군집에 긍정적인 영향을 끼쳤기 때문으로 보인다.

환자들은 간헐적 단식(16:8)으로도 알레르기가 좋아졌다고 말한다. 특히 알레르기성 천식에서는 치료 단식에 이은 간헐적 단식도 좋은 효과를 보였다.

11
편두통

편두통은 주변 사람들에게는 별로 대수롭지 않은 것으로 여겨지는 경우가 많지만, 정작 당사자에게는 삶의 질을 떨어뜨리는 무척 고통스러운 질병이다. 물론 〈트립탄〉이라는 이름의 매우 효과적인 약물군의 도입으로 이제 환자들도 발작적인 편두통에 예전처럼 무방비 상태로 내맡겨져 있지는 않다. 그러나 트립탄은 편두통을 치료하지 못한다. 아니 그 반대다. 장기적으로 많이 복용하면(보통 한 달에 10~12알) 다른 진통제와 마찬가지로 두통을 심지어 악화시킬 수 있다. 전문 용어로는 진통제 유발 두통, 또는 약물 두통이라고 한다.

편두통은 유전적 요인과 관련이 있지만, 환경 요인과 생활 습관도 결정적인 역할을 한다는 점에 대해선 누구도 부정하지 않는다. 그것은 빠르게 돌아가는 현대 사회에서 지난 수십 년간 편두통 환자가 급증한 데서도 알 수 있다. 주요인으로는 수면 부족, 스트레스, 호르몬, 영양이 꼽힌다.

편두통 환자 중에는 특정 식품을 먹고 갑자기 두통이 생겼다고 말하는 사람이 많다. 그렇다면 편두통을 일으키는 식품이 무엇인지 스스로 확인할 필요가 있다. 두통 일기를 작성하는 것도 도움이 된다. 그러나 그런 유발 식품을 단순히 피하는 것에 그치지 말고, 편두통을 개선할 수 있는 영양을 선택하는 것이 좋다.

편두통을 위한 영양 추천
- 편두통 발작을 일으킬 수 있는 식품을 피하라.
- 치즈(경성 치즈), 훈연 제품, 캔 생선, 콩과 식물, 초콜릿, 카카오, 레드와인(알코올 일반)처럼 히스타민이 함유된 식품을 피하라. 신선한 식품일수록 히스타민 함량이 적다.
- 티라민이 함유된 식품을 피하라. 히스타민처럼 유기 아민인 티라민은 히스타민 분해를 담당하는 디아민옥시다제(DAO) 효소를 차단한다. 그러니 방금 나열한 식품을 금하고, 때에 따라선 다음 식품도 금지 목록에 넣어야 한다. 감귤류, 바나나, 딸기, 아보카도, 견과류, 효모, 그리고 육수 스톡과 간장 같은 조미료.
- 커피는 편두통 유발 요인이 될 수 있다.
- 채식 위주의 영양을 선택하고, 가공하지 않은 탄수화물(통곡물)을 먹어라.

- 정제 설탕, 단 것, 정제 밀가루를 피하라. 우리 몸에 당 부담을 증가하고, 이후 떨어지는 인슐린 수치 때문에 편두통이 발생할 수 있다.
- 오메가3 지방산은 편두통을 막는 작용을 한다. 따라서 아마씨유, 유채유, 참기름, 호두를 추천한다.
- 마그네슘은 예방 효과가 있다. 콩과 식물, 견과류, 곡물 배아, 미네랄워터에 많이 들어 있다.
- 엽산은 편두통 예방에 효과적으로 보인다. 엽산은 그 이름에 맞게 잎채소와 다른 많은 채소 종류에 들어 있다.
- 유기농 제품을 선호하라. 이런 제품에는 편두통을 일으키는 것으로 의심받는 보존제와 향미 증진제가 적거나 없다.

편두통이 있을 때의 권고 사항

- 생강 추출물은 편두통에서 트립탄과 비슷한 효과를 낸다. 편두통 조짐이 보이면 진한 생강차를 마셔라(생강을 1~2센티미터 두께로 얇게 잘라 뜨거운 물을 붓는다.)
- 자연 요법에서는 전통적으로 편두통이 있으면 쓴맛이 나는 식물과 식품을 권한다.
- 뜨거운 족욕도 도움이 된다.

편두통에서의 치료 단식

치료 단식(14일까지)은 편두통을 확연하게 호전시킨다. 대규모 연구로 증명된 것은 아니지만 거의 모든 단식 의사들의 경험이 그렇다. 다만 치료 단식 초기에는 일시적으로 편두통이 심해질 수 있다. 하지만 자구책과 자연 요법으로 이 상태를 무난히 넘길 수 있다. 관장은 너무 심하게 하지 않는 편이 나아 보인다. 글라우버 소금 말고 황산마그네슘을 조금 복용하라. 단식 기간에는 충분히 마시는 것이 특히 중요하다.

편두통에는 1년에 한두 번 적당한 간격으로 치료 단식을 추천한다. 대부분의 환자에게서 발작 빈도와 두통 강도가 줄어든다. 편두통을 일으키는 식품은 배제하고, 도움이 되는 식품은 적극 섭취하는 영양 전환이 필요하다.

편두통에서의 간헐적 단식

간헐적 단식이 편두통 예방과 치료에 어떤 효과가 있는지에 관한 연구 자료는 아직 없다. 다만 우리 환자들은 간헐적 단식 이후 편두통이 좋아졌다고 반복적으로 말한다.

내 경험상 편두통은 만성 긴장성 두통과 마찬가지로 무엇보다 과도한 스트레스에 의해 발생한다. 영양 전환과 함께 스트레스 완화에 신경 쓰는 것이 절대적으로 중요해 보인다.

12
우울증

독일에서는 그사이 열 중 대여섯 명이 가볍거나 중간 정도의 우울증 때문에 의사를 찾는다. 우울증은 모든 선진국에서 증가하는 추세다. 우울증의 원인은 다양하고, 아직 완전히 연구되지 않았다.

강단 의학에서는 삼환계 항우울제와 세로토닌 재흡수 억제제 같은 약물과 심리 요법으로 우울증을 치료한다. 그러나 과학적 연구에 따르면 그런 약물의 효과는 플라세보 약과 큰 차이가 없다. 그럼에도 중증 우울증에서는 약물 치료를 포기할 수 없다.

반면에 중증 이하의 우울증은 요한초, 운동, 열 요법 같은 자연 요법으로 관리가 가능하다. 항우울제의 빈번한 부작용은 체중 증가다. 나는 그 때문에라도 중요한 대안으로 영양 요법을 권한다. 실제로 영양은 우울증에 영향을 준다. 몇 년 전부터는 정신과 의사들도 이 방법을 사용하고 있다.

과일과 채소 섭취는 우울증의 위험을 뚜렷이 감소시킨다. 이유는 이렇다. 긍정적인 기분을 갖게 하는 뇌 속의 세로토닌이나 도파민 같은 중요 전달 물질은 모노아미노옥시다제(MAO) 효소에 의해 분해된다. 우울증에서 MAO-억제제가 처방되는 것도 그 때문이다. 이 억제제는 과일(베리류, 포도, 사과)과 채소(양파), 녹차, 많은 향신료 속에 천연으로 존재한다. 오스트레일리아 연구자들은 중간 정도 이상의 우울증 환자를 두 집단으로 나누었다. 한 집단은 지중해식 영양을 섭취했고, 다른 집단은 그룹 미팅의 형태로 심리 치료를 받았다. 3개월 뒤 영양 그룹에서는 증세가 뚜렷이 개선되었다. 심지어 32퍼센트는 우울증이 일부 사라지기도 했다. 반면에 비교 그룹에서는 피험자의 8퍼센트만 호전을 보였다. 그렇다면 경증과 중간 정도의 우울증에서는 채식이나 지중해식 영양을 강력 추천한다.

주의 사항 담당 의사와 상의 없이 우울증 약을 독자적으로 중단해선 안 된다! 영양은 약물 치료나 심리 치료의 훌륭한 보완제일 뿐이다.

항우울증 효과가 있는 식품

▶ **토마토와 토마토 제품**: 한 관찰 연구에 따르면 토마토의 규칙적인 섭취는 우울증 위험을 반으로 줄인다. 토마토에 풍부하게 함유된 파이토케미컬인 리코핀 때문으로 추정된다.

▶ **사프란**: 세계에서 가장 비싼 이 향신료의 추출물은 우울증의 원인이 되는 뇌 속의 특정 수용체를 억제하는 것으로 보인다.

▶ **칠리와 생강**: 매운 맛이 나는 이 향신료들은 뇌에서 세로토닌 생산을 자극하고, 역시 기분을 상승시키는 엔도르핀 생산을 촉진한다.

▶ **〈무드 푸드 mood food〉 트립토판**: 트립토판은 행복감을 높이는 세로토닌의 전단계 물질이다. 세로토닌은 혈뇌장벽(독소와 유해 물질을 막기 위한 보호 장벽) 때문에 음식물에서 뇌로 들어가지 못하는 반면에 트립토판은 이 장벽을 통과할 수 있다. 호두, 카카오, 콩, 캐슈너트와 우유에 들어 있다.

우울증에서는 규칙적인 슈퍼 푸드 섭취와 건강한 염기성 영양을 추천한다. 지금까지의 연구 자료에 따르면 파이토케미컬들은 우리의 기분과 심리에 긍정적인 영향을 미친다.

우울증에서의 단식

단식은 대부분 기분을 좋게 하고, 심지어 행복감을 느끼게 하는 효과가 있다. 이것은 뇌 속에서 세로토닌과 또 다른 신경 전달 물질의 증가 때문으로 보인다.

우울증은 통증 증후군 및 대사 증후군의 동반 증세로 나타날 때가 많다. 이런 경우에는 단식을 통해 통증 완화와 삶의 질 개선이 이루어져야 하고, 이것은 다시 사람의 기분을 긍정적으로 만든다.

13
신경 질환

다발성 경화증

다발성 경화증은 대개 발작적으로 진행되는 만성 자가 면역 질환이다. 증세는 매우 다양하고 진단도 매우 어렵다. 다발성 경화증을 천의 얼굴을 가진 병이라고 부르는 것도 그 때문이다. 안타깝게도 선진국에서는 다발성 경화증을 비롯해 자가 면역 질환이 증가하고 있다. 원인은 지금까지 밝혀지지 않았지만, 영양과 미생물 군집과의 관련성이 무척 높아 보인다. 약물 치료는 최근 몇 년 사이 새로운 항체 치료와 생명공학적 의약품으로 큰 진전을 이루었지만 완치는 아직 요원하다.

  지금까지 다발성 경화증과 영양의 관련성에 관한 연구는 몇 되지 않는다. 그것도 실험실에서 얻은 인식이 대부분이다. 그럼에도 과학적 데이터가 말하는 것은 분명하다. 지중해식과 채식 위주의 영양이 다발성 경화증에 도움이 된다는 것이다. 그것도 특히 예방에 말이다. 다만 활동성 다발성 경화증에는 영양의 치료 효과가 미미하다.

나는 환자들에게서 케톤 영양으로 좋은 경험을 했다는 말을 반복해서 듣는다. 그런데 케톤 식이는 몸을 부분적으로 단식 물질대사로 옮겨 놓지만, 장기적으로는 여전히 몸에 충분한 칼로리를 공급한다. 그것도 주로 육류와 유제품을 통해서 말이다. 나는 차라리 변형된 채식을 권하고 싶다. 다만 이건 실천하기가 그리 쉽지 않다. 그럼에도 우리는 한 연구를 통해 몇 개월 동안 채식 위주의 케톤 영양이 다발성 경화증에서 치료 단식과 비슷하게 삶의 질을 높인다는 사실을 확인했다.

수십 년 전부터 다발성 경화증에 좋다고 선전하는 다른 식이법도 있다. 에버스 식이법이다. 미국 의사 요셉 에버스는 다발성 경화증의 원인으로 환경 요인을 지목하면서 식물성 위주의 생식 식단을 개발했다. 그러나 이 식이법은 추천하고 싶지 않다. 생식은 소화가 어렵고 만성 질환을 앓는 몸에 오히려 부담을 준다.

다발성 경화증을 위한 영양 추천
다음 식품은 포기하거나 섭취를 줄여라.
▶ 포화 지방과 아라키돈산을 함유한 식품(육류, 소시지, 치즈)

▶ 우유와 유제품(좋지 않은 지방 때문이다. 게다가 다발성 경화증의 유발 요소라는 의심도 받고 있다.)
▶ 소금(샤리테 병원의 한 연구를 통해 다발성 경화증에서 소금 섭취와 자가 면역 과정 사이의 연관성이 드러났다.)

다음 식품은 더 많이 먹어라.
▶ 통곡물과 채소의 식이 섬유
▶ 치커리, 뿌리채소, 돼지감자, 발효 식품 같은 프리바이오틱스
▶ 오메가3 지방산(아마씨유, 유채유, 호두)
▶ 조류에 들어 있는 긴 사슬 오메가3 지방산
▶ 강황
▶ 블루베리
▶ 톱풀(이란의 한 연구에서 톱풀 추출액 250밀리그램은 탁월한 효과를 보였다. 이 식물은 자연 요법에서 전통적으로 위장 질환과 생리통의 통증 완화에 쓰인다. 톱풀에는 플라보노이드가 들어 있다.)
▶ 유향(샤리테 병원의 연구에 따르면 이 추출물은 다발성 경화증에 보완 효과가 있다.)

주의 사항 여러 추출물을 복용할 때는 항상 신경과 전문의와 상의해야 한다.

다발성 경화증에서의 치료 단식

뇌 연구자 마크 맷슨은 실험쥐를 대상으로 단식, 특히 간헐적 단식이 만성 신경 질환에 미치는 예방 효과를 연구했는데, 그때마다 번번이 무척 인상적인 효과를 확인했다. 간헐적 단식은 특히 신경 퇴행성 질환, 그러니까 다발성 경화증, 파킨슨, 치매에 예방 효과가 뚜렷했다. 물론 이 결과는 인간에게 그대로 적용할 수는 없다.

우리는 다발성 경화증과 관련해서 처음 시도한 영양 연구에서 케톤 영양은 물론이고 치료 단식 이후의 지중해식 영양도 3~6개월 뒤 삶의 질을 웬만큼 높인다는 사실을 확인했다.

이 질환들에서 치료 단식은 의사의 감독 하에서만 시행되어야 한다.

다발성 경화증에서의 간헐적 단식

치료 단식 이후에는 간헐적 단식을 이어가는 것이 중요해 보인다. 음식을 끊은 지 12시간이 지나면 병든 신경 세포에 유익하게 작용하는 케톤체가 증가한다. 현재 우리는 치료 단식과 간헐적 단식, 지중해식 영양과 케톤 영양식이 다발성 경화증에 미치는 영향을 대단위로 연구하고 있다.

파킨슨병

파킨슨병은 도파민을 생산하는 중뇌 흑질의 신경 세포가 서서히 파괴되면서 생기는 병이다. 도파민이 점진적으로 부족해지면 운동 장애와 몸 떨림 현상이 일어나고, 일반적으로 움직임이 줄고 느려진다.

파킨슨병의 원인으로는 주로 장내 변화와 환경 독소가 거론된다. 병명을 붙인 영국 의사 제임스 파킨슨(1755~1824)은 자신의 환자들에게서 발병 몇 년 전에 이미 변비 같은 소화 장애가 있었음에 주목했다. 장과 미생물 군집이 파킨슨병과 모종의 관련이 있다는 것은 오래전부터 추정되어 왔다. 그러다 오늘날에 이르러 마르부르크 대학의 신경학자들이 파킨슨병 환자와 건강한 사람의 대변에서 뚜렷한 차이를 확인했다. 증세가 처음 나타나기 10년 전에 이미 환자 대변의 세균 구성이 건강한 사람과 확연히 달랐던 것이다.

흥미로운 건 파킨슨병의 원인이 되는 도파민 생성 신경이 우리의 〈복부 뇌〉에도 존재한다는 사실이다. 오늘날에는 루이소체[7]라고 하는 파킨슨병의 전형적인 세포 장애가 장 세포에서도 발생한다는 사실이 증명되었다. 그렇다면 파킨슨병은 실제로 장에서 비롯되어 서서히 뇌를 침범하는 것처럼 보인다. 뇌와 위장관을 연결하는 미주 신경이 위궤양 수술로 끊어진 사람에게는 파킨슨병이 아주 드물게 나타난다는 사실도 이런 정황에 맞아떨어진다.

파킨슨병이 장에서 시작되었을 수 있다는 사실은 다른 이

7 신경 세포 내에서 발달하는 비정상적인 단백질 결합체.

상한 현상에서도 드러난다. 젊을 때 맹장 수술을 받은 사람은 파킨슨병을 앓을 위험이 눈에 띄게 적다는 것이다. 그사이 파킨슨병 환자의 맹장뿐 아니라 중뇌의 흑질에서도 병든 형태로 쌓여 있는 알파시누클레인이라는 이름의 단백질이 발견되었다. 추정하면 이렇다. 이 단백질이 맹장에서 뇌로 이동했고, 거기다가 음식에 포함된 살충제 같은 다른 장애 요인까지 겹치면서 뇌 신경세포가 손상되었다는 것이다. 이것으로 시골 주민의 경우 맹장을 제거한 사람들에게서 파킨슨병이 드문 이유가 설명된다. 시골 주민은 유기농법으로 경작하지 않는 한 살충제에 노출될 가능성이 훨씬 더 크기 때문이다. 게다가 미국 연구자들은 시골 주민들에게서 식물성 지방의 더 많은 섭취가 파킨슨병 위험과 관련해 살충제의 부정적인 영향을 줄여 준다는 사실을 밝혀냈다. 그러나 살충제를 많이 사용하지 않고 유기농을 늘리는 것이 좀 더 근본적인 처방일 듯하다.

살충제와 중금속 같은 환경독은 신경 기능에 이상을 일으키는 신경 독소다. 거기에는 다이옥신, 비소, 납, 수은 등이 포함된다. 이것들은 우리 몸에 들이지 말아야 할 물질이다.

파킨슨병 진단을 받았다면 음식물을 통해 이 독소들이 유입되는 것을 줄여야 한다. 가장 간단한 방법은 생선, 육류, 달걀, 유제품을 먹지 않는 것이다. 생선에 들어 있는 유해 물질에 대해선 이미 〈영양〉 장에서 언급했다. 동물의 살 속에 유해 물질이 쌓여 있는 것은 특히 소의 경우 살아 있는 동안 1~2톤의

식물 사료를 먹고, 그로써 사료 속의 살충제가 일부 살에 축적
되기 때문이다.

파킨슨병에서의 단식
이와 관련해서는 다발성 경화증에서의 단식 부분을 참조하라.

파킨슨병을 위한 영양 추천
▶ 커피의 카페인 성분은 파킨슨병을 예방하는 것으로 알
  려져 있지만 이미 병이 진행되었을 때도 치료 효과가
  있는지는 분명하지 않다.
▶ 가지과 식물: 토마토, 파프리카, 가지는 예방 효과가 있다.
▶ 베리류와 사과: 규칙적으로 베리류와 사과를 많이 먹
  으면 파킨슨병에 걸릴 위험이 줄어든다.

14
치매와 알츠하이머

알츠하이머는 치매 중에서 가장 빈번한 형태다. 세계적으로 알츠하이머 비율이 가장 낮은 곳은 인도의 시골 지역인데, 이곳 사람들은 주로 유제품이 포함된 채식 영양을 고수한다. 치매 예방에서 영양이 차지하는 역할을 연구하는 많은 과학적 결과도 채식의 손을 들어 주고 있다.

콜레스테롤 수치가 증가하면 알츠하이머에 걸릴 위험은 한층 높아진다. 또 다른 위험 요소는 술이다. 매일 조금씩 먹는 술, 예를 들어 한 잔이 채 안 되는 약 100ml의 포도주도 뇌 영역을 손상시키는 것으로 증명되었다. 특히 단기 지식이 장기 기억으로 넘어가는 뇌의 해마가 그렇다. 언어 능력에 이상이 생기기 시작하는 것도 치매 초기 증상이다.

과일과 채소 비중이 높은 지중해식 영양은 치매 예방의 측면에서 후한 점수를 받는다. 한 연구에 따르면 치매 예방을 위해 지중해식과 고혈압 식이를 결합한 MIND(신경 퇴행 지연을 위한 지중해식-DASH 중재 식단)가 알츠하이머 위험을 50퍼센트 이상 낮춘다고 한다. MIND 식이의 철칙은 매일 세 번 통곡물 제품에다 채소와 샐러드를 먹는 것이다.

나이가 들면서 기억력과 집중력이 떨어지는 인지 제한을 느낀다면 엄격한 지중해식이나 채식, 또는 비건 식이로 개선할 수 있다. 3인분의 베리류(블루베리나 딸기)와 규칙적으로 마시는 야채즙 몇 잔은 뇌 능력 감퇴를 뚜렷이 지연시키는 것으로 확인되었다.

특히 〈향신료의 황금〉이라고 불리는 사프란은 알츠하이머를 완화하는 효과가 있다. 비교 연구에서 사프란의 완화 효과는 심지어 알츠하이머에 자주 처방되는 도네페칠과 비슷한 것으로 나타났다. 다만 도네페칠의 효과도 원래 그리 탁월하지는 않다. 아무튼 사프란은 부작용이 없다. 다만 가격이 비싼 게 흠이다.

지중해식이나 채식 위주의 영양에서는 무엇보다 유기농 식품을 추천한다. 유기농 식품에는 살충제가 없고 중금속도 적다. 그런 독성 물질은 치매를 유발하는 또 다른 위험 요소다. 중금속으로 오염된 생선도 포기하라.

인지 능력 향상을 위한 영양(항알츠하이머 식이)
▶ **사과**: 껍질에 포함된 물질 퀘르세틴은 치매와 기억력 감퇴를 예방한다.

▶ 다크 초콜릿: 코코아의 파이토케미컬은 인지 능력을 개선한다.

▶ 녹차: 여기에 함유된 항산화 물질 에피갈로기데긴 길레이트는 기억 상실과 신경 손상을 예방하는 것으로 보인다.

▶ 호두: 호두에 함유된 항산화 물질은 알츠하이머에 전형적으로 나타나는 뇌 속 단백질 축적을 막는 것으로 추정된다.

▶ 블루베리: 인지 능력과 운동 능력, 학습을 담당하는 뇌 영역을 활성화시킨다.

▶ 사프란: 망각을 막는 식물성 보조제다.

▶ 브로콜리와 다른 십자화과 식물: 브로콜리에 포함된 설포라판은 알츠하이머 치료에 도움이 된다.

알츠하이머에서의 단식

단식은 치매 전단계 치료에 도움이 되고, 알츠하이머 예방에도 효과가 있다. 샤리테 병원의 치매 연구자 아그네스 플뢰엘은 사람을 대상으로 실시한 첫 소규모 연구에서 변형 단식(가공하지 않은 액상 음식의 섭취와 체중 감소)을 통해 비만 환자들의 경증 기억력 감퇴가 개선되는 것을 확인했다. 단식을 하면 종종 신경 기능을 강화하는 (신경 영양) 인자들이 더 많이 분비되거나, 알츠하이머의 전형적인 특징인 신경 세포에 축적된 단백질 플라크가 강하게 분해되기도 한다. 치매가 진행된 상태에서는 단식을 하면 안 되고, 할 수도 없다.

15

암

암은 위험 인자, 원인, 진행 과정 면에서 종류별로 무척 다르지만, 통제되지 않는 세포 성장 면에서는 차이가 없다.

어떤 암은 생활 방식이 주원인이다. 가령 폐암은 대부분 흡연 때문에 생긴다. 반면에 백혈병이나 뇌종양 같은 암은 생활 방식과는 무관하다. 암의 또 다른 원인으로는 가족력을 비롯해 사는 동안에 생긴 자연 발생적 돌연변이 같은 다른 유전적 요인이 있다. 원칙적으로는 영양도 일정 역할을 하지만, 심근 경색이나 고혈압만큼은 아니다. 모든 암에서 영양이 유발 인자로 차지하는 비율은 약 30퍼센트로 추정된다. 결코 무시할 수 없는 수치다.

블루 존에서 암 비율이 낮은 것은 지중해식과 지중해-아시아식 영양과 관련이 있다. 지중해식 영양이 암 위험을 낮추는 것은 임상 실험으로도 증명되었다. 놀라운 일이 아니다. 채소와 과일은 암 발병을 낮추는 반면에 동물성 단백질은 촉진하기 때문이다. 육류와 소시지에는 보통 암 유발 요인으로 작용하는 니트로사민이나 최종당화산물(이것은 예를 들어 고기를 구울 때 발생하는데, 우리 몸에 유해 물질 부담을 상승시킨다) 같은 물질이 들어 있다. 우유는 전립선암을 촉진하는 것으로 확인되었다.

장암, 전립선암, 유방암처럼 특히 자주 발생하는 암에 대한 건강한 영양의 예방 효과는 과학적으로 증명되었다. 가령 채소와 과일을 풍부하게 섭취하는 저지방 영양은 유방암을 예방하고 재발을 막는다.

장암 예방을 위해서는 육류를 포기하고 식이 섬유를 많이 섭취하는 것이 좋다. 최근 연구에 따르면 장암 환자가 식이 섬유와 견과류를 충분히 섭취하면 재발 위험을 현저히 줄일 수 있다.

전립선암에는 완전 채식이 가장 좋다. 그게 어렵다면 적어도 달걀과 가금류는 피해야 한다. 한 연구에 따르면 일주일에 3~5회 가금류를 먹었더니 전립선암 조직의 성장이 네 배까지 높아졌다.

술은 완전히 끊거나 최소한 대폭 줄여야 전반적으로 암 위험이 현저하게 줄어든다. 레드와인은 붉은 포도 껍질에 함유된 레스베라트롤 때문에 암을 유발하는 작용이 가장 적지만, 와인 형태가 아닌 붉은 포도 자체를 먹을 것을 권한다. 그것도 씨째 먹는 것이 가장 좋다. 안타깝게도 요즘은 씨를 빼고 재배하는 경우가 점점 많아지고 있다.

음식물을 통한 지속적인 항암 물질의 섭취는 면역계와 암 세포 억제 능력을 강화시킨다. 캐나다 연구자 리샤르 벨리보와 데니스 긴그라스는 2016년에 출간한 베스트셀러 『암과 싸우는 음식: 식이법을 통한 암 예방*Foods That Fight Cancer: Preventing Cancer Through Diet*』에서 몇 가지 식품을 추천했다. 양파, 토마토, 오렌지 등이다. 그런데 이런 식품만으로 암을 예방할 수 있다는 말이 아무리 매혹적으로 들릴지라도 잘못된 희망은 갖지 말아야 한다. 어떤 개별 식품도 암을 예방하는 기적의 무기가 될 수 없다. 지금까지 수집된 대부분의 자료는 실험실에서 암세포와 암 조직을 연구한 결과다. 그것이 실제 삶에서 암 예방에 어떤 의미가 있는지는 아직 증명이 필요하다. 그러나 실험실에서 확인된 대부분의 식품은 다른 많은 질환에도 예방과 치료 보조 효과가 있기에 적극 권장한다.

암 예방을 위한 영양 추천

나는 암 예방을 위해 다음 식품을 적극 권장한다. 이 식품들은 파이토케미컬을 통해 체내 미세 종양의 성장을 억제하거나 막는 것으로 보인다. 우리 몸에서 통제되지 않은 자잘한 세포 증식은 끊임없이 반복적으로 일어난다. 그 성장을 억제하는 것이 면역계의 임무이고, 면역계는 보통 그 임무를 탁월하게 수행한다.

- ▶ 십자화과 식물(브로콜리, 브로콜리 새싹, 케일, 방울양배추, 콜리플라워, 큰다닥냉이)
- ▶ 녹차
- ▶ 씨째 먹는 붉은 포도와 포도즙
- ▶ 마늘과 양파(특히 붉은 양파)
- ▶ 버섯(잎새버섯, 표고버섯, 느타리버섯, 양송이버섯)
- ▶ 아마씨(특히 피토에스트로겐의 형태로 작용하는 리그난이 장내 미생물 군집에 긍정적인 영향을 끼친다.)
- ▶ 올리브유와 올리브
- ▶ 강황
- ▶ 베리류(블루베리, 블랙베리, 블랙커런트)
- ▶ 콩 제품
- ▶ 파슬리
- ▶ 커피
- ▶ 견과류
- ▶ 통곡물
- ▶ 사과와 배(껍질째)

암에서의 단식

치료 단식과 간헐적 단식은 생명을 연장하고 노인병을 예방할 유일한 생물학적 가능성으로 보인다. 노화 연구에 관한 모든 연구를 종합한 결과가 그렇다. 암은 대부분 체내 면역 메커니즘이 노화로 인해 더 이상 제대로 작동하지 못해서 생긴다.

암 연구와 단식에 관한 거의 모든 자료는 세포 연구와 동물 실험에서 나온 것이다. 그럼에도 대부분의 연구자들은 규칙적인 단식이 인간의 암 예방에도 적합하다고 생각한다. 인간에 대한 초기 연구도 같은 결과를 보여 준다. 예를 들어 단식을 하면 암세포의 성장을 자극하는 성장 호르몬이나 다른 물질은 줄어드는 반면에 중요한 보호 인자들의 분비는 촉진되는 것으로 확인되었다.

중요한 건 공복 시간의 길이가 아니라 우리 몸이 그 시간을 충분히 이용할 수 있느냐이다. 한 대규모 관찰 연구에 따르면 매일 13시간 이상 간헐적으로 단식한 유방암 환자는 재발 위험이 30퍼센트나 낮아졌다. 이 연관성을 반드시 인과적으로 볼 수는 없지만, 실험실의 많은 연구 결과가 그 사실을 강하게 시사한다. 따라서 나는 그런 자료들을 근거로 암 수술 이후 온건한 간헐적 단식(14:10)을 추천한다. 규칙적인 치료 단식이나 단식 모방 식이법의 효과는 알려져 있지 않다.

화학 치료 중 단식

화학 치료 중의 짧은 단식이 환자 상태를 개선하고 부작용을 줄이는지, 심지어 치료 성공까지 강화하는지는 아직 증명되지 않았다. 다만 우리 병원에서 진행한 최대 규모의 연구를 통해 화학 치료 전 36~48시간의 부힝거 단식과 치료 후 24시간의 단식으로 삶의 질이 개선되는 것을 확인했다. 그러나 현재 진행 중인 연구 결과를 기다리는 상태라 확실한 평가를 내리기는 아직 이르다.

　매주 받아야 하는 화학 치료 중에는 동반 단식이 한층 어렵다. 심한 체중 감소나 저체중은 피해야 하기 때문이다. 따라서 현재 진행 중인 우리 연구에서는 매주 화학 치료를 받는 환자들이 화학 치료 전날 저녁부터 당일 저녁까지 24시간만 단식하고 있다.

	주기적 단식/치료 단식	위장 단식	케톤 식이 (당 섭취가 없는)
방법	적은 양의 단맛	주스를 포함한 단식 모방 식이법	부힝거 방식
1일 칼로리	250~500 칼로리	700~1,100 칼로리	제한 없음
음식	주스, 수프, 비건 영양	당을 줄인 비건 영양	고단백과 고지방
기간/ 시간	화학 치료 전 최대 48시간	화학 치료 전 최대 48시간 지속적으로 치료 후 최대 24시간	치료 후 최대 24시간

나는 표준적인 화학 치료 기간에 단식 모방 식이법을 권한다. 이 방법은 화학 치료 48시간 전에 시작해서 치료 24시간 후에 끝난다. 칼로리를 제한한(700~1,100칼로리) 완전 채식에 당 섭취를 제한한 식이법이다. 그러니까 설탕과 과당, 단맛이 나는 제품을 먹지 않는 것이다. 과일은 허용된다. 그런데 왜 치료 후 24시간 동안 단식해야 할까? 그렇게 해야 화학 치료제가 아직 혈액에 남아 있는 동안 건강한 세포들이 다시 활성화되어 손상되는 것을 막을 수 있다.

많은 환자들이 내게 케톤 식이법은 어떠냐고 묻는다. 그게 뇌 질환과 종양에 유익하다는 단서들이 있기 때문이다. 그러나 대부분의 전문가들은 케톤 식이법이 단식과 동등한 효과가 있는지에 대해 회의적이다. 이 식이법은 단식 효과의 일부밖에 발휘하지 못하기 때문이다. 따라서 케톤 식이를 시험해 보고 싶은 사람은 동물성 제품을 섭취하지 않거나 적게 섭취하도록 신경 써야 한다. 이 변형은 실천하기가 더 어렵지만, 그렇게 해야 동물성 단백질이 암세포의 성장을 촉진하는 것을 막을 수 있다.

16
노화 연구에서 얻은 새로운 인식

루카스 크라나흐는 1546년 자신의 그림 「젊음의 샘」에서 젊음과 아름다움, 특히 불멸에 대한 인간의 영원한 갈망을 묘사했다. 500여년 뒤, 정확하게는 2013년 구글은 인간의 노화 과정을 멈추기 위해 〈캘리포니아 생명 기업〉이라는 생명공학 기업 칼리코California Life Company를 설립해서 10억 달러 가까운 돈을 투자했다. 빅데이터를 통해 언젠가 마법의 노화 중단 공식을 찾는 것이 목적이었다. 나는 구글이 장차 상업적으로 아무리 큰 성공을 거둔다고 해도 절대 그런 식으로는 〈젊음의 샘〉을 찾을 수 없다고 생각한다.

우리 몸은 고도로 복잡한 체계다. 수십억 개의 신호가 매 순간 세포에서 세포로 바쁘게 전달된다. 노화 과정은 이처럼 끊임없는 소통이 이루어지는 경이로운 유기체 속에서 태어날 때부터 진행된다. 하나의 슈퍼 분자로 영원한 생명을 얻겠다는 생각은 순진하기 그지없다. 최대한 오래 사는 것은 우리가 우리 몸의 자연스런 프로그램에 조화롭게 맞추어 살 때만 가능하고, 그에 대한 최선의 방법은 영양과 단식을 통한 건강 유지밖에 없다. 노년기에서 자율성과 활동성을 바탕으로 더 많은 기쁨과 더 나은 삶의 질을 누리게 하는 것이 바로 건강이기 때문이다.

스페르미딘

건강한 백세인들은 혈중 스페르미딘 농도가 눈에 띄게 높다. 스페르미딘은 유전 물질과 미토콘드리아(세포 발전소)를 비롯해 여러 조직의 재생에 관여하고, 염증과 암을 억제하고, 자가 수리 과정을 촉진한다. 또한 최근의 관찰 연구와 임상 실험에 따르면 수명과 기억력에도 긍정적으로 작용한다.

스페르미딘을 함유한 슈퍼 푸드는 많다. 나는 개별 물질이 아닌 하나의 식품 전체를 건강한 영양으로 판단하는 사람이지만, 그럼에도 스페르미딘 함량이 많은 식품은 추천하고 싶다.

- 아마란스
- 사과
- 브로콜리와 콜리플라워
- 풍미가 강한 숙성 치즈
- 버섯(표고버섯)
- 야채 샐러드

- 콩과 콩 제품
- 통곡물
- 밀 배아

식이 섬유와 프리바이오틱스를 충분히 섭취하면 우리의 장내 세균도 스페르미딘을 생산한다.

젊어지게 하는 푸른잎채소와 노란색 채소

과학자들의 관찰에 따르면 푸른잎채소와 노란색 채소를 풍부하게 섭취한 사람은 눈가에 잔주름이 적다. 요구르트의 유산균도 비슷한 효과를 보인다.

베타카로틴이 풍부한 당근과 토마토, 고구마 같은 채소와 과일을 많이 먹으면 얼굴빛이 좀 더 건강하고 생기 있게 보인다. 그것은 직접적인 항노화 효과 때문이 아니지만 기분 좋은 부수 효과다.

서트푸드 식이

단식의 수명 연장 능력은 그 효과를 본뜬 서트푸드 식이 Sirtfood-Diet 같은 대중 식이법을 탄생시킬 만큼 매력적이다. 서트는 세포 대사를 억제하거나 약화시켜 항노화 효과를 일으키는 단백질 시르투인의 약자다. 단식을 하면 체내 시르투인 생산량이 많아진다.

시르투인이 함유된 식품을 먹으면 단식을 하지 않고도 단식 효과를 누릴 수 있다고 한다. 여러분이 이 책에서 자주 만났던 녹차, 케일, 사과, 감귤류, 케이퍼, 베리류, 강황, 칠리, 다크 초콜릿, 붉은 포도 같은 식품들이다. 따라서 시르투인 식이를 위해 돈을 따로 지출할 필요는 없다. 다만 이 식품들은 단식이 몸에 미치는 포괄적인 효과를 대신하지 못한다.

17
마지막 한마디

오늘날 우리는 과거 어느 때보다 영양에 대해 많이 안다. 영양을 제대로 섭취한다는 것, 다시 말해 더 잘 먹고 간단하게 단식하는 것은 건강을 유지하기 위해 우리 스스로 할 수 있는 가장 중요한 일이자, 각종 질병을 예방하고 치료하는 매우 효과적인 대응책이다.

물론 가늠할 수 없는 일도 일어난다. 삶의 모든 것이 우리 손에 달려 있지는 않기 때문이다. 미국의 전설적인 야구 선수 로렌스 피터(별칭: 요기 베라. 1925~2015)는 말했다. 「예측은 어렵다. 특히 미래의 일은.」

그러나 여러분이 최신 연구 결과와 나의 오랜 자연 요법 경험에서 나온 권장 사항을 지키고, 식생활을 바꾸고, 자신에게 맞는 방법을 찾고, 규칙적인 치료 단식과 간헐적 단식을 생활화한다면 여러분의 건강에 가장 소중한 일을 하는 셈이다. 아울러 영양이 건강을 지키는 데 얼마나 중요한지 깨닫게 될 것이다.

　서로 이상적으로 보완하는 단식과 영양은 우리의 건강과 장수를 위한 열쇠다. 따라서 나는 건강한 식사와 규칙적인 단식의 조합으로 우리가 더 오래 살 수 있느냐는 질문에 분명하게 말한다. 그렇다! 당장 실천해 보라!

찾아보기

지은이 **안드레아스 미할젠 Andreas Michalsen** 자연 요법에 최신 과학을 혁신적으로 결합한 융합 의학의 선구자이자 독일 최고의 자연 요법 의사이다. 1961년 독일 바트 발트제에서 태어나 자랐다. 독일 최초로 전통 의학과 현대 의학을 병행했던 의사 할아버지와 아버지의 영향으로 어릴 때부터 식물 치료, 삼림욕, 단식, 물 치료 등의 자연 요법과 그 효과에 익숙했다. 경제학, 철학, 생물학 등을 공부하다가 1980년대에 본격적으로 베를린 자유 대학교와 보훔 루르 대학교에서 의학을 공부했다. 그 이후 1994년 심장학 박사 학위를 취득, 1996년부터 내과 전문의로 활동했다. 2000년 에센 미테 병원의 자연 요법 및 통합 의학 센터로 부임해 과학적 토대를 바탕으로 자연 요법을 시행하는 진정한 개척의 시기를 보냈다. 이후 2009년 유럽 최대의 대학 병원인 샤리테 베를린 대학 병원의 자연 요법과 교수직에 임명되었다. 동시에 베를린 이마누엘 병원의 자연 요법과 과장으로 활동하며 다양한 임상 실험을 통해 고혈압, 당뇨병, 암, 다발성 경화증 등을 앓는 수많은 환자를 치료하며 새로운 과학적 발견을 실험하고 구현하는 데 앞장서고 있다.

공저자 **주잔 키르슈너 브로운스 Suzann Kirschner-Brouns** 의사이자 의학 전문 기자, 저술가. 여성 의학 전문 잡지사와 건강 매거진 편집장을 지냈고, 20년 전부터 건강 및 자연 요법과 관련해서 많은 글을 발표하고 있다. 지은 책으로는 『동종 요법』(공저), 『활력을 되찾는 방법』(공저) 등이 있다.

엮은이 **프리드리히카를 잔트만 Friedrich-Karl Sandmann** 출판업자로서 많은 베스트셀러를 기획 출간했다. 2016년부터는 인젤 출판사의 기획 위원이자 편집인으로 활동하고 있다. 2017년 미할젠 박사의 베스트셀러 『자연으로 치료하기』도 그의 손을 거쳐 출간되었다.

옮긴이 **박종대** 성균관대학교 독어독문학과와 동 대학원을 졸업하고 독일 쾰른에서 문학과 철학을 공부했다. 사람이건 사건이건 겉으로 드러난 것보다 이면에 관심이 많고, 환경을 위해 어디까지 현실적인 욕망을 포기할 수 있는지, 그리고 어떻게 사는 것이 진정 자신을 위하는 길인지 고민하는 제대로 된 이기주의자가 꿈이다. 리하르트 다비트 프레히트의 『세상을 알라』, 『너 자신을 알라』, 『사냥꾼, 목동, 비평가』를 포함하여 『콘트라바스』, 『승부』, 『어느 독일인의 삶』, 『미친 세상을 이해하는 척하는 방법』, 『의무란 무엇인가』 등 1백 권이 넘는 책을 번역했다.

1일 無식

지은이 안드레아스 미할젠·주잔 키르슈너 브로운스 **엮은이** 프리드리히 카를 잔트만
옮긴이 박종대 **발행인** 홍예빈·홍유진
발행처 사람의집(열린책들) **주소** 경기도 파주시 문발로 253 파주출판도시
대표전화 031-955-4000 **팩스** 031-955-4004
홈페이지 www.openbooks.co.kr **email** webmaster@openbooks.co.kr
Copyright (C) 주식회사 열린책들, 2021, Printed in Korea.
ISBN 978-89-329-2194-5 13510 **발행일** 2021년 12월 5일 초판 1쇄